中国百年百名中医临床家丛书

董 建 华

主　　编　王永炎　　杜怀棠　　田德录
执行主编　杨晋翔　　姜良铎
编　　委　（以姓氏笔画为序）

马朋人	王长洪	史利卿
田金洲	田海河	江杨清
李军祥	刘　敏	刘　娟
宋立人	张林国	陈光新
季秀芬	罗来成	郑乃更
周平安	武维屏	赵志付
郝瑞福	唐旭东	常玉英
麻仲学	焦　扬	程昭寰
戴昭宇	戴晓玲	

中国中医药出版社

·北京·

图书在版编目（CIP）数据

董建华/王永炎，杜怀棠，田德禄主编.--北京：中国中医药出版社，2001.07（2025.2 重印）

（中国百年百名中医临床家丛书）

ISBN 978-7-80156-143-5

Ⅰ.①董… Ⅱ.①王… ②杜… ③田… Ⅲ.①中医学临床—经验—中国—现代 Ⅳ.① R249.7

中国版本图书馆 CIP 数据核字（2000）第 59986 号

中国中医药出版社出版

北京经济技术开发区科创十三街 31 号院二区 8 号楼

邮政编码 100176

传真 010-64405721

廊坊市佳艺印务有限公司印刷

各地新华书店经销

开本 850×1168 1/32 印张 10.625 字数 245 千字

2001 年 7 月第 1 版 2025 年 2 月第 6 次印刷

书号 ISBN 978-7-80156-143-5

定价 38.00 元

网址 www.cptcm.com

服 务 热 线 010-64405510

购 书 热 线 010-89535836

维 权 打 假 010-64405753

微信服务号 zgzyycbs

微商城网址 https://kdt.im/LIdUGr

官 方 微 博 http://e.weibo.com/cptcm

天猫旗舰店网址 https://zgzyycbs.tmall.com

如有印装质量问题请与本社出版部联系（010-64405510）

出版者的话

祖国医学源远流长。昔岐黄、神农，医之源始；汉仲景、华佗，医之圣也。在祖国医学发展的长河中，临床名家辈出，促进了祖国医学的迅猛发展。中国中医药出版社为贯彻卫生部和国家中医药管理局关于继承发扬祖国医药学，继承不泥古、发扬不离宗的精神，在完成了《明清名医全书大成》出版的基础上，又策划了《中国百年百名中医临床家丛书》，以期反映近现代即 20 世纪，特别是新中国成立 50 年来中医药发展的历程。我们邀请卫生部张文康部长做本套丛书的主编，卫生部副部长兼国家中医药管理局局长佘靖同志、国家中医药管理局副局长李振吉同志任副主编，他们都欣然同意，并亲自组织几百名中医药专家进行整理。经过几年的艰苦努力，终于在 21 世纪初正式问世。

顾名思义，《中国百年百名中医临床家丛书》就是要总结在过去的 100 年历史中，为中医药事业做出过巨大贡献、受到广大群众爱戴的中医临床工作者的丰富经验，把他们的事业发扬光大，让他们优秀的医疗经验代代相传。百年轮回，世纪更替，今天，我们又一次站在世纪之巅，回顾历史，总结经验，为的是更好地发展，更快地创新，使中医药学这座伟大的宝库永远取之不尽、用之不竭，更好地服务于人类，服务于未来。

本套丛书第一批计划出版 140 种左右，所选医家均系在中医临床方面取得卓越成就，在全国享有崇高威望且具有较高学术造诣的中医临床大家，包括内、外、妇、儿、骨伤、针灸等各科的代表人物。

本套丛书以每位医家独立成册，每册按医家小传、专病论治、诊余漫话、年谱四部分进行编写。其中，医家小传简要介绍医家的生平及成才之路；专病论治意在以病统论、以论统案、以案统话，即将与某病相关的精彩医论、医案、医话加以系统整理，便于临床学习与借鉴；诊余漫话则系读书体会、札记，也可以是习医心得，等等；年谱部分则反映了名医一生中的重大事件或转折点。

本套丛书有两个特点是值得一提的：其一是文前部分，我们尽最大可能地收集了医家的照片，包括一些珍贵的生活照、诊疗照，以及医家手迹、名家题字等，这些材料具有极高的文献价值，是历史的真实反映；其二，本套丛书始终强调，必须把笔墨的重点放在医家最擅长治疗的病种上面，而且要大篇幅详细介绍，把医家在用药、用方上的特点予以详尽淋漓地展示，务求写出临床真正有效的内容，也就是说，不是医家擅长的病种大可不写，而且要写出"干货"来，不要让人感觉什么都能治，什么都治不好。

有了以上两大特点，我们相信，《中国百年百名中医临床家丛书》会受到广大中医工作者的青睐，更会对中医事业的发展起到巨大的推动作用。同时，通过对百余位中医临床医家经验的总结，也使近百年中医药学的发展历程清晰地展现在人们面前，因此，本套丛书不仅具有较高的临床参考价值和学术价值，同时还具有前所未有的文献价值，这也是我们组织编写这套丛书的初衷所在。

中国中医药出版社

2000 年 10 月 28 日

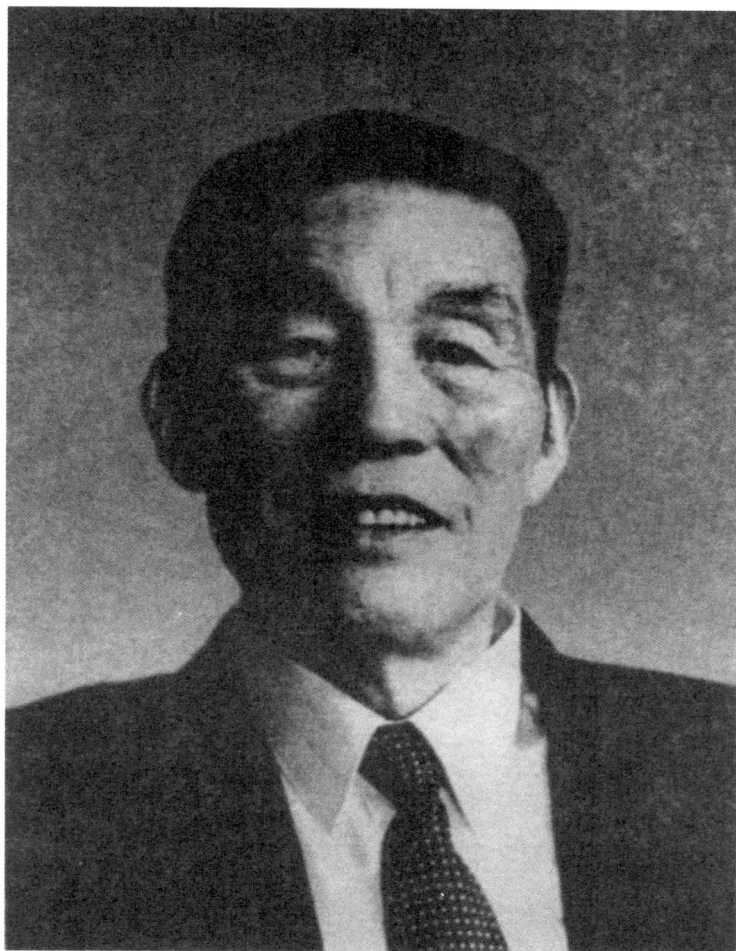

董建华院士

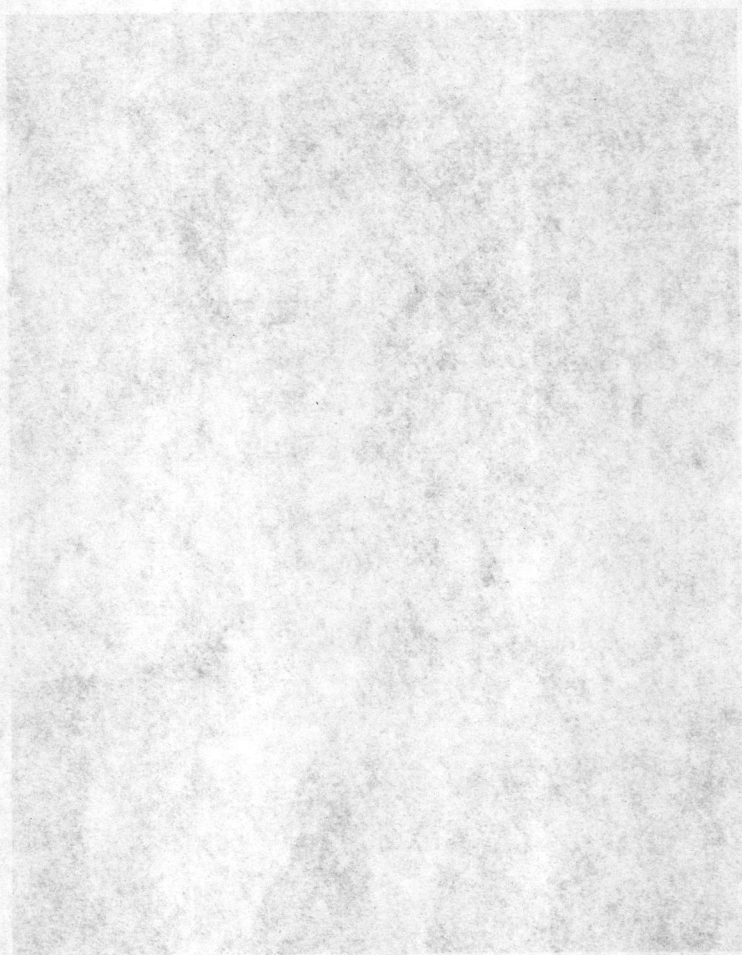

内容提要

本书是著名中医学家董建华教授的临床经验集。

董建华教授从医 60 余年，对内、外、妇、儿各科疾病的诊治，临床经验丰富，尤其是对脾胃病及温热病的诊治多有独到之处。他治胃病主张通降，并调理气血，治疗温热病强调宣展气机并重养阴。本书有医论、医案，通过医案去体会医论，从医论再看医案，定能深刻领会董建华教授临床经验之精髓。

前 言

董建华教授从事中医事业已 60 余年，先生多年来孜孜不倦，勤求博采，在继承前贤经验基础上，又于中医学理论和临床等方面颇多心得和感悟，成为具有高深中医学理论、具有独到的学术思想和学术风格、临床经验丰富的中医大家。同时，作为当代中医教育的开拓者之一，在中医教育领域辛勤耕耘 40 余载，对于我国中医教育事业，尤其是中医高等教育事业的发展颇多贡献。董建华先生作为一代中医学家、中医教育家，其学术思想、临床及教学经验，无疑具有很高的学术价值，因而也颇为医界同道所推崇。学习继承董老学术经验对于提高中医学术水平，亦具有重要意义。幸好，中国中医药出版社从继承中医的目的出发，组织编写《中国百年百名中医临床家丛书》，因此我们整理和搜集了董老自己的论著、其学生及弟子有关董老临床经验的论述，编写了此书，希冀能从不同侧面反映出董老的学术思想。

董老事医以来，所涉病种遍及内、外、

妇、儿各科，但尤于外感热病及脾胃病，用心良多，体会尤深，总结出了许多宝贵的经验。所谓大医示人以法，我们认为从董老的临床经验，尤其是灵活辨证、精妙处方方面，应当更多地领悟其辨证思路和学术内涵，这一点也许从更高层次上体现出董老学术思想的精华，也更能给后学者以启迪。

编者

2000 年 8 月

目 录

医家小传

　　董建华教授，男，生于1918年12月17日，汉族，上海市青浦县人，中国工程院院士，著名中医学家，中医内科学专家，博士研究生导师。专长于中医内科，尤其擅治脾胃病、温热病，对妇科、儿科、肿瘤科、精神神经科疾病治疗亦有很深造诣。1951~1956年期间，曾任上海青浦县城厢区联合诊所所长，中国红十字会青浦分会理事、副会长，青浦县人大代表、常务委员等职。1957年以后曾任北京中医学院温病教研组组长，内科教研室主任，附属东直门医院内科主任，东直门医院副院长。1978年晋升为教授。1990年享受政府特殊津贴。曾任第五届全国政协委员，全国科学大会代表，中国中医药学会常务理事，中国中医药学会内科学会主任委员、名誉主任委员，卫生部学术委员会科学委员会委员，第六至第八届全国人大常务委员及教科文卫委员会委员，国家科委中医专业组成员、发明奖特约评审员，北京中医药大学学术委员会主任，中国中医研究院学术委员会委员，光明中医函授大学北京分校校长，中国残疾人联合会名誉理事。

一、拜师学艺苦修读，挂牌济世步医途

董建华教授的姑父是上海名医严二陵。有一年，严先生在杭州疗养，董建华教授的父亲当时在杭州九成绸缎公司工作，他在与严先生的交谈中，对其高超医术甚为敬佩，便说："我有一子，尚幼，长大后要拜您为师，济世救人。"回到家中，他又郑重地宣布了此事，使家人很早就有了思想准备。董建华教授的曾祖父和外祖父也都是当时很有名望的医生，耳濡目染，潜移默化，激发了他的从医意识，而父亲的决定使他从小就立下学医的目标。

董建华教授的父亲对他要求十分严格，每天除学习功课外，晚上必须练习毛笔字。他经过普通小学和私塾的培训，古文功底深厚。16 岁中学毕业已长得高大魁梧。其父在他 9 岁时已不幸病故。为履行前约，他由祖母带领，备了厚礼，带了 200 元银洋作为学费，点燃 500 克重的大红蜡烛，叩行拜师大礼。从此董建华教授开始了他一生为之奋斗的中医事业。

严二陵先生是当时闻名上海的中医大家之一。现在的许多老上海人，还都记着他的名字。严先生收徒不少。入门后他要求董建华教授在第一年终日闭门读书，《内经》《伤寒论》《金匮要略》《温病条辨》，以及《脉诀》《药性赋》等必须熟背如流，有了问题要及时向老师及师兄讨教。

自学 1 年后，严先生安排徒弟抽一定的时间临诊学习，并继续读书自修。第二年开始，就跟随老师诊病开方。严先生诊务繁忙，每周工作 6 日，每日门诊多达百人。董建华教

授一天工作下来，筋疲力尽，头昏眼花，但他咬牙挺过一段时间，慢慢也就习惯了。

严先生非但医术高明，医德更令人敬佩。他常常教导徒弟们，要严格遵守医圣孙思邈的古训，无论贫富贵贱，一视同仁，对待病人态度和蔼，体贴入微。虽有规定诊金，但贫者不计，甚至免费。上海名流是他的病人，穷苦的人力车夫也是他的病人，他都能急病人之所急，痛病人之所痛，全无名医的架子。著名京剧艺术大师梅兰芳，因医患关系，与严先生过从甚密，两家往来频繁，感情极好。这些对董建华教授都产生过很大影响。董建华教授操得一把好胡琴，就是那时因感而学的。1992年，董建华教授在师生联谊会上，以73岁高龄演唱了京剧小生选段，字正腔圆，昔日风采可见一斑。

当时的上海名医辈出，如程门雪、秦伯未、陈存仁、徐丽州等，都与严先生有交往，切磋技艺，董建华教授也有机会博采众长。

1941年，董建华教授跟随严先生整整学习6年后，学成结业，返乡在青浦挂牌行医。因老师的需要，他仍要随师助诊，两地奔波，一周回家临诊两次。后来家乡病人愈来愈多，经老师同意，全部在家行医。

青浦县是个鱼米之乡，河道纵横，出诊时，不论夏天烈日炎炎，冬天大雪纷飞，董建华教授都是一叶轻舟而往。虽然非常辛苦，但对病人态度总是和蔼可亲，贫富不计，还往往免费为穷家医疗。对个别路远来诊的重病人，还腾出自家房屋让其休养，等好转再回家。如此而沿袭严先生之规范，深得病家信赖。春去秋来，业务蒸蒸日上，虽然年轻，却已得到城内中医界同行的敬重。

此时的董建华教授，毫不骄傲，依然于繁忙诊务之间抽空学习深造。青浦县有个中医师公会组织，为首者除德高望重的老中医外，年轻的董建华也在其中。他们定期于下午诊务完毕碰头，交谈切磋。同时他还参加了上海秦伯未医师举办的函授班，每次都及时完成作业，秦老也认真负责地修改寄回，常有许多指导性意见，得益良多。另外还请一位同乡老先生教学诗文及书法，并定期前来讲解指导。董建华教授年轻力壮，精力无限，业务时间还集同仁学京剧、昆曲，曾经客串过京剧《黄鹤楼》中的周瑜。

二、振兴中医竭全力　国术精华保全真

早在董建华教授随严二陵先生学习的头一年，正赶上当时政府要取缔中医。一时间，举国上下群情激愤，上海中医师公会组织了示威游行。因严先生是跛足，就派最年轻的徒弟董建华参加，此次事件即是当代中医史上有名的"三·一七"运动。现在谈起来，董建华教授还很激动。

挂牌行医不久，董建华教授就开始参加县中医师公会的活动。至1949年，青浦县共27万人，划分为7个区，董建华所在的城厢区第七街群众还一致推选他为街道主任。为了控制各种烈性传染病，政府把全县医务人员组织起来，并推选董建华教授为领导。通过一段时间的努力，成绩显著，全县卫生工作者协会正式成立，董建华教授被推选为县和区的副主任和主任。根据国家中西医结合的方针，董建华教授于1951年带头在青浦县成立了有十余位中西医师参加的城厢区联合诊所，并任所长。在青浦县期间，董建华教授还担任过中国红十字会青浦分会理事、副会长，县第一至九次人民代表大会代表、常务委员等。

董建华教授历年来担任了许多党政和业务管理方面的职务。他是驰名国内外的中医学者，在精研业务为医学事业做出贡献的同时，还担任着其他许多重要职务。他曾告诉我们，他对事业有三个字的诀窍，即"信、力、巧"。信，就是树立为中医事业鞠躬尽瘁一生的信念，使之永恒，无论何时何地何种条件，都不会动摇。他在"文革"期间，被打成"反动学术权威"，下放到河南商丘农村，每天劳动、看病，啃红薯充饥，可他依然积极培训赤脚医生，还针对当地儿童多消化不良的状况，研制出"鸡金散"，效果很好。力，就是要有良好的体魄，保持旺盛的精力。董建华教授年轻时诊务非常繁忙，常乘一叶轻舟穿梭于水乡之间，锻炼了他的筋骨，磨炼了他的意志。熟悉董建华教授的人都知道，他在古稀之年仍健步如飞，精力充沛，深得周围人们叹服和同龄人的羡慕。现在董建华教授年事已高，罹病在身，然而他的博士生们都知道，随董老走路要快，刚开始不习惯，往往要小跑才跟得上。巧，就是要巧妙分配时间，把繁杂事务分清理顺。他往往是下午3点要参加人大常委会，1点就上门诊，三五十个病人诊毕，随即上车。他还养成了个好习惯：巧安排，一心兼顾二用。譬如他正在写文章，妙思连连，此时忽然来了病人，即停笔转诊。病人前脚走，他提笔又写，思路依然不断。开会、写文章、看病全不误，忙而不乱，弛张有序，全在于随机而巧妙地布局。

董建华教授数十年如一日，恪守这"信、力、巧"三字诀，不仅在中医教学、医疗、科研等诸多方面取得了引人注目的成绩，而且为推进中医事业发展做出了突出贡献。

每年人大会议开会期间，董建华教授都利用会议间隙，如星期天出面组织一次中医代表聚会，交流中医发展情况。

这样的聚会，不仅解决了许多中医事业规划中的具体问题，而且酝酿成功当代中医发展史上的一件大事。那是在 1984年 5 月 30 日，董建华教授组织的第一次聚会上，大家一起回顾了若干年来中医工作取得的成绩与存在的问题，认为中医要立法，应该建立专门管理机构——国家中医管理局，并将中医事业经费单独列入预算。后来两年，大家先后在两次会议上提出议案，国务院常务会议终于做出决定，设立国家中医管理局。考虑到中医历史上"医药一体"的特点，董建华教授和代表们经讨论取得共识，提交了有关中药应由国家中医管理局统一管理的议案。又经多方人士共同努力，于 1988 年 4 月，国务院常务会议决定组建国家中医药管理局。

三、科技成果硕累累　探幽索隐求精深

董建华教授十分注重科学研究。开展中医科学研究，既要有满腔热情，还要有正确的思路，也就是把握验证、发展和掌握规律等几个环节。因为中医学在数千年的漫长发展过程中，形成了它的独特理论体系，积累了大量的实践经验，对常见疾病的防治取得了确切的疗效。我们今天的中医临床工作，仍然是以前人的经验为基础，把前人的宝贵经验挖掘出来，加以验证，并利用现代科技手段使其发展提高，从而掌握其运用规律，攻克目前医学难以解决的许多疑难病症。

外感发热是个常见的病症，自抗生素问世以来，它的病死率曾大幅下降。但长期应用抗生素的结果，使细菌逐渐适应，耐药菌株愈来愈多。虽然不断研制新的抗生素，但仍不能解决耐药菌株的问题。而且随着时间的推移，抗生素品种的增多，抗生素的毒副作用、过敏等弱点日趋明显。对病毒

性感染，则大部分抗生素无效。在这种情况下，发挥中医学优势治疗本病，很有必要。中医学以整体观念和辨证论治为基本特色，注重治疗的个体化。不仅注重祛邪，而且强调扶正，充分调动机体抗病能力以治疗疾病。所用天然药物已被千百年来的人体直接应用所验证，毒副作用很小，而且是依据证遣药组方，确能提高防治水平，未曾发现菌落失调，同时对病毒感染亦有较好疗效。但由于历史的原因，客观条件的限制，中医治疗本病的系统化、规范化不够。在分析了这些情况后，董建华教授决定选择外感热病中较常见的"风温肺热病"为突破口，确立了"风温肺热病辨治方案及证候疗效评分法"的课题。按照标准方案，共观察335例，全部为住院或留住急诊室病人。中药系列治疗202例，疗前积分1980分，疗后余331分，比值为0.17。其中治愈165例，有效16例，无效21例，总有效率89.6%，治愈率81.7%。西药对照组133例，疗前积分1281分，疗后285分，比值为0.22。其中治愈97例，有效21例，无效15例，总有效率88.7%，治愈率72.9%。经统计学处理，两组总有效率相近而治愈率以中药系列为优。在降体温、降低炎性白细胞方面，中药系列占优势。中药系列治疗组未发现毒副作用，西药组则有14例出现毒副作用。本课题获1986年卫生部乙级重大科技成果奖。

胃痞是指上腹部近心窝处痞满、堵闷，食后加重，或兼见胀痛等症状为主的病症。其证有虚实之分。虚痞者，多起病缓，病程长，常反复发作，时轻时重，每由实痞转化而成，亦可由胃脘痛、嘈杂、吐酸等病症经久不愈，演变而得。通过长期观察，董建华教授发现虚痞的临床表现与慢性萎缩性胃炎相似，遂引起重视，确立了"虚痞（慢性萎缩性胃炎癌前病变）中药治疗观察"的研究课题。课题组按照董建华教授甘平养胃、酸甘益胃、甘温健脾三个经验方，先用汤剂治疗 50 例，总结规律后用冲剂治疗 104 例，均选择那些属于中度、重度的病人为观察对象。结果，临床症状改善率达 98.78%，主病痊愈率 65.5%，癌前病变征象改善率为 96.76%，消失率为 52.12%。这在国内外为领先水平。本课题为国家教委博士点基金资助课题，获得院级三等科技成果奖；主体项目已纳入国家科委"八五"攻关课题。

当代科技发展进入到了电脑化阶段，中医学必须引入电脑技术。董建华教授继承了严二陵先生的宝贵经验，又经过自己数十年的应用，在诸多方面达到升华。他为了尽快把这些经验传播开来，让更多的医生掌握，解除更多患者的痛苦，因此董建华教授决定，把自己积累数十年的经验全部奉献出来，输入电脑，利用高科技传播中医学术。他还让弟子们首先选择了"胃痛"这一常见病先行试点，建立了"董建华教授诊治胃痛专家咨询系统"。经过数年大覆盖面的验证，进一步总结出董建华教授辨证论治九步法，归纳出胃痛三期五十三候，从而形成辨证论治规则。在论治上确立了最优化的治则、系列化的治疗、合理化的用药，使理法方药贯穿一致，由此再现了董建华教授对胃痛的动态辨证论治过程。本课题获国家"七五"科技攻关重大成果奖。

其他如"急性热病辨证规范临床与实验研究"获院级科研成果二等奖，"凉营透热法治疗温病营分证的临床及实验研究"获北京市科技进步三等奖、卫生部科技成果二等奖等，都是董建华教授亲自主持完成的。

同时，董建华教授还撰写、编著、编审了论文、专著一千余万字。其代表著作有：《中国现代名中医医案精华》、

《内科心法》、《实用中医心理学》、《温热病论治》等。代表性论文有:《当代中医发展的几个重大问题》、《虚痞(慢性萎缩性胃炎癌前病变)的中药治疗观察》、《谈谈补法的误用》、《治疗胃病必须调和气血》、《治疗胃病应以通降为法》、《浅论热性病临床治疗规律》、《临证治验琐谈》、《尊重中医科学,发展中医事业》、《师古不泥古,古方赋新义》。代表性报告有:1974年任中国代表团顾问出席第二十七届世界卫生大会并作题为《中国中医药对防病治病的作用》的报告;1981年出席日本东洋区医学年会并作《温病学说的研究》报告;1984年出席香港中医药学术会议并作《中医治案十则》的报告;1987~1992年分赴香港、意大利、印度参加学术交流活动,并作有关中医药科学研究方面的报告。代表性成果:"风温肺热病辨治方案及证候疗效评分法",获卫生部乙级科技成果奖(1986年度);"虚痞(慢性萎缩性胃炎癌前病变)的中药治疗观察",国家教委博士点基金课题,获北京中医学院科技成果三等奖;"董建华诊治胃痛专家咨询系统",获国家"七五"科技攻关重大成果奖;"急性热病辨证规范临床与实验研究"获北京中医学院科技成果二等奖。

四、教书育人德高尚　桃李满园继开来

早在董建华教授于上海青浦挂牌开业时,就曾收一徒弟,名叫陈一中,这可以说是董建华教授从事中医教育事业的开端。陈一中先生一直在家乡开业,现虽已退休,仍坚持临床,诊务繁忙。

1955年春季,江苏省准备在南京办一中医师资学习班,要求每县派2名代表参加,学成后仍回本县工作。青浦县当

时属江苏省，董建华教授被选中入学。一年后，他以优异成绩结业，并被省里决定留校任伤寒教研室负责人，除在本校上课外，还到各县轮流讲学，并组织集体编写教材。该校就是后来的南京中医学院。留校的董建华教授深深认识到普及中医教育的必要，他通过在校授课，深入县乡巡回教学，努力提高基层中医人员的业务水平，为中医教育事业贡献自己的一份力量。

1957年，董建华教授调入刚刚组建的北京中医学院，担任温病教研室主任，这给他提供了施展雄才的机会。他亲自编写教材，为学生讲课，善于运用生动的临床验案讲解抽象难懂的理论条文。他认为，温病不应算是基础课，而应列为临床的一部分，主张把学生带到临床上，尽早给他们提供实践的机会，要"多临床，早临床"。没有实习基地，他便带学生去京西矿区，边学习边为群众服务，并与农村卫生院联系，开辟临床基地。还带领一批又一批学生下基层，实地作示范，作讲解，手把手地教学生诊脉、望舌、观色、察颜。

1963年，院里调董建华教授到附属东直门医院任内科主任兼内科教研室主任，这更使一贯重视临床的他如鱼得水。他在自己临诊的同时，组织带领中医学院的学生们进行临床实践。他要求学生临床实习要做到思路清晰，辨证准确，理法严谨，用药精当，一丝不苟，养成扎实、刻苦、求精的学风。他还收徒数人，在大学本科毕业之后，按传统师承的培养方法，造就出一批中医临床基本功扎实的医、教、研骨干人才。

"文革"中，董建华教授被打成"反动学术权威"。在下放河南接受"再教育"时，仍不忘中医教学，为当地赤脚医生讲课，深入浅出，融中医经典著作、临床诊断技能及中药方剂尤其是个人验方于一炉，使他们学得快、记得快、见效快。后来，他被抽调回京，为中国医学科学院举办的西学中班讲课，当今许多著名的西医内科专家都曾听过他的课，尊称董建华教授为老师。

1976年拨乱反正，董建华教授的"问题"得到了解决，年过花甲的他重新焕发了青春。1978年恢复研究生教育以来，他成为中医界最早的博士生导师之一，担负起培养中医高级人才的重任，至今他培养的硕士、博士已有30余人。近年来，董建华教授还收了已取得博士、硕士学位的徒弟，重视中医学术思想与临床经验的继承，探索与总结了本科生、研究生与师带徒培养方法相结合的新模式，为培养新一代的中医内科学学科带头人做出了重要贡献。此外，董建华教授还为美国、日本、越南等国家和地区培养了一批中医师。他长期活跃在国内外学术讲坛，听众之多，难以计数，可谓"桃李满天下"。

董建华教授几十年来，以他那博大坦诚的胸怀，乐于助人的精神，为中医事业培养了大批高质量的人才。他的学生中有的已成为国际知名学者，有的身兼中医学院院长、中医院院长，有的医术高超，有的著述宏丰，有的研究成果丰硕……1991年，"董建华学术思想研究会"在京宣告成立。中央领导人宋任穷、卫生部及国家中医药管理局等有关部门领导，以及方药中、刘渡舟、焦树德等著名老中医，都亲临开幕式并讲话。董华教授的国内外弟子们纷纷要求参加，共同总结、研究、传播董建华教授的学术思想和临床经验。承前启后，继往开来，精术济民，弘扬国粹，这正是董建华教授所为之奋斗的目标。

专
病
论
治

温热病论治

学术思想精华

一、热性病辨治规律

对于温热病的辨治，过去有伤寒派和温病派之分，产生过不少的争论。伤寒派根据伤寒发热的传变情况，提出了以"六经"辨证为纲，温病派根据温热病病情变化轻重深浅的不同，提出了卫气营血和三焦辨证为纲。这三种辨治温热病的纲要，对认识和治疗温热病，都具有一定的作用。

（一）六经辨证

六经辨证是汉代杰出的医学家张仲景在《伤寒论》一书中提出来的。六经是指太阳、阳明、少阳、太阴、少阴、厥阴六种不同证型。一般说来，三阳证是指人体反应性增强或亢盛而出现的证候，三阴证是指人体反应性减弱或衰弱而出现的证候。

太阳证是指热病初起，病位在表，主要在肺和足太阳膀胱经。临床症状属于表证。但由于人的体质不同，又可分为表虚和表实两类。表虚，症见恶风发热，头痛身体酸楚，颈项强，出汗，舌苔白，脉浮数，治用桂枝汤为主方。表实，症见恶寒发热，头痛身体酸痛，颈项强，无汗，舌苔薄白，脉浮紧，治用麻黄汤为主方。

阳明证是指病邪入里，病位主要在胃肠，是邪热亢盛所出现的证候，临床上可分为经证和腑证两种。阳明经证，症状为高热，大汗出，口大渴，脉洪大有力，舌苔黄燥，治以清热生津，用白虎汤加味主之。阳明腑证，症状为日晡发热，甚则谵语，腹胀痛拒按，口渴心烦，大便秘结，舌苔黄厚而干，脉沉，治以泻下热结，方用大承气汤主之。

阳明经证和腑证，皆属里实热证，可由太阳证由表入里传变而来，也可在疾病初期随即出现，病情比太阳证为重，常是太阳证的进一步发展。

少阳证病在半表半里，病位主要在肝胆经络，是邪正交争于半表半里所出现的证候，症状为寒热往来，口苦，胸闷，干呕，头眩，胁痛，不思饮食，舌苔白或黄白相兼，脉弦等。治宜和解少阳，方用小柴胡汤或蒿芩清胆汤加减。

少阳证可由太阳证向里传变而来，也可由阳明证出表传变而来。

太阴证主要是脾胃虚寒证，临床表现为腹满而痛，喜暖喜按，呕吐清水，四肢乏力，泄泻，纳呆，口不渴，舌质淡，苔白而滑润，脉缓弱。治宜温中祛寒，以理中汤为主方。

少阴证为六经病变发展过程中的严重阶段。病入少阴，人体生理功能明显衰退，病势较重。在临床上常见的有阳虚与阴虚两种证候。少阴阳虚主要病变是肾阳衰微，证见怕冷、四肢厥冷、蜷卧、腹满腹泻、食而不化、舌淡苔润、脉微细。治宜回阳祛寒，方用四逆汤主之。少阴阴虚，是由邪热耗伤脏腑津液而成，其中以心肾阴液亏损为主，证见心烦、失眠、咽痛、口燥、胸闷、舌红、脉沉细。治宜育阴清热，方用黄连阿胶汤主之。

厥阴证临床表现比较复杂。一般说来，这是邪正交争的终末阶段。这时人体正气很弱，致使体内阴阳失于正常的调节功能；同时病邪亦已衰退，所以正气有开始恢复的趋势。因而厥阴证多见于疾病的晚期或恢复期。其临床症状为寒热交错，常见手足发冷与身热交替出现，并有心中烦热，不思饮食，气往上冲，或有呕吐，或呕吐蛔虫，或伴腹泻，舌质红、脉弦细。治宜调理寒热，佐以和胃，常用方为乌梅丸。

三阳证多发生在疾病的初期、中期和极期，三阴证多发生在病疾的极期、晚期和恢复期，三阴证多由三阳证传变而来。一般传变的规律是：太阳→少阳→阳明→太阴→少阴→厥阴，由浅入深，由轻到重地发展。若正气渐渐恢复，病邪不断衰退，最后发展到厥阴证，可向痊愈转化。但是，六经之间是一个互相联系，互相制约的整体，并不是孤立地存在的，也不是绝对地按照顺序传变的，有时寒邪可以直中少阴而出现少阴阳虚证。因此，我们必须对疾病的临床表现，进行全面的、仔细的观察，加以分析、综合、比较，然后才能作出正确的判断。

（二）卫气营血辨证

卫气营血辨证，是清代温病学家叶天士根据《内经》卫气营血学说和《伤寒论》的有关理论，结合自己丰富的实践经验，创建的学术流派，它丰富与发展了温热病辨证的内容。

卫气营血辨证就是将温热病病变发展过程和病势轻重浅深划为四个阶段。病在"卫分"比较轻浅，病在"气分"则稍重，病在"营分"为病重，病在"血分"为最重，用以说明病变的部分，各个阶段的病机和疾病传变的规律，为临床治疗提供依据。

1. 卫分证 临床证见发热，微恶风寒，头痛，身痛，咳嗽，汗出或少汗，舌苔薄白，脉浮。其病位在表、在肺，病势较轻。若正气衰弱，正不胜邪，则病势进一步加重，常由卫分转入气分，也有少数病例不经气分而直接传入营分、血分，出现神志昏迷的心营证。

2. 气分证 既可由卫分传入气分，也可因营分、血分好转后传出气分。临床表现为高热，不恶寒，不口渴，汗出，谵语或狂躁不安，腹胀腹痛，尿黄量少，便结，舌苔黄，脉滑数。其病位在肺、胃、肠、脾等脏腑。若是从卫分传入气分，表示病情加重；若是由营分、血分而出气分，则表示病情减轻。

3. 营分证 病由气分转入而来，也有从卫分直传营分的。临床表现为发热，夜间尤甚，烦躁不安，难以入眠，口干，皮肤出疹，谵语，四肢抽搐，神志不清，重则昏迷，舌质红绛而干，苔少或无苔，脉细数。其病位在里，主要在心肝两脏。亦有由于热势猖獗而热极生风。营分证是表示病情较重。

4. 血分证 病邪由营分传入，病势更重，临床症见高热不退，夜间增高，口干不渴，精神萎靡，神志不清，狂躁，谵语，四肢抽搐，皮肤有出血斑点，或见吐血、鼻血、便血等候，舌质红绛而干，舌光滑无苔，脉沉细数。其病在里，主要在心、肝、肾三脏，是病势危重的阶段。

总的来说，卫气营血的证候，最浅的是卫分，最深的是血分。一般传变规律是卫→气→营→血，由轻到重，由浅入深，由表及里地发展，这叫顺传。但也有少数病例，或由卫分直接传入营分而出现心营证，这叫逆传。此外，还有在发病初期就出现气分或营分证，或者卫分证未除，气分证已到，或者气分、营分、血分的证候同时出现。因此，在临床辨证时，必须灵活地观察病情的变化。

（三）三焦辨证

三焦这个概念，最早出自《内经》。《内经》将人的躯干所辖的脏腑划分为上、中、下三部分，称之为"上焦"、"中焦"、"下焦"。上焦是指咽喉至胸膈部位，包括心肺在内；中焦是指膈下、脐部以上的脘腹部位，包括脾、胃等脏腑；下焦是指脐以下部位，包括肾、膀胱等脏腑。如《灵枢·营卫生会》指出："上焦出于胃口，并咽以上贯膈而布胸中，……中焦亦并胃中，出上焦之后，……下焦者，别回肠，注于膀胱而渗入焉。"

清代著名的温病学家吴鞠通，根据《内经》提出的三焦理论，结合自己长期临床实践的经验，系统地阐述了三焦所属脏腑在温病过程中引起的病理变化，并以三焦学说作为辨治温热病的纲领，以此来概括证候的轻重、病情的深浅以及所病的部位，然后对证施治。这同张仲景《伤寒论》以六经为纲，同叶天士以卫气营血为纲一样，对指导临床实践，都具有十分重要的现实意义。

1. 上焦症状 吴鞠通说："凡病温者，始于上焦，在手太阴。""太阴之为病，脉不缓不紧而动数，或两寸独大，尺肤热，头痛，微恶风寒，身热自汗，口渴或不渴而咳，午后热甚。"这一系列的症状，多出现在温热病初期。若继见神昏谵语，舌绛等症，则为邪陷心包。可见上焦病候，主要包括手太阴肺和手厥阴心包二经的病变。

2. 中焦症状 吴鞠通说："面目俱赤，语声重浊，呼吸俱粗，大便秘，小便涩，舌苔老黄，甚则黑有芒刺，但恶热，不恶寒，日晡益甚者，传至中焦，阳明温病也。"吴氏认为这些症状是中焦温病的典型症状。临床如见头重身痛，胸闷不饥，午后身热，舌苔白腻，脉濡等，属湿温病，是足太阴的特征。中焦的病候，主要是指足太阴脾、足阳明胃和手阳明大肠三经的病变。

3. 下焦症状 吴鞠通认为：凡汗下后，或热久不退，脉尚躁甚；或汗后脉虚大，手足心热；或汗后舌强，神昏耳聋；或阴液将涸，而出现厥、哕、痉等，以及脉结代，心烦不得卧等，多为温热病后期病变，由于肝肾阴虚所造成的，所以都归在下焦的范围。下焦的病候，主要是指足少阴肾和足厥阴肝二经的病变。

三焦所属脏腑证候的传变，标志着温病发展过程中的三个不同阶段。其中，上焦手太阴肺的病变，多为温热病初期阶段；中焦阳明胃（包括脾）的病变，多为温热病的极期阶段；下焦是足厥阴肝、足少阴肾的病变，多为温热病的末期阶段。其传变过程，一般多自上而下，由上焦手太阴肺开始，由此传入中焦为顺传。由肺而传入心包为逆传。中焦病不愈，则多传入下焦肝肾。如吴鞠通在《温病条辨》中所讲："肺病逆传，则为心包；上焦病不治则传中焦，胃与脾也；中焦病不治即传下焦，肝与肾也。始上焦，终下焦。"但这是一般的演变情况，并不是固定不变的绝对规律。如何鉴别这些传变，应当以临床所见症状为依据。

叶天士的卫气营血辨证，是从横的方面划分了病邪所在位置的深浅，而吴鞠通三焦辨证则自上而下从纵的方面论述了温邪的传变及病情的轻重，故而后世对叶、吴二家有"一横一纵"之称。

由此可见，三焦辨证确实是临床治疗温热病的辨证纲领。否定三焦学说，认为它对温病的防治没有什么实践意义的论点是缺乏科学依据的，因而也是错误的。

（四）三种辨证方法的共性

六经、卫气营血和三焦这三种辨证理论，都是中医治疗热性病的辨证方法。过去，某些医家把寒、温两大学派对立起来，局限于某一种辨证方法，这是不够全面的。其实，温病派是伤寒派的继续和发展。六经、卫气营血和三焦辨证三者之间，是有不少共性的。

1. 病情性质方面 这三种理论所提示的病情性质大体上是相吻合的。比如，伤寒化热，阳明燥热亢盛于内或外蒸肌肉而见壮热，汗大出，大烦大渴，脉洪大等症，同卫分温病不解，热邪传入气分证以及中焦气分证是一致的。

2. 受邪深浅方面　温热病的这三种辨证方法，都能预示病邪的深浅。如邪在太阳、卫分、上焦，病变在表，受邪较轻；如邪在厥阴、血分、下焦，病变在里，受邪较重。

3. 传变过程方面　六经、卫气营血、三焦理论，都说明疾病的传变过程。如六经认为病的传变是由太阳→阳明→少阳→太阴→少阴→厥阴；卫气营血理论认为病的传变过程是"卫之后方言气，营之后方言血"；三焦学说则认为病变的过程是从上至中及下，由浅入深，由表及里的传变过程。

4. 病变部位方面　如"凡病温者，始于上焦，在手太阴"，同"温邪上受，首先犯肺"的说法也是一致的。

当然，三者之间的差别也是存在的。主要是因为受邪的性质不同，因而在病变过程中疾病的转归也是不同的。如寒为阴邪，易于伤阳，临床上伤寒以伤阳、亡阳为多见。温为阳邪，易于伤阴，临床上温病以伤阴亡阴为多。

（五）综合辨证

现在临床上常把六经、卫气营血和三焦辨证三种理论有机地结合起来，以八纲辨证为基础，进行综合辨证，把热性病分为表证、表里证和里证三个阶段，作为温热病辨证的总纲。

1. 表证　表证指病邪尚浅，居于卫分，病在皮毛，以肺卫症状为主。临床可见恶寒、发热（卫分）、鼻塞、咳嗽。以解表宣肺为治疗总则。但亦应根据所感病邪之不同，脉象、舌苔和症状的差异，灵活处理。一般可分为：表寒、表热、秋燥和表湿四种。

（1）表寒证　以恶寒无汗为主症，根据口不渴、舌润可与表热证加以区别。此证脉多浮紧，舌淡红，苔薄白，应予辛温解表，常用荆防解表汤等主之。

（2）表热证　咳嗽突出，兼有轻微发热，微恶寒或短暂恶寒，咽干，脉浮稍数。按照《温病条辨》上讲的"咳重热轻者，桑菊饮主之"。若热势高，咳嗽不重，咽干痛，渴能饮，舌边尖赤，苔微黄，脉数者，宜辛凉解表，银翘散主之。方中荆芥、淡豆豉两味虽然风寒、风热都可以用，但若没有恶风者，最好减去不用。

（3）秋燥证　又分温燥和凉燥两种。温燥则见口、唇、鼻、咽均觉干燥，咳嗽无痰或少痰，甚至带血，痰液黏稠难咯，脉细数涩，舌少津等一派燥象，治以辛凉清润，桑杏汤加减主之。凉燥者温燥症状不重，且伴有恶寒，治宜辛散为主，佐以清润，杏苏散加减主之。

（4）表湿证　除恶寒发热外，并见头重身困，胸脘痞闷，脉濡，苔腻等湿象，治宜透表逐湿，予羌活胜湿汤或藿香正气散主之。

2. 表里证　表里证有两种含义，从温病卫气营血辨证来看，属于卫、气之间，就是"邪在膜原"；从伤寒六经辨证来看，属于少阳证。病邪在此阶段既不能汗也不能下，须用和解法通达表里以祛邪外出。当然，表里同病也可用表里双解法治疗。邪在半表半里可用小柴胡汤，表邪偏重者合桂枝汤，里热偏重者用大柴胡汤，湿热偏重者用蒿芩清胆汤，邪伏膜原者用达原饮，湿热而热偏重者可用柴胡清膈煎化裁。

表里同病之证，表寒里热，症见恶寒发热，咳喘痰稠，口渴，舌红，苔黄，脉滑数者，可用麻杏石甘汤解表清里；若膈热便秘，症见心烦舌疮，口渴，小便短赤，脉数，舌红苔黄者，用凉膈散清膈通便。

3. 里证 里证范围较广，内容较多，它包括了气、营、血等方面的病证，具体的可以分为如下几种。

（1）**气分热结** 症见壮热，大汗出，口大渴，脉洪大，舌红苔黄，治以清气生津，方用白虎汤加石斛、芦根、花粉之类；津伤严重者，加西洋参或沙参。

（2）**气热腑结** 症见壮热，大汗出，口渴，唇干，便秘，腹痛，有时谵语，苔灰黑而干，舌红，脉沉细无力，应予增液承气汤增液通腑。若脉细而有力，说明津液未伤，可予三承气汤。

（3）**湿热困脾** 湿重于热者，热象不高，口黏干呕，胸闷身倦，小便不利，舌红苔白腻，脉濡细，治宜芳香宣气，可予三仁汤或藿朴夏苓汤加减。热重于湿者，热势较高，口渴胸闷，溲赤，脉濡数，苔黄腻，治宜清热燥湿，用连朴饮加减主之。湿热并重者，热势不高，口渴不能多饮，汗出，小便短黄，大便溏而不爽，苔黄腻，脉濡数，治宜清热利湿，黄芩滑石汤加减。发痦，脉濡数，舌红苔黄厚腻，治宜清气透痦，方用苡仁竹叶散加减。白痦中有红点者可加银花、连翘、丹皮。白痦枯黄瘪者加芦根、石斛、花粉等生津之品。

（4）**气营两燔** 症见壮热、口渴、汗出、心烦不眠、舌红苔黄少津、脉洪。治宜清气凉营，玉女煎加减主之。

（5）**热入营分** 按其深浅不同，又分为气热入营和热入心包两种。气热入营，可见灼热，心烦不眠，有时谵语，舌红绛，脉沉细而数，治宜清热透气，清营汤加减。若上证不减且见神昏，舌红绛，脉沉细而数，则为热入心包，治宜清心开窍，可予清宫汤兑服安宫牛黄丸。若苔黄腻，脉虚滑数，为痰湿蒙蔽心包，治应豁痰开窍，可予菖蒲郁金汤兑服

22

至宝丹。

（6）热入血分　病情较重，病变部位在肝、肾、心。其中又可以分为实风、虚风、发斑、出血四种。"实风"即血热动风或痰热动风，症见高烧不退，抽搐，神志不清，脉弦。因热者，舌红绛，治宜平肝息风，方用羚角钩藤汤；因痰热者，舌红苔黄腻，治宜豁痰开窍，用紫雪散主之。"虚风"即阴虚风动，症见循衣摸床，撮空理线，神志似清非清，舌质红绛无苔，脉沉细弦。治宜育阴潜阳，可予大小定风珠加减主之。"发斑"由于气热迫血外溢肌肤所致，症见身热，发斑色红，烦躁，神志模糊，口干渴，舌红绛，苔黄，脉疾数。治宜清热化斑，方用化斑汤加减。"出血"的表现是鼻、牙龈出血或小便、大便带血，烦躁不眠，舌红绛无苔或剥苔，脉沉细。治宜清热凉血，可予犀角地黄汤主之。

以上所述说明，中医对温热病的辨证有一套完整的理论，已经摸索出了一些规律，值得我们去继承和进一步发扬。

为了便于临床鉴别，现将表证、表里证和里证的分期症状列表如下（表1、表2、表3）。

表1　表证期的主要症状、治法及常用方剂

证型	症状	舌象	脉象	治法	常用方剂
表寒	恶寒、发热、头痛、无汗、肢节酸痛、鼻塞、流涕或咳嗽、音哑	薄白	浮紧	辛温解表	荆防解表汤

（续表）

证型	症状	舌象	脉象	治法	常用方剂
表热	发热、不恶风寒、口渴、头痛、咳嗽、痰黄	薄白而干，或微黄，边尖红	浮数	辛凉解表	桑菊饮或银翘散加减
表湿	头身重痛为主，微寒、微热、无汗或少汗、口渴、胸闷	薄白而腻	濡缓	透表逐湿	藿香正气散或羌活胜湿汤加减
肺燥	咳嗽无痰、唇咽干燥、发热、胸痛、口干	薄白或黄，干燥无津，舌质红	浮滑数	辛凉滑润	桑杏汤加减

表2　表里证期的主要症状、治法及常用方剂

证型		症状	舌象	脉象	治法	常用方剂
半表半里		寒热往来、口苦、胸闷、干呕、头眩、胁痛、不思饮食或听觉不灵	苔白如积粉，厚腻或黄腻	弦数	和解表里	小柴胡汤加减或蒿芩清胆汤加减
表里同病	表寒里热	寒热、口渴为主，咳逆、气短、无汗或少汗	苔黄白相兼	浮数	清热宣肺	麻杏石甘汤加减
	表里俱热	身热、烦渴、便秘为主，目赤、咽痛、头眩、口疮、唇裂、尿赤、口渴	舌心干，舌边色红，中心或黄或白	数	透热清里	凉膈散加减

表3　里证期的主要症状、治法及常用方剂

证型	症状	舌象	脉象	治法	常用方剂
气分热结	壮热、口大渴为主，大汗出、面赤、气短	黄燥无津	洪大	清气生津	白虎汤加减
气热腑结	腹痛、便秘、壮热、汗出、口渴、唇干	苔黄燥裂或灰黑	沉实或沉细	泻下实热	承气汤加减
湿热困脾	发热、口不渴、口黏干呕、胸闷、肢倦、小便不利	白腻	濡数	宣气化湿	三仁汤加减
气营两燔	壮热、口渴、汗出、心烦不眠	苔黄而干，舌绛	洪数	清气凉营	清气凉营汤
邪热入营	灼热、心烦、有时谵语	舌绛而干	细数	清营透热	清营汤
邪热入心	烦躁不安、灼热、神昏谵语	舌质红绛	细数	清心开窍	清宫汤
热极生风	高烧不退、抽搐、神志不清、牙关紧闭	舌绛，苔黄少津	弦急而数	平肝息风	羚角钩藤汤
阴虚动风	神昏、手足蠕动、口渴齿燥、循衣摸床	舌绛无苔	细数无力	滋阴潜阳	大定风珠
血热发斑	身热烦躁、发斑、斑色紫暗、口渴气粗	舌质红绛，苔黄	数	解热化斑	化斑汤

二、宣畅气机乃治温之常法

（一）气机升降失常是温热病的基本病机

气机升降运动是人体功能活动的具体表现形式，如肺之宣发肃降，肝之升发疏泄，心之曲运神机，脾之运化精微，肾之潜藏蒸腾，胃之受纳下降，大小肠之泌别传导，三焦和胆之宣泄决渎，膀胱之气化行水等。脏腑组织的气机升降运动，处于动态平衡的状态，则能抵抗病邪的侵袭，适应自然环境变化的能力就大；相反，脏腑组织气机的升降失常，则抗病的能力就弱。所以《内经》上说："升降息则气立孤危……非升降，则无以生长化收藏。"

就温热病的病机来说，热毒病邪侵入人体，使气机升降的平衡状态遭到破坏，造成脏腑功能活动障碍、气血阴阳失调，是温热病的基本病机。历代温病学家对此亦有专门论述。如吴又可认为：温热病的发生是由于"正气被伤，邪气始得张溢，营卫运行之机，乃为之阻，吾身之阳气，因而屈曲，故为热"（《温疫论》）。杨栗山在《伤寒温疫条辨》一书中指出："杂气由口鼻入三焦，怫郁内炽，温病之所由来也。"叶天士认为："瘀血与热为伍，阻遏正气，遂变如狂、发狂之证。"（《外感温热篇》）

由温热病邪所造成的气机障碍，存在着虚实两种情况。若温热之邪直接痹阻气机，导致升降失常，致使肺气壅闭，或肠胃不通，或心包闭阻，或肝胆郁滞，或膀胱不利者属实；若温热之邪损伤气阴，气机升降无力而壅滞不行者属虚。

（二）宣畅气机是治疗温热病的常法之一

历代温病学家都强调清热逐邪乃治温的第一要义，同时亦十分重视宣畅气机的作用，认为宣畅气机是治疗温热病的常用方法之一。如吴又可指出："承气本为逐邪而设，非专为结粪而设也……结粪一行，气通而邪热乃泄。"（《温疫论》）吴又可在这里强调了气机通畅是泄热的重要条件。杨栗山以调整脏腑气机升降为法的升降散等15方，临床应用颇有成效。何廉臣认为，清解络瘀伏火"惟用轻清灵通之剂，渐渐拨醒其气机，宣通其络瘀，庶邪气去而正气不与之俱去，若一涉呆钝则非火闭即气脱，非气脱即液涸"（《重订广温热论》）。蒲辅周也强调："温病最怕表气郁闭，热不得越，更怕里气郁结，秽浊阻塞，尤怕热闭小肠，水道不通，热遏胸中，大气不行，以致升降不灵，诸窍闭滞。治法总以透表宣膈，疏通里气而清小肠，不使邪热内陷或郁闭为要点。"（《蒲辅周医疗经验》）

我个人认为，叶天士提出的"在卫，汗之可也；到气，方可清气；入营，犹可透热转气；入血，就恐耗血动血，直须凉血散血"的论述，科学地阐述了温病辨证论治的基本原则，尤其是"汗、清、透、散"四字，突出了宣畅气机是治疗温病的常法这个特点。

汗：温病发汗，昔贤有禁。但病在卫分，令其发汗，并非强而发之，而是以辛凉之品泄卫以透汗。这就是吴鞠通讲的"温病亦喜汗解，最忌发汗，只许辛凉解肌，辛温又不可用，妙在导邪外出，俾营卫气血调和，自然得汗，不必强责其汗"（《温病条辨》）。因此，温病透汗，不仅适用于"风热感冒"之类的轻症，即使是风温、春温、冬温、温疫等重症，凡属卫分证，用之得宜，常获全功。切不可以其轻淡而弃之。

清：卫之汗，营之透，血之散，不言清字，实寓清意。叶氏以到气方可清气，强调气热最甚，当在清字上着眼。他还认为"宣经气，利腑气，是阳病治法"。一宣一利，说明清气热，亦需宣畅气机，以利邪热外达。

透：指轻宣气热、透热转气、芳香透泄及开窍宣闭。营热多从卫分或气分迫入。如服药不当，或兼夹宿食、积滞、痰热、湿浊、燥屎、瘀血等阻滞于内，以致气机不畅，邪热内迫于营。"透"就是在清解营热方剂中，配伍轻宣气热、芳香开透之品，或兼佐消导、化痰、祛湿、通下、行瘀之品，宣通气机，使邪热有外透之机，达出气分而解。

散：瘀血与热互结，阻滞血脉气机，是血分证的基本病理变化。热灼阴血，血液涸滞而运行不畅；热伤脉络，迫血妄行，蓄于体内，以及凉血止血使用不当，可导致瘀血。因此，散其瘀滞，流动气机，使无形者转旋，有形者流畅，是血分证的重要治则。

吴鞠通的"治上焦如羽，非轻不举；治中焦如衡，非平不安；治下焦如权，非重不沉"，是根据上中下三焦脏腑气机升降特点，以轻、平、重三法分治三焦。他强调逐邪必须"随其性而宣泄之，就其近而引导之"。所谓"随其性"，即逐邪必须随脏腑气机升降之性；所谓"就其近"，即逐邪必须依邪气所居之势，宣畅气机，因势利导，给邪以出路。

轻：轻可去实，宣通上焦。上焦病证，重在心肺。肺位至高，必予轻清，方能达肺。热陷心包，则当芳香开透，令邪从上解。

平：平调脾胃，利其升降。脾胃乃气机升降之枢。温热之邪中阻，或夹湿浊、食滞、燥屎，或用药燥润失宜而致升降逆乱，治当调其润燥，适其纳运，令气机升降平衡而安。

重：下焦病证，重在肝肾。温热之邪损伤肝肾阴血而致虚风内动，虚阳外越等证，治当填阴潜阳以降虚逆，非重浊之品不能沉入肝肾，故下焦用药当质重味厚气降。

（三）宣畅气机法在临床上的具体应用

1. 宣通上焦，轻可去实 所谓实，是指上焦气机为邪热壅闭而周行窒滞，失其清虚灵动之机，为无形之气机壅实。应予轻苦微辛具流动之品，轻灵平淡之方，拨动气机，透泄无形之邪。切忌重药杂投，使无病之地反先遭克伐。常用自拟的辛凉1号方（桑叶、菊花、桔梗、连翘、杏仁、甘草、薄荷、芦根、银花、荆芥、牛蒡子）。

【病案】韩某，男，30岁。初诊日期：1978年2月1日。因高热7天，伴有咳嗽，左侧胸痛，住院治疗。体温39.8℃，咽部充血，左侧扁桃体有化脓点，全身皮肤可见红色丘疹，两肺呼吸音粗糙。白细胞：$9.3 \times 10^9/L$。胸透：左侧第二肋间可见大片状阴影。西医诊断为大叶性肺炎。曾用青霉素、链霉素、红霉素、庆大霉素以及中药加味麻杏石甘汤等治疗，均无效果。中医辨证：发热1周，干咳痰少，胸闷又痛，口干而苦，泛恶，汗出不畅，苔薄腻，脉数。病属冬温袭肺，肺卫失宣，表气郁闭。治以透表解郁，宣肺清热，轻可去实，庶能克功。嘱停用西药。

处方：牛蒡子10g，豆豉10g，荆芥5g，银花10g，葛根10g，僵蚕10g，蝉衣10g，大青叶10g，赤芍10g，甘草5g。3剂。

药后体温降至 37℃，诸症减轻。原方出入续进 3 剂，脉静身凉。胸透复查：炎症吸收。

2. 和解少阳，通达表里 少阳为表里气机出入之枢。温热之邪壅滞少阳，表里之气不相通达则胸胁满闷，口苦干呕，寒热往来，或高热寒战反复不解，治当和解少阳，即疏通少阳枢机，令精元之气自内表达，驱邪外出。常用小柴胡汤去人参、甘草，酌加葛根、知母、郁金或银花、连翘等；兼阳明里热偏盛者，予柴胡白虎汤；温热挟湿者，用蒿芩清胆汤。

【病案】庚某，女，28 岁。素罹系统性红斑狼疮，1978 年 3 月 8 日因持续高烧 10 天，应邀会诊。体温 40℃，咽部充血，有白色薄膜，心肺（－），白细胞：4.7×10^9/L。血沉：53mm/h。咽部涂片查到霉菌。西医诊断为继发性霉菌感染。曾用红霉素、庆大霉素及清热凉血解毒中药，无效。中医辨证：久病正虚，温热之邪乘虚内侵，阻于少阳，表里之气不相通达，故高热寒战，无汗，恶心，呕吐，烦躁，舌光而红，脉浮大而弦。治当和解少阳，通达表里，俾少阳机枢通达，正气伸而邪乃退。

处方：银柴胡 10g，黄芩 5g，葛根 12g，山药 10g，石斛 10g，芦根 10g，荷叶 6g，银花 10g，谷芽 10g，麦芽 10g，甘草 3g。4 剂。

药后表里通畅，汗出津津，体温降至 37.5℃，诸症悉减。继以原方出入续进 6 剂，体温正常。

3. 辛开苦降，分消走泄 温热之邪流连三焦气分，或挟湿邪、痰浊阻滞，气机升降不利，则寒热起伏，胸脘痞闷。治当以辛开发于上，以苦泄热于下，从上下分消，宣通三焦，祛除温热痰湿之邪。常用小陷胸加枳实汤。

【病案】尚某，男，45 岁。初诊日期：1980 年 5 月 10 日。咳嗽 1 周，发热胸痛，住院治疗。体温 38.1℃，咽部充血，两肺呼吸音粗糙。白细胞：$11.6 \times 10^9/L$。胸透：右下肺可见片状阴影。西医诊断为大叶性肺炎。曾服土霉素及解热剂无效。中医辨证：发热恶寒无汗，胸脘疼痛泛恶，咯吐黄色脓痰，舌红苔黄腻，脉滑数。此乃素有痰饮，复感温热之邪，痰热互结，阻于胸脘，气机不畅，失降失司。治宜辛开苦降，俾使痰热分消。

处方：瓜蒌 30g，黄连 6g，半夏 10g，杏仁 12g，石膏 15g，陈皮 10g，白茅根 30g，丹皮 10g，甘草 10g。2 剂。

药后汗出较畅，体温降至正常，咳嗽、咯痰、胸痛均减。续进 2 剂，诸症悉平，胸透复查：炎症已吸收。

4. 行气通腑，攻积导滞　温热病热结胃腑，得攻下而解者十居六七。通腑之法，旨在承其胃降之气，通其郁闭，和洽气机，冀顽邪蕴毒因势下泄，周身之气机自然流布，故无须拘于有无结粪。但也不得以"温病不下嫌早"之说而妄用下法。温病误下，初期可使表邪内陷，后期或为伤阴，或致暴脱。因此，攻下必须适其时，得其法，合其量。不宜失下，也不可妄下。应察病之缓急，度邪之轻重，量人之虚实，慎重而为之。临床常用的有宣肺通腑的宣白承气汤，开胸通肠的陷胸承气汤，脏腑同治的白虎承气汤、导赤承气汤，攻补兼施的增液承气汤、新加黄龙汤，用之得当，取效甚速。

【病案】盛某，男，52 岁。初诊日期：1980 年 6 月 18 日。因恶寒发热，伴咳嗽胸痛，住院已 17 天。体温 39.3℃，咽红，右肺呼吸音减弱，白细胞 $18.6 \times 10^9/L$，中性粒细胞 0.83。胸透：右下肺可见片状阴影。西医诊断为大叶性肺炎。中医辨证：恶寒发热无汗，咳嗽胸痛，恶心呕吐，腹痛便结，舌红苔黄腻，脉滑数。肺与大肠互为表里，温热犯肺，肺气不降则腑气不通，二者相互影响。治当宣上通下，脏腑同治，以利邪热外达。

处方：生石膏 45g，瓜蒌 30g，大黄 5g，杏仁 10g，知母 15g，苍术 10g，赤芍 15g，柴胡 10g，前胡 10g，芦根 30g。2 剂。

药后体温降至 36.5℃，诸症均减。续进 4 剂，病状消失，胸透复查：炎症吸收。

5. 宣闭开窍，透热转气　温邪内陷，蒙蔽心包，心窍气机不运，失其灵通之性则神昏谵语或昏睡不语。治当开窍宣闭，清心凉营，常用清宫汤合安宫牛黄丸、紫雪丹、至宝丹。安宫牛黄丸、紫雪丹、至宝丹乃于清热解毒药中荟萃多种灵异、诸香，宣通气机，调整升降，使闭郁深伏之邪热温毒从内透达，俾邪秽消，气机利，则神明复。由于邪入心包的途径不同，则应配合不同的方药清热透邪，宣通气机，以利开窍。如邪从卫分陷入，予银翘散合菖蒲、郁金或安宫牛黄丸；若从气分酿成，则应根据邪热壅闭的具体情况分别加以施治，开泄气热，以利开窍。

透热转气主要是在清营凉血方剂中配伍质轻微辛清气之品，取其轻清透发之性，令营血邪热透出气分而解。如清营汤中的银花、连翘、竹叶，导赤清心汤中的竹叶、灯心草，清宫汤中的连翘、竹叶，犀地清络饮中的连翘、竹沥、姜汁、菖蒲、灯心草，青蒿鳖甲汤中的青蒿等。

【病案】田某，男，2 岁。患儿高烧 6 日不退，喘促，神昏，体温 38℃，全身充血性皮疹，双目结膜充血，鼻翼煽动，两肺腋背可闻散在细湿啰音。白细胞：7.6×10^9/L。西医诊断为麻疹合并病毒性肺炎。曾用青霉素、链霉素无效。1960年3月12日应邀会诊。中医辨证：高热喘促，痰声辘辘，神昏躁动，舌红少津，脉浮数。此乃痰热闭肺，内迫心包。当卫营合治，宣肺豁痰开窍。

处方：生地10g，连翘6g，丹皮6g，葛根3g，麻黄2g，杏仁6g，牛蒡子4.5g，生石膏12g，竹沥10g，安宫牛黄丸1粒化服。6剂。

药后肺气得通，邪热外透，神清疹消，体温正常。

6. 凉血散血，通畅气机　血热炽盛，耗血动血，以致出血瘀血。瘀血与热互结，阻滞脉络，故凉血必须配伍散血。散血之法，不单纯是活血化瘀，宣通血脉，滋阴养液亦不能少。阴液充足则其聚可散，其流亦畅，二者相辅相成。常用的犀角地黄汤即体现了这种配伍精神，寒凉而不呆滞，临床运用颇有良效。

【病案】安某，男，5岁。初诊日期：1960年3月8日。高热3日，咳嗽气急，痰带血丝，鼻衄，遍身红疹，小便短赤，大便干结，舌质红，苔黄而干，脉细数。病系温邪内犯，郁热蕴蒸，损伤营血。治当凉血散血，通郁泄热。

处方：犀角1.5g（磨冲），生地10g，赤芍10g，当归6g。大黄6g，白薇6g，炒栀子4.5g，连翘4.5g，元明粉3g（冲），六一散10g。1剂。

药后便通热退，红疹减轻，鼻衄量减。续进2剂，痊愈。

（四）宣畅气机应该注意两点

1. 寒凉不可冰伏。温热病应用寒凉之品不可寒遏冰伏，以防凝滞气机，郁闭邪气。因此，必须掌握这样四条要点：

①苦寒之剂必须及时，用之不可过早；②清气不可寒滞，注意宣展气机；③通腑攻下不可太过，以防徒伤胃气、胃阴；④苦寒之剂应少佐温通，振奋阳气，鼓动气机，令寒药不致呆钝而奏捷效。

2. 滋补须防壅滞。滋补气阴，用之合度，有利于气机的转枢。但滋补之品，大都黏腻缓滞，用之不当则易阻滞气机，壅闭郁热。特别是温病后期，余邪未尽，正气已虚，切不可虑其虚而补之太过，以致留邪生变。即使纯属阴虚，滋阴之剂亦当少佐阳动之品，以振奋气机，俾津得气布，阴液自复。

三、下法在温热病临床中的应用

下法，也叫泻下法、攻下法，是运用具有泻下或润下功能的药物，治疗里热证的一种方法。它具有通导大便、消除积滞、荡涤实热和攻逐水饮的作用。在医门八法中，也是一种常用的方法。

六腑以通为用。如实邪积聚在里，浊气不降，就会发生脘腹胀满，腹痛拒按，大便秘结，不思饮食等一系列里热症状。这时就要运用下法，排出在里的实邪热结或积滞，使腑气通畅，症状得以缓解或消除。所以，下法的治疗作用，有如下三点。

其一是驱除积滞。凡宿食、燥屎、虫积、停饮、蓄水、顽痰、瘀血等有害物质，蓄积体内，产生病变，下之则邪去正复，这就是通常讲的"推陈致新"。

其二是清热泻火。火热之邪，充斥表里，弥漫三焦，邪盛伤阴，势如燎原，当宜急下存阴，这就是通常讲的"釜底抽薪"。

其三是润肠通便。凡津液不足，脾弱肠燥，大便燥结，宜润而下之，这就是"增水行舟"。

柳宝诒说："胃为五脏六腑之海，位居中土，最善容纳。邪热入胃，则不复他传。故温热病热结胃腑，得攻下而解者，十居六七。"（《温热逢原》）可见，下法在温热病治疗中占有很重要的地位。凡温热病有形实邪内结，诸如燥屎、积滞、瘀血积聚等证，皆须重用下法，使内结之邪从下而解。

（一）温病下不嫌早

温热病临床使用下法，在我国医药发展史上，曾经产生过"下不宜早"和"下不嫌早"的两种意见，并且发生过激烈的争论。《素问·热论》指出："其未满三日者，可汗而已；其满三日者，可泄而已。"《内经》是主张下不宜早的。黄元御在《温疫病解·三阳传胃》中，也是提倡下不宜早的，他认为："温病内热素炽，断无但在经络不传胃腑之理。……但胃热大作，必在三日之后，经热不解而后腑热郁勃，此自然之层次……若三日以外，腑热已作，则攻泻之法乃可续用。""……肠胃未至燥结，则滋阴不须承气，即燥结未甚亦当俟之……若燥热隆盛，则三四五日之内俱可泄下，是当用伤寒急下之法。"吴又可不赞成上述的主张，提倡下不嫌早。他在《温疫论》一书中，一再强调说："勿拘于下不嫌迟之说，应下之证，见下无结粪，以为下之早，或此为不应下之证，误投下药，殊不知承气本为逐邪而设，非专为结粪而设也"。"大凡客邪，贵乎早逐，乘人气血未乱，肌肉未消，津液未耗，病人不至危殆，投剂不至掣肘，愈后亦易早复"。戴北山也是赞成下不嫌早的，他在《广瘟疫论》一书中说："一见舌黄、烦渴诸里证，即宜攻下，不可拘于下不嫌迟之说"。

杨栗山在《伤寒温疫条辨》一书中，全面地阐述了伤寒下不嫌迟和温病下不嫌早的理由。他指出："伤寒里热方下，温病热胜即下，其治法亦无大异。但伤寒其邪在表，自气分而传入血分，下不嫌迟。温病其邪在里，由血分而发至气分，下不嫌早，其证不必悉具……"

为什么伤寒下不嫌迟，温病下不嫌早？戴北山和柳宝诒两位医学家谈得十分清楚。戴北山指出："温病下法，亦与伤寒不同，伤寒下不嫌迟，温病下不嫌早。伤寒在下其燥结，温病在下其郁热。伤寒里证当下，必待表证全罢；温病不论表邪罢与不罢，但兼里证即下。伤寒上焦有邪不可下，必待结至中下二焦方可下；温病上焦有邪亦可下，若必待结至中下二焦始下，则有下之不通而死者。伤寒一下即已，仲景承气诸方，多不过三剂；温病用下药，最少三剂，多则一二十剂者。"柳宝诒说："伤寒热结胃腑者，粪多黑而坚燥；温病热结于胃者，粪多酱色而溏。藜藿之子，热结者多栗燥；膏粱之人多食油腻，即有灼热，粪不即燥，往往在热蕴日久，粪如污泥而仍不为燥屎，此不可不知也。有便泄稀水不行者，此热结旁流也，古法用大承气，吴鞠通改用调胃承气甚合。"他还指出："热结而成燥屎者，行一二次后，燥屎已完，邪热即尽；若糖粪如烟膏霉酱者，或一节燥，一节溏者，此等症，其宿垢最不易清，即邪亦不易净，往往有待一二日再行至五六次，多至十余次者，须看其病情如何，以定其下否。慎勿震于攻下之虚声，遂谓已下而不可再下，因之留邪生变，而受养痈之实祸也。"戴北山着重介绍了温病与伤寒使用下法的不同之处，柳宝诒则着重介绍温病的攻下，主要是依据大便的色泽和质地为标准。所有这些，对温病临床治疗，都有一定的指导意义。我个人亦是提倡温病下不嫌早的。不过，我认为，柳氏所谈的"粪多酱色而溏"，"粪如污泥"，"便泄稀水"和"便溏如烟霉酱"等，都可应用下法的主张，是不够全面的。在实际临床中，除观察粪便的色质以外，还要结合了解大便的臭气，配合其他方面的诊断，才能周至无遗。因为临床若见粪如酱色，但无臭气，此乃里无郁热之兆，不宜攻下；或者症见便泄稀水，但其气不臭，也未必是热结旁流，常常是湿困太阴，清气下降之证。否则，单凭大便色质（溏薄、稀水、霉酱）作为攻下的依据，会贻误病情。

（二）温病临床常用的下法

温热病最易化热化燥，大多有伤津的特点，所以一般都以攻下（峻下）为主。在临床上常用的有如下几类。

1. 苦寒攻下　苦寒攻下就是用苦寒之品攻下胃腑实热。此法适用于邪实正气未衰，亦无兼证的情况。主要症状是壮热、便秘、腹部胀满、烦躁谵语、舌苔焦黄起刺、脉沉实有力的阳明腑实证，或热结旁流，或热盛痉厥。代表方为大承气汤。如吴鞠通在《温病条辨》一书中指出的："面目俱赤，语声重浊，呼吸俱粗，大便秘，小便赤，舌苔老黄，甚则黑有芒刺，但恶热，不恶寒，日晡益甚者，传至中焦，阳明温病也。脉浮洪躁甚者，白虎汤主之；脉沉数有力，甚则脉体反小而实者，大承气汤主之。""阳明温病，面目俱赤，肢厥，甚则通体皆厥，不瘛疭，但神昏，不大便七八日以外，小便赤，脉沉伏，或并脉亦厥，胸腹满坚，甚则拒按，喜凉饮者，大承气汤主之。"大承气汤用大黄苦寒泻实，泻火解毒，芒硝咸寒润燥，软坚破结，是本方的主药，以荡涤胃肠结热，攻下肠内积粪；厚朴苦温，宽中行气，枳实苦寒，破气消积导滞，是本方的佐药，以消除痞满。本方泻下药与行气药相配伍，可使泻下作用增强，有峻下热结之功，是寒下法中的峻剂，是苦寒攻下法的代表方剂。

大承气汤方的作用，归纳其适用范围，是"痞、满、燥、实"四症。"痞"，是指胸脘部有压重闷塞感，脘部按下板硬；"满"，是指腹部胀满；"燥"，是指肠燥，肠内有硬结的粪块而见大便秘结，舌苔干燥等症状；"实"，是指腑实，即肠内有宿食积粪等有形的实邪。本方选用枳实、厚朴、芒硝、大黄四味药物，就是分别针对"痞、满、燥、实"四种症状的。例如，《医宗金鉴》上说："诸热积结于里，而成痞、满、燥、实者，均以大承气汤下之也。满者，腹胁满急䐜胀，故用厚朴，以消气壅；痞者，心下痞塞坚硬，故用枳实，以破气结；燥者，肠中燥屎干结，故用芒硝，润燥软坚；实者，腹痛大便不通，故用大黄攻积泻热。然必审四证之轻重，四药之多少，适其宜，始可与也。"

2. 滋阴攻下　滋阴攻下法是攻补兼施，邪正兼顾的一种治疗方法，适用于既有阳明腑实证，又兼阴虚津伤者，如《温病条辨》上讲的"阳明温病，下之不通，……津液不足，无水舟停者，间服增液，再不下者，增液承气汤主之"。本方用玄参苦咸微寒为主药，壮水制火，既能治津液干涸，通畅二便，亦能治腹中寒热积聚，并能解除热结；麦冬治心腹结气，有能补能润能通之功，用以为佐；生地味甘微苦而寒，有清热、滋阴之力；再入大黄、芒硝泻火攻积，软坚破结。诸药相伍，具有滋阴增液、通便泻热之功，增其液下之。增液承气汤是滋阴攻下的代表方剂。

3. 益气补阴攻下　益气补阴攻下法也是攻补兼施、邪正兼顾的一种治疗方法。它适用于气阴两伤，正虚邪实的阳明腑实证。如《温病条辨》上说："阳明温病，下之不通……应下失下，正虚不能运药，不运药者死，新加黄龙汤主之"。方用甘草之缓急，合人参以扶正补气；微点姜汁，宣通胃气，代替枳壳、厚朴之功，与人参相合，最宜宣通胃气；加麦冬、生地、玄参，既能保津，又能散聚；姜汁能宣气分，当归能宣血中气分；再入大黄、芒硝泻火攻积，软坚破结。新加黄龙汤是益气补阴攻下的代表方。

4. 解表攻下 解表攻下法是治疗表证未解，里实已成的常用方法。温疫初起，症见憎寒发热，头疼身痛，心烦溲赤，口舌生疮，大便秘结，腹胀满按痛，苔黄白相兼，舌质红，脉象浮数或细数，治宜解表攻下，增损双解散主之。方用蝉蜕、薄荷、防风、荆芥、僵蚕疏风解表；大黄、芒硝通腑泄热；黄连、黄芩、栀子、连翘、石膏、滑石清解气热，桔梗宣通气机。诸药相配，共奏解表通腑泄清里之效，攻下不使表邪内陷，解表亦无贻误病机之虞。

5. 宣肺攻下 宣肺攻下是治疗肺与大肠同病，邪热壅肺，肺气不降，肠燥便秘，腑气不通的常用方法。主要见症是壮热，便秘，喘促不宁，痰涎壅滞，右寸实大等。如《温病条辨》指出："阳明温病，下之不通，……喘促不宁，痰涎壅滞，右寸实大，肺气不降者，宣白承气汤主之。"方以杏仁、瓜蒌、石膏宣降肺气，化痰润肠，以大黄攻下结实。此乃脏腑同治之良方。

6. 清肠攻下 清肠攻下是两解大小肠热结的治疗方法。阳明腑实，下之不通，小肠热盛，不注膀胱，症见壮热，便秘，左尺牢坚，小便赤痛，时烦渴甚。如《温病条辨》上所说："阳明温病，下之不通……左尺牢坚，小便赤痛，时烦渴甚，导赤承气汤主之"。药用黄连、黄柏之苦以通火腑，大黄、芒硝承胃气而通大肠，赤芍、生地清热滋阴。诸药相伍，既能清热滋阴利尿，解膀胱水热互结，又能攻下胃肠结热，乃双解大小肠热结之良方。

7. 导滞攻下 导滞攻下也叫导滞通腑，是治疗郁热积滞的常用方法。适用于郁热挟积滞交结胃肠。症见腹脘痞满，恶心呕逆，便溏不爽，色黄如酱，肛门灼热，舌苔黄厚等，方用枳实导滞汤主之。药用山楂、神曲消导化滞，黄连燥湿清热，连翘轻清宣泄透热，木通利湿，合小承气汤泄热。诸药为伍，共奏消积导滞之效。

8. 逐瘀攻下 逐瘀攻下亦叫通瘀破结，它是治疗血热灼阴、凝而成瘀的常用疗法。温病深入下焦蓄血，症见少腹满急痛，大便秘结，小便自利，其人如狂，漱水不欲咽，舌紫绛，脉沉实者，急宜逐瘀攻下，桃仁承气汤主之。如《温病条辨》上说："少腹坚满，小便自利，夜热昼凉，大便闭，脉沉实者，蓄血也，桃仁承气汤主之，甚则抵当汤。"药用当归、赤芍、桃仁、丹皮活血散瘀，大黄、芒硝荡涤热结而通畅气机，共奏凉血清热、攻逐瘀结之功。

9. 开窍攻下 开窍攻下是治疗痰热蒙蔽心包而兼大肠燥结的常用疗法。主要见症是邪闭心包，神昏谵语，大便闭结，饮不解渴，急宜开窍攻下。如《温病条辨》指出："阳明温病……邪闭心包，神昏舌短，内窍不通，饮不解渴者，牛黄承气汤主之。"药用安宫牛黄丸加大黄同服，用牛黄丸开手少阴之闭，入大黄急泻阳明，以救足少阴肾液之消亡，上下同治，方可两全，此乃两少阴合治法。

（三）温病使用下法应该注意的问题

下法治疗温病虽然奏效迅速，应用较多，但必须审证度势，察邪之盛衰，病位之高下，兼邪之多寡，正气之强弱，病热之缓急而善为之。否则，用之不当，为害甚大。所以温病使用下法必须注意这样几点。

1. 温病表邪未解者，一般不宜使用下法，即使已兼里热的，也只能先表后里或解表与通下并用。

2. 正气虚弱者须慎用下法，如正虚而邪实非下不足以去病者，则应采取攻补兼施、寓补于泻的方法。

3. 孕妇不宜任意攻下，防止损伤胎气，引起流产。

四、清法在温热病临床中的应用

清法，又称清热法，是使用具有寒凉清热性能的药物以清除各种不同类型热证的一种治疗方法，有清热、泻火、凉血、祛暑、生津、解毒的作用，在医门八法中是一种常用方法。

（一）清法的理论根据

《内经》上讲的"热者寒之"，"治热以寒"，《神农本草经》上说的"疗热以寒药"以及王冰主张的"壮水之主，以制阳光"的论述，都是清法的理论根据。程国彭在《医学心悟》一书中，系统地论证了清法的理论根据。他明确地指出："清者，清其热也。脏腑有热则清之。经云热者寒之是也。……夫六淫之邪，除中寒、寒湿外，皆不免于病热。……盖风寒闭火则散而清之，经云火郁发之是也；暑热伤气，则补而清之，东垣清暑益气汤是也；湿热之火则或散或渗或下而清之。开鬼门，洁净府，除陈莝是也；燥热之火则润而清之，通大便也；伤食积热，则消而清之，食去火自平也。惟夫伤寒传入胃腑，热势如蒸，自汗口渴，饮冷而能消水者，藉非白虎汤之类，鲜克有济也。"

清法主要适用于热性病。但热证有表热和里热、虚热和实热的区分。"阳盛则外热……阴虚则内热。"一般而言，由阳盛所致的热证，大多表现为表热（有时也可以表现为里热）和实热；由阴虚所致的热证，大多表现为内热（有时也可以表现为表热）和虚热。在表热和实热之中，则又有热邪在卫、在气、在营、在血以及热盛化火、热极生风等不同；里热和虚热之中，则也有心热、肝热、脾热、肺热、肾热以及血虚发热、阴虚发热等区别。而且，表里虚实之间，又往往互相夹杂。由于热证的临床表现是多样的，因而清法的分类也是多样的，大致可以分为三大类：一是清气（清营）凉血法，二是清热解毒法，三是清热利湿法。具体地说，在清气（清营）凉血法中，又可分为轻清宣气、大清气热、清热泻火（苦寒直折）、清营泻热、气营两清、凉血散血、清热滋阴等法；在清热解毒法中，又可分为清心开窍、凉肝息风、清瘟败毒、清肺润燥、清肺败脓等；在清热利湿法中，又可分为芳香化湿、淡渗利湿和清热化湿等法。

（二）清法在温病临床上的具体运用

温热病使用清法，首先应该分清卫分、气分、营分、血分的差别，按照深浅程度的不一分别使用各种不同的清热法。其次，应该分清何脏何腑的热证，按照各脏各腑病证表现的不同，分别采用清除各种脏腑热证的方法。

下面以《温病条辨》一书为主，结合自己的临床体会，谈谈个人的看法。

1. 辛凉泄热（解表） 辛凉泄热就是用辛凉之剂疏散风热。此法适用于风热袭于肺卫，症见发热，微恶风寒，口微渴，咳嗽或咽痛，无汗或少汗，苔薄白，舌边尖红，脉浮数等候。吴鞠通氏的银翘散就是本法的代表方剂。"太阴风温、温热、温疫、冬温，初起恶风寒者，桂枝汤主之；但热不恶寒而渴者，辛凉平剂银翘散主之。"（《上焦篇》第四条）。方中银花、连翘清热解毒，配伍竹叶以加强清热作用；薄荷、豆豉辛凉解表，荆芥虽属辛温之品，但温而不燥，与辛凉解表药配伍运用，可增强解表作用；桔梗、甘草、牛蒡子合用能宣肺解表、祛痰、利咽喉；芦根清热生津，清润不腻，无恋邪之虑，适用于温病初起，口渴津伤不甚的证候。

2. 轻清宣气 吴鞠通说："治上焦如羽，非轻不举。"王孟英指出："用药有极轻清极平淡者，取效更捷。"轻清宣气就是以轻清透发之品，宣畅气机，透热外达。此法主要用于邪热过卫初传入气，气机不畅而里热不甚，症见身热，微渴，心中懊恼不舒，苔薄黄，寸脉略大。这就是《温病条辨·上焦篇》第十三条上讲的："太阴病得之二三日，舌微黄，寸脉盛，心烦懊恼，起卧不安，欲呕不得，无中焦证，栀子豆豉汤主之。"栀子苦寒，清热泻火，通利三焦，豆豉辛甘微寒，宣郁清热达表，一宣一泄，相互为伍，相互配合，可以促使郁热分消而症状解除。凡是风温、春温、冬温、暑温邪热初入气分者，均可使用本法。

3. 大清气热 大清气热就是用辛寒清气之品大清气热以达到退热存津、除烦止渴的目的，所以也叫辛寒清气法。此法主要适用于阳明胃热炽盛，症见壮热，大汗，心烦口渴，面目赤色，呼吸气粗，语言重浊，小便涩少，苔黄，脉浮洪者。白虎汤为本法之主方。《温病条辨·上焦篇》第七条讲的"太阴温病，脉浮洪，舌黄，渴甚，大汗，面赤，恶热者，辛凉重剂白虎汤主之"，就是大清气热法，其作用就是达热出表。方中以清热泻火的石膏为主药，配以善清肺胃实热、兼能养阴的知母，可增强清热泻火的作用；甘草、粳米养胃和中作为辅助。组合成方，具有清气热、泻胃火、生津止渴的作用。大凡风温、春温、冬温、暑温诸病而证见大热、大渴、大汗、脉洪大者，均可用大清气热法，以白虎汤加减主之。诸如：症见高热不退，汗出过多，气津两伤，以及暑热伤气等病证，可用白虎加人参汤主之；症见高热，身发斑疹者，可用白虎加地黄汤主之；湿温多汗，身重或湿痹化热，以及夏秋高热，症见头重如裹，胸闷，口渴不欲饮，关节肿痛，舌苔白腻等湿困症状者，可用白虎加苍术汤主之。

4. 清热泻火　清热泻火就是以苦寒之品直清里热，所以也叫苦寒直折法。此法主要适用热蕴气分，郁而化火，或是由于温疫、温毒所致的发热口苦，烦渴汗少，小便黄赤，舌红苔黄等症，可用黄连黄芩汤加减主之。方中黄连、黄芩均系苦寒之品，都有清热解毒的作用。黄芩泻上焦肺火；黄连泻中焦胃火；郁金苦辛微寒，凉血解郁，与黄芩、黄连为伍，可能促进泻火解郁的力量。

5. 清营泄热　清营泄热是清除热性病营分热邪的治疗方法。热邪入于营分，症见高热夜甚，心烦不寐或神呆谵语，斑疹隐隐，舌质红绛，脉象细数，法当清营泄热，代表方剂是清营汤。《温病条辨》上讲的："脉虚夜寐不安，烦渴舌赤，时有谵语，日常开不闭，或喜闭不开，暑入手厥阴也。手厥阴暑温，清营汤主之。"（《上焦篇》第三十条）"阳明温病，舌黄燥，肉色绛，不渴者，邪在血分，清营汤主之。"（《中焦篇》第二十条）这都是清营泄热法。方用犀角、生地清热凉血，为本方主药；由于邪气热毒入于营血，故配银花、连翘清热解毒；黄连、竹叶心清心泻火；丹参清心而凉营血；热盛易伤津液，故又用玄参、麦冬养阴生津。诸药配合而成，既能清营解热，又能凉血养阴。

6. 气营两清　气营两清也叫清气凉营，就是清气与清营合用，同时使用清气分和清营分的药物，以治疗热性病邪已入营而气热仍盛的气营两燔证。症状以高热、心烦为主，并有口渴，汗出，不能安睡，舌质绛，苔黄而干，脉洪数等症。应用吴鞠通的气血两清的玉女煎去牛膝熟地加细生地玄参方主之（发斑者用化斑汤主之）。方用石膏、知母组成的白虎汤清气热；生地、麦冬、玄参组合的增液汤滋营阴，清营热。两方合成一方，能共奏清气凉营之功。

7. 凉血散血　凉血散血是清血分热邪的治疗方法，具有清热解毒，凉血散瘀的作用。热性病邪入血分，血热炽盛，迫血亡行，症见吐血、衄血、便血、溲血，舌色紫绛或发斑色紫黑，甚或发狂谵语等候时，就应采取凉血散血法，主方是犀角地黄汤。方用犀角清心凉血解毒，生地凉血、养阴、清热，为本方主药；辅以赤芍、丹皮凉血散瘀。药仅四味，但能直清营血之热，且有清心、凉血、止血之功。

8. 清心开窍　清心开窍法是治疗温病神志昏迷的一种方法，具有清心化痰、芳香透络、开闭通窍的作用。热邪内闭心包，症见神昏谵语或昏愦不语，高热，烦躁不安，舌謇肢厥，舌质纯绛等候时，急宜清心开窍。《温病条辨》上讲的"太阴温病，……神昏谵语者，清宫汤主之，牛黄丸、紫雪丹、局方至宝丹亦主之。"（《上焦篇》第十六条）"温毒神昏谵语者，先与安宫牛黄丸、紫雪丹之属，继以清宫汤。"(《上焦篇》第二十一条)"手厥阴暑温，身热不恶寒，清神不了了，时时谵语者，安宫牛黄丸主之。"(《上焦篇》第三十一条)"湿温邪入心包，神昏肢逆，清宫汤去莲心、麦冬，加银花、赤小豆皮，煎送至宝丹，或紫雪丹亦可。"(《上焦篇》第四十四条)"热多昏狂，谵语烦渴，舌赤中黄，脉弱而数，名曰心疟，加减银翘散主之；兼秽，舌浊口气重者，安宫牛黄丸主之。"(《上焦篇》第五十三条)这都属于清心开窍法。安宫牛黄丸用黄连、山栀、黄芩清热泻火解毒，牛黄、犀角清营凉血解毒，麝香、冰片芳香开窍，朱砂、珍珠安神镇惊，雄黄辟秽解毒，郁金凉血解郁。所以安宫牛黄丸是清心开窍的代表方剂。

9. 清瘟败毒　清瘟败毒法就是用大剂清热解毒之品以清解气血热毒。主要用于温病热毒壅盛，充斥气血、三焦，症见壮热烦渴，口秽喷人，头痛如破，谵狂不安，痉厥抽搐，斑疹紫黑或吐血、衄血，苔黄焦燥，舌质紫绛等。代表方是清瘟败毒饮。本方综合了白虎汤、犀角地黄汤和黄连解毒汤三方的药物加减组成，既有白虎汤的大清气热，泻胃火的功能，又有犀角地黄汤的清营凉血解毒，黄连解毒汤的苦寒泻火解毒等作用，适用于气血两燔，火热毒盛的重要方剂。《温热经纬》一书在论述本方时说："重用石膏……以退其淫热，佐以黄连、犀角、黄芩泄心肺之火于上焦；丹皮、栀子、赤芍泄肝经之火，连翘、玄参解散浮游之火；生地、知母抑阳扶阴，泄其亢甚之火，而救欲绝之水，……此大寒解毒之剂，重用石膏，则甚者先平，而诸经之火自无不安矣。"

10. 清泻少阳　清泄少阳是用清热泻火治疗热性病邪在半表半里（少阳）的一种治疗方法。春温初起，冷一阵热一阵，寒热来往，口苦胁痛，烦渴溲赤，脘痞泛恶，苔黄舌红，脉弦而数，病属热郁少阳，胆气失和，应以清泄少阳为法，清泄肝经气分的热邪。蒿芩清胆汤、加减小柴胡汤均为本法的常用方。蒿芩清胆汤以青蒿的芳香清热透邪与黄芩的苦寒泄热相配伍，以清化湿热；陈皮、半夏、枳壳、竹茹理气、降逆、和胃；茯苓、碧玉散淡渗利湿，兼能泄热。诸药相合成为清热利湿、调畅气机的代表方。

11. 清热滋阴 热性病后期，阴液耗损，邪热留恋于阴分，症见低热不退或潮热盗汗，颧红，消瘦，舌红绛少苔等候，就应在清热的同时，兼顾养阴，采取清热滋阴法。代表方剂有青蒿鳖甲汤和黄连阿胶汤。"脉左弦，暮热早凉，汗解渴饮，少阳疟偏于热重者，青蒿鳖甲汤主之。"（《中焦篇》第八十三条）"夜热早凉，热退无汗，热自阴来者，青蒿鳖甲汤主之。"（《下焦篇》第十二条）"少阴温病，真阴欲竭，壮火复炽，心中烦，不得卧者，黄连阿胶汤主之。"（《下焦篇》第十一条）青蒿鳖甲汤以鳖甲的咸寒滋阴清血热，青蒿的苦寒清热，透邪外达，为全方的主要组成部分，同时配以生地、麦冬、丹皮的养阴生津，凉血降火。阴复足以制火，邪去其热自退，所以本方是清热滋阴法的代表方剂。

12. 清热利湿 热性病湿热夹杂，热邪为水湿抑遏，邪气留恋气分不能外透，例如湿温初起，症见头痛恶寒，身重疼痛，胸闷不饥，午后热势较高，舌白不渴，脉濡细者，就应该用清热利湿法使湿热两清。《温病条辨·上焦篇》第四十三条说："头痛恶寒，身重疼痛，舌白不渴，脉弦细而濡，面色淡黄，胸闷不饥，午后身热，状若阴虚，病难速已，名曰湿温。汗之则神昏耳聋，甚则目瞑不欲言，下之则洞泄，润之则病深不解，长夏深秋冬日同法。三仁汤主之。"

三仁汤用杏仁宣通上焦肺气，蔻仁开中焦之湿滞，苡仁利下焦之湿热，半夏、厚朴辅助杏仁、蔻仁宣通上中二焦，滑石、通草辅助苡仁清利下焦湿热。这样可以使三焦宣畅，湿热分散。所以三仁汤是清热利湿的代表方。

13. 清热息风　清热熄风法也叫清肝息风，就是清热凉肝，息风定痉。用于温病热盛，引动肝风，症见高热神昏手足瘛疭，状若惊痫，甚则口噤，舌质干绛，脉弦而数。代表方是羚角钩藤汤。方用羚角、钩藤、桑叶、菊花清肝息风定痉；川贝化痰，茯神安神；白芍、甘草、鲜生地酸甘化阴，滋阴血以缓肝急；竹茹通络祛痰，清泄肝胆之热。诸药综合而成清肝息风定痉的代表方剂。

（三）使用清法应注意的问题

1. 温病初起，热象虽高，但病邪在表者，不宜使用。如果病邪在表，理当汗解；如果里热已经导致腑实，则宜攻下。使用清法必须在表已得汗而热不退，或里热已炽而尚未出现腑实证的情况下，方为恰当。

2. 临床应用清法，必须分清气血，分别脏腑以及邪之轻重。要防止两种倾向，一种是病重药轻贻误病机；另一种是寒凉太过，损伤正气，使邪气留伏不出。

3. 苦寒清热之品，不宜过服，服之反易化燥伤阴，损及脾胃。故里热而兼有伤阴者，不能纯用苦寒，必须兼用甘寒生津以救其阴。大病之后，体质素弱以及妇女产后，都应慎用苦寒。

4. 热邪炽盛，服清热药入口即吐者，可于清热剂中少佐辛温之姜汁，或用凉药热服法，此即"热因热用"的反治法。

五、董建华诊治热病阴伤证的临床经验

热病阴伤是温热病过程中一个重要的病理机制，在此基础上所发展成的温病学说以及清热养阴生津法，作为中医临床探讨的课题，曾受到历代温病学家的重视。"留得一分津液，便有一分生机"这一精辟论述，高度概括了养阴保津在热病中的地位和作用。导师董建华教授集五十余年临床经验，对热病阴伤证治有独到的见解，治疗上注重养阴生津、顾护津液、培本祛邪，用药轻灵精当，理法方药丝丝入扣，因而疗效显著。笔者在跟随导师学习过程中，把先生诊治热病阴伤证的临床经验加以整理，以飨同道。

（一）辨热病主症特性　示阴伤基本病理

董老认为热病是由温热毒邪引起，易于伤阴，以热象偏重为特征的外感疾患。其发生虽有"外感不外六淫"之说，但在临床上，根据四时气候的特点，可归纳为风、暑、湿、燥四大类致病因素。并指出发热、汗出、昏谵、动风、斑疹、白痦是热病过程中的六大特征性症状，更加体现了热病阴伤的特点。认为发热是各种热性病的共有症状，一方面是邪正相搏，正气抗邪的一种防御；另一方面，也会消耗正气，损害机体。他把热病发热分为六种类型，均不同程度地体现了热邪侵犯机体所致正邪相争、津液耗损的病理过程。

热病初起的低热，多为恶寒发热并见，为邪留卫表，伴见微汗、轻渴、舌边尖红、苔薄白欠润或薄黄而干等肺卫津伤轻症；中期的一脚热，热势很高，持续的时间较长，同时见有大汗出、口烦渴、面红赤、脉洪大等症状，为里热亢盛，蒸腾津液外泄的征象，具有明显的津液耗伤表现；邪在

少阳的往来热，多为温热挟湿所致，伴见口渴、苔腻，为邪留少阳半表半里，气机不利，不化津液而成湿，具有湿滞和津伤双重特点；气营两燔时的起伏热，热势时起时伏，波动较大，同时伴有汗出、烦渴、舌红绛、苔黄燥等症状，为热燔气营，灼伤津液而成；热入营血时的灼热，以夜间为甚，常见舌质红绛、口渴或反不渴、神昏症状，此为邪入营血，伤及营阴，劫灼营血所致；疟疾时的定时热，伴见但热不寒或热多寒少、舌干口渴，此为阴气先伤，阳气独发而成；热病后期的低热，常有口干舌燥、喜饮症状，为津液未复，余邪未净之征。

可见发热类型虽因致病因素与感邪部位不同，热病病期的差异而不同，但因发热所致的津伤液耗的基本病理却是共同的。而且热病由表入里，由浅入深地发展，反映了邪热亢盛，阴津损伤不断加重的病理转化。

汗之有无，量之多少，性质如何，对于辨别证候类型，观察阴津损伤程度以及预测转归，都有十分重要的意义。董老根据多年的临证经验，总结出汗出异常的六种类型，包括无汗、微汗、大汗、臭汗、黏汗和战汗。其中无汗是指应汗不汗，一是见于寒邪束表，表寒里热，为里有伏温，复感外邪所致；二是见于邪热入营，灼伤营阴，不能作汗。微汗为周身絷絷汗出，但量不多，为邪郁肺卫，其病在表，津伤较轻。大汗为汗出不止，为暑热内蒸，迫津外泄而成，汗出愈多，津气愈伤。臭汗为汗出味酸而臭，乃湿热之邪恋于气分，郁蒸肌表，汗出连绵不断，亦有伤阴之势。黏汗即汗出如油，为阳不敛阴，阴阳两脱，精气将尽之危象。战汗为正邪相争所致，若战汗不解，为津气内伤，正不胜邪之象。因此汗出异常为邪热蒸腾津液，迫津外泄所致，都伴有不同程度的津液损伤。

临证之时对发热类型，汗出异常的具体分析，对于判断病位所在，病情轻重，津伤程度及辨证论治，均有十分重要的作用。这与前贤所述的"温病不伤胃津，必耗肾液"，"温病易伤其阴"，"温为阳邪……最善发泄，阳盛必伤阴"，"热病未有不耗阴者"以及"测汗者，测之以审津液之存亡，气机之通塞也"的观点是一致的。

（二）注重养阴生津法　护津顾本以祛邪

热病为感受温热邪毒所致，易于化燥伤阴。因此，董老历来主张治疗热病在清热祛邪的同时，必须注重凉润救阴，不可妄投辛温发散之品，以防劫阴耗液，产生变证。受"存得一分津液，便有一分生机"的启发，董老非常重视生津救阴在热病治疗中的作用，指出阴液的存亡，对于热病的预后，顺逆有着决定性作用。他根据自己多年的临床经验，概括出治疗热病之五大法，其中的生津法与滋阴法，充分体现了其诊治热病注重养阴生津的学术思想。

1. 滋润肺胃以养阴　主要适用于秋燥、风温、冬温灼伤肺胃，阴伤津耗，表现为低热，口渴喜饮，干咳无痰，舌红少津等症状。常用沙参、麦冬、元参、玉竹、花粉、石斛、桑叶、川贝母润燥养阴；若为燥邪伤肺，肺阴耗伤，出现身热，口渴，干咳或痰中带血，胸痛，舌红而燥者，治疗重在清燥润肺，可选用麦冬、元参、枇杷叶、阿胶、炒杏仁、桑叶等品。

2. 清解余邪以生津　主要用于各种热病后期，胃阴受伤，余邪未清，表现为低热，口渴，纳呆，舌红少苔，常选用沙参、麦冬、竹叶、石斛、生石膏等。

3. 息风潜阳以救阴　主要用于春温、湿温、秋燥、冬温等病。热邪深入下焦，劫灼肝肾真阴，症见手足蠕动，抽搐无力，舌绛而晦暗无苔，脉沉细数少力，此当选用三甲复脉类育阴潜阳。

4. 酸苦泄热以育阴　主要用于暑温后期，热灼肾阴，水不制火，表现为心烦，消渴，舌质红绛，脉细数。常用乌梅、黄连、麦冬、生地、元参、阿胶酸苦泄热，壮水制火。

5. 清热透邪以养阴　主要适用于热病后期，阴虚内热，邪伏阴分，症见夜热早凉，热退无汗，选用银柴胡、青蒿、地骨皮、鳖甲、知母、丹皮以清热养阴而透阴分余邪。

但在临床之时，病情错综复杂，并非只用单纯养阴生津之法，常与他法相配。如热病初起，邪犯肺卫，虽伤津轻微，但须辛凉透解勿伤津液，在银翘散或桑菊饮中酌情选用沙参、花粉之品配芦根生津；若素体阴虚，复感外邪而成表实里虚之候，则宜滋阴发汗，用玉竹、生地、花粉养阴生津扶正，配豆豉、白薇、薄荷、黄芩泄热透邪；若燥热灼肺，损伤肺阴者，可用辛凉清润之法，以沙参、麦冬、梨皮润燥养阴，配桑叶、杏仁、贝母、山栀辛凉宣肺，清润并举。此外，诸如清气保津的白虎法，清心凉营以护营阴的清营汤法，凉血解毒而顾护阴血的犀角地黄汤及益气固阴的生脉法，通腑泄下以存阴的承气法等，均有养阴生津法意，以顾护正气。董老认为在临证过程中，根据患者素质、热病不同阶段中津液耗伤程度的轻重，而选用不同的养阴生津之品，或纯用养阴生津之法，或寓于他法之中，对于防止热病的传变，提高热病疗效，均有十分重要的意义。

（三）临床验案举例

1. 春温伤阴案 李某，女，54 岁。1960 年 3 月 10 日初诊。近日发烧，伴有头痛，咳嗽气促，口干喜饮，汗出，尿黄，舌质红无苔，脉洪大。辨证：冬寒内伏，郁久化热，复感时邪，伏气外出气营。立法：宣透伏热，清气生津。方药：桑叶 10g，连翘 10g，薄荷 5g，甘草 3g，黄芩 5g，山栀 6g，花粉 10g，元参 10g，生地 10g，麦冬 10g，生石膏 15g（先下），知母 10g，粳米 3g。

进上方 2 剂，外邪得泄，内伏郁热渐减，伤阴之象明显好转，热势渐退，舌干转润，因咳逆有痰，宗原意加化痰利肺之品，处方：牛蒡子 6g，连翘 10g，杏仁 10g，桔梗 5g，川贝母 6g，生石膏 10g（先下），知母 6g，山栀 6g，甘草 3g，生地 12g，元参 6g，麦冬 10g。继服 3 剂，热势已退，咳逆亦平，略思饮食，舌红转淡，脉象见缓，病情近愈，继以清养肺胃而善其后。药用：生石膏 10g，竹叶 5g，粳米 6g，沙参 15g，半夏 5g，麦冬 10g，山药 10g，扁豆 12g，桑叶 6g。服 1 剂痊愈。

按：本例病属春温，为"伏气温病"。由于伏寒化热，自内而发，所以最易化热伤阴。本患者为外邪引发，伏气发于气营，故症见发热、头痛、咳嗽、口干、尿黄、舌红无苔、脉洪大等热灼伤阴之象。治疗以清热养阴为主，佐以宣透。初诊以白虎清气，生地、元参凉营养阴，再配桑叶、连翘、薄荷、山栀轻宣透表以达邪，药后见效明显。二诊时宗原方意，加牛蒡子、桔梗升提肺气，杏仁、贝母化痰止咳，最后用竹叶石膏汤合沙参麦冬汤两方加减以善其后。可见伏气温病，非一汗即解，须在清透之中，配以养阴生津，方能奏效。

2. 热伤营阴案 李某，男，23岁。1984年11月5日初诊。近年来，低热不退，午后为甚，心慌心烦，气短，胸闷，眠差多梦，口干，尿黄，舌红苔少，脉细数。辨证：心营不足，感受温邪。立法：益营安神，透达温邪。方药：银柴胡10g，黄芩10g，青蒿10g，白薇10g，芦根20g，白芍10g，知母6g，生地10g，生龙牡各15g（先下），桑叶6g，菊花10g。

11月15日复诊：服上方6剂，低热渐退，心慌，眠差，口干，尿黄，舌脉同前，温邪已有外达之机，心营未复，再以益营养心，清热安神，药用：生地10g，元参10g，沙参10g，麦冬10g，花粉10g，白芍10g，丹参15g，夜交藤15g，珍珠母20g（先下），芦根20g，青蒿10g。

三诊：服上方6剂，低热退净，诸症均减，惟感口干心慌，小便仍黄，舌淡红，苔薄黄，脉细数。再以养阴安神，通利小便以导热外达。药用：生地10g，元参10g，麦冬10g，太子参10g，石斛10g，天花粉10g，萆薢10g，蚕砂10g（包），车前子10g（包），珍珠母20g（先下），生白芍10g。6剂后病愈。

按：素体心营不足，感受温邪，复伤营阴，往往伴有低热、心慌、烦躁、失眠之症，养营透邪外达为必用之法，但透邪易而心营恢复较慢，故须坚持用药。三诊时用生地、元参、麦冬、白芍养心营，石斛、花粉生津，太子参气阴双补，并配珍珠母安神，萆薢、蚕砂、车前子意在达热从小便外出。阴液足，内热清，诸症皆瘥。

温热病各论

一、风温

风温是春季感受风热之邪引起的疾病，属新感温病。春季气候温暖多风，阳气发泄，卫气虚弱，不能抵御外邪，一旦感受风热之邪即可发生本病。肺主皮毛，卫气通于肺络，风温侵入人体，肺卫首当其冲，故本病初起为邪伤肺卫，由表及里，发展趋向有"顺传"及"逆传"两种途径：邪从上焦肺卫渐入中焦阳明气分传营入血为顺传；若肺卫之邪不传气分，而径自内陷心包营分则为"逆传"。顺传病势轻，逆传病势比较严重。根据邪在卫气营血不同阶段，选择寒凉药物也各异。卫分证候，选用辛凉清解药物，以解除表邪，使邪气去，营卫通而汗出。气分证候，选用寒凉清热药物，以清除里热。营分证候，选用清营凉血药物，并配以轻清宣透气机的药物，以清透营分邪热。血分证候，选用凉血散血的药物，以凉血散瘀。

（一）具体治法

1. 辛凉清解法 适于风热之邪初袭肺卫，肺气失宣，卫气被郁。症见发热轻，头痛，咳嗽，咯痰不爽，口微渴，苔薄白，舌边尖红，脉浮数。肺失宣降，上逆而咳。温病初起，伤津不重，故口仅微渴。舌苔薄白，脉浮是邪浅，病在卫之候。宜辛凉清解。

桑叶 10g，菊花 10g，炒杏仁 10g，象贝母 10g，桔梗 5g，连翘 10g，前胡 10g，鲜芦根 30g，薄荷 5g。

身痛加桑枝 15g；痰多加冬瓜仁 10g；渴甚加花粉 10g；咽肿痛加牛蒡子 10g，元参 10g，马勃 10g；胸胁隐痛不舒加柴胡 10g，郁金 10g。

2. 清热宣肺法　适于温热邪气恋于肺，化热转剧。症见身热恶热，汗出口渴欲饮，咳喘气急，痰白黏稠或黄，舌红苔黄，脉滑数。宜清热宣肺。

麻黄 3g，生石膏（先下）20g，炒杏仁 10g，银花 10g，连翘 10g，炒山栀 5g，生甘草 3g。

痰盛加苏子 10g，清半夏 10g，橘红 10g；痰黄稠者加瓜蒌 20g，大贝母 10g，冬瓜子 15g，黄芩 10g；痰中带血加桑白皮 10g，地骨皮 10g，仙鹤草 10g。

3. 清热生津法　适于风温邪热传入阳明。症见壮热，面赤神烦，汗出恶风，口渴欲饮，苔黄燥，舌质红，脉洪大。宜清热生津。

生石膏 30g（先下），竹叶 10g，麦冬 10g，知母 10g，芦根 15g，生甘草 5g，炙杷叶 10g。

大便干加生大黄 6g，元明粉 10g（冲）；心烦加连翘 10g，莲子心 10g，栀子 10g；渴甚加鲜石斛 10g。

4. 清心豁痰开窍法　适于温热内传，痰热闭塞包络。症见身热灼手，痰壅气粗，四肢厥逆，神昏谵语或昏愦不语，烦躁不安，舌红绛，苔黄燥，脉细数。其身热灼手，乃邪热内陷所致。宜清心豁痰开窍。

先用安宫牛黄散 3g，温开水调服，或清开灵静脉滴入。然后再进汤剂。

元参 12g，莲子心 6g，竹叶卷心 6g，鲜生地 10g，连翘 10g，菖蒲 5g，郁金 10g，赤茯苓 10g，远志 10g。

热盛加犀角 5g；痰盛加天竺黄 10g，川贝母 6g；咳痰不清加瓜蒌皮 10g，桔梗 10g。

5. 宣肺泄热，凉营透疹法 适于营卫合邪。症见身热，咳嗽，胸闷，心烦不寐，皮肤出红疹，舌质红绛，苔薄黄，脉数。风热外袭，肺卫失宣则咳嗽胸闷。体表气机不畅，气血郁于体表不得宣畅，则使血瘀滞于肤表血络之中而成红疹。由此可见，疹外发，乃卫营合邪所致。身热，心烦不寐，舌质红绛，脉数乃风热邪气内窜深入营分之兆。宜宣肺泄热，凉营透疹。

银花 10g，连翘 10g，细生地 10g，大青叶 10g，赤芍 10g，元参 10g，牛蒡子 10g，丹皮 5g，竹叶 6g，桔梗 5g，生甘草 3g。

斑疹已布，身热重加生石膏（先下）24g，知母 10g，紫草 10g。

6. 凉肝息风，化痰开窍法 温热邪气深入血分，导致，肝经热盛，热极生风。症见壮热，神昏，两目上吊，颈项强直，口噤不语，喉间痰声辘辘，手足抽搐，舌质绛，苔腻，脉弦数。宜凉肝息风，化痰开窍。

生石决明（先下）30g，天竺黄 10g，川贝母 3g，钩藤 15g，菊花 10g，僵蚕 10g，连翘 10g，全蝎 3g，生龙齿（先下）15g。

（二）治疗用药特点

风温为新感温热邪气所致，风温初起多以肺卫病证居多。故治疗风温宜用轻清流动之品，切勿轻易以大苦大寒之品遏伤阳气，使寒遏冰伏成"寒包火"之势而病难速愈，或转逆证。一般多用银翘散或银翘白虎汤、银翘清营汤、银翘清宫汤。即以银花、连翘、牛蒡子、竹叶等为主药，用于

卫、气、营各期病证，取其轻清流通，不易伤阴，不甚苦寒
遏伏病邪，入营分令邪热透营转气之良效。

（三）病案举例

病案 1

刘某，男，7 岁。1960 年 3 月 15 日初诊。初起微有恶
寒，旋即发烧，体温高达 40.6℃，头痛无汗，微咳，口渴喜
饮，饮食不振。舌苔边白中微黄，脉象浮数。

【辨证】温邪外感，卫气不宣。

【立法】辛凉透表，清热解毒。

【方药】银花 10g，连翘 10g，竹叶 10g，荆芥 5g，牛蒡
子 6g，薄荷 3g（后下），豆豉 10g，甘草 1.5g，桔梗 5g，芦
根 10g，山栀 5g。2 剂。

复诊：服药后微微汗出，热势降至 37.4℃，口渴，不思
食，微咳，舌苔薄少津，脉缓。余热未尽，肺胃津伤，再以
清热生津为治。

银花 6g，薄荷 1.5g（后下），杏仁 6g，甘草 1.5g，石斛
10g，连翘 6g，炒谷芽 10g，炒麦芽 10g。

服 1 剂，病告愈。

本例发病正值春令，证属温邪外感，卫气不宣，故见头
痛无汗；邪热灼津，将入气分，故高热不恶寒，口渴喜饮而
苔黄。宗吴鞠通辛凉平剂解表透邪，取银翘散加味而获效。
在辛凉方剂中，吴鞠通有辛凉轻剂、辛凉平剂、辛凉重剂之
分，必须掌握病情，权衡而施，若误用麻桂辛温，则温邪愈
炽，或汗多耗阴，或火化而动风，变证莫测。

病案 2

于某，女，57 岁。1983 年 2 月 1 日初诊。发热 5 天，

微恶寒，无汗，头晕，身痛，咳嗽有痰，痰黏色白，咽红咽痛。

【辨证】风热之邪，初袭肺卫。

【立法】辛性清解，以护阴津。

【方药】银翘散加减：银花 10g，连翘 10g，牛蒡子 10g，荆芥 10g，豆豉 10g，冬瓜子 15g，桑叶 6g，桑枝 10g，桔梗 6g，甘草 3g，薄荷 5g（后下），芦根 20g。

二诊：服上药 4 剂后，微微汗出，热退脉静，但咳嗽未已，痰白，左胁隐痛，舌暗苔薄白，脉象细滑。此为外受风温郁遏，内因肝胆阳升莫制，此皆肺失清肃，治宜宣肺止嗽，疏肝理气止痛。

银花 10g，桔梗 5g，桑叶 6g，菊花 10g，杏仁 10g，川贝母 3g，前胡 10g，苏子 6g，广郁金 10g，赤芍 6g，柴胡 6g。

又服上药 6 剂，诸症悉平。

吴鞠通指出："温病忌汗，汗之不惟不解，反生他患。"吴氏主张，温邪在表初用辛凉轻剂，取凉性清解表热，取辛凉以宣郁散邪，辛凉清散，用意非在发汗，而在宣泄表邪，开其表郁。一旦肺气得宣，气机调畅，腠理通达，营卫调和，自然汗出而病解。若用麻桂辛温之品以发汗，犹如火上烧油，劫胃津，泄阳气，或化火动风，或热陷心包，后患无穷。

病案 3

英某，男，成年。1985 年 3 月 18 日初诊。下午发热汗多，已 10 余天，头痛鼻塞，形寒恶风，周身关节酸楚，口苦，舌红，苔黄，脉细数。

【辨证】体素虚弱，复感温邪。

【立法】先疏风清热，再扶持正气。

【方药】桑叶 6g，菊花 10g，杏仁 10g，银柴胡 6g，青蒿 10g，黄芩 10g，银花 10g，连翘 10g，白蒺藜 10g，蔓荆子 10g，路路通 10g。3 剂。

1985 年 3 月 21 日复诊：服上药 3 剂，发热恶风怕寒已除，关节酸楚亦减，尚有轻微咳嗽，仍见头痛隐隐，汗出较多，体倦无力，舌淡红，苔薄黄，脉细。风热病邪已退而肺气不宣，卫气失固，当以扶正为主。

黄芪 10g，炒白术 6g，防风 3g，象贝母 6g，陈皮 6g，炙甘草 3g，清半夏 10g，全瓜蒌 10g，杏仁 10g，枳壳 10g，焦三仙各 10g。4 剂。

本例患者最易误诊为柴胡桂枝汤证，但与午后发热，汗多，舌红不符。从时令来看，病发于春季，多为风温。故以疏风清热为先，而继以扶正收功。可见中医治病最宜分清主次、标本、先后。

病案 4

王某，男，3 岁。1960 年 3 月 3 日初诊。患儿昨晚起发热，体温 38.6℃，且伴咳嗽，打喷嚏，流涕，大便干，小便黄，全身皮肤遍起红疹。舌边尖红，苔薄白而干，脉象浮数。

【辨证】温邪犯肺，肺气不宣，郁热波及营分，外发成疹。

【立法】辛凉解表，宣肺透疹。

【方药】银翘散加减：银花 10g，连翘 10g，薄荷 5g（后下），豆豉 6g，牛蒡子 10g，桔梗 5g，竹叶 6g，芦根 15g，浮萍 6g。2 剂。

随访：服上方 2 剂后，热退疹消而愈。

风温发疹，多因热邪内郁，侵入营血所致。疹小色红高出皮肤，与斑鲜红成片隐于肌内有所不同。本例系风温之邪侵袭肺卫，热蕴肌肤，肺卫失宣，故发热咳嗽喷嚏；表邪不解，热入血络，外发皮肤而见遍体红疹。根据《内经》"风淫于内，治以辛凉"及疹宜清透的原则，治以辛凉解表，宣肺透疹。方用牛蒡、薄荷、浮萍、桔梗辛凉宣肺透疹，银花、连翘清热解毒，豆豉、竹叶以除胸中烦热，配芦根以清热生津，从而使温邪得清，肺气得平，波及营分之热亦除而病告痊愈。

病案 5

常某，男，3 岁。1960 年 4 月 15 日初诊。发热、咳嗽已历 2 周，曾服银翘散、桑菊饮等方，热退一二日复起。现每天午后发热，热时腋下体温 39℃左右，继则汗出，至晨 4 时才热退，已有 4 天。精神不振，嗜卧，咳嗽，口渴思饮，大便溏，小便黄。舌苔薄腻，脉象弦数。

【辨证】外感风温，邪入膜原。

【立法】和解清热。

【方药】柴胡 5g，葛根 6g，黄芩 5g，连翘 10g，草果 2g，知母 6g，通草 2.5g，甘草 2.5g，茶叶 3g，生姜 2 片。2 剂。

复诊：药后午后热势减至 38℃左右，精神食欲均有好转，脉舌如前，原方再服 2 剂。

三诊：药后午后发热已除，精神饮食转常，尚有咳嗽痰鸣。痰热迫肺，肺气仍不宣通，从原方增删。

柴胡 3g，黄芩 5g，知母 5g，贝母 5g，杏仁 3g，银花 6g，连翘 6g，前胡 6g，红枣 3 枚。

服 2 剂，诸症痊愈。

患儿体质较弱，风温新感，曾服辛凉解表，病势退而复发，邪气由肺卫传入膜原，邪在半表半里，因而成疟。古人所谓疟不离少阳，所以用和解清热，佐以化湿宣肺之品法。方中柴胡、黄芩清少阳半表半里之热，葛根、知母以清里热，草果、生姜辛散和中，连翘、通草清热化湿，调之以甘草、茶叶。药后即见效果，三诊时见有痰热迫肺，肺气失宣，宗原方出入，以宣肺卫，是以药后病愈。

二、春温

春温是春季发生的一种温热病。其病机是冬季感受寒邪，潜伏于体内郁而化热，至春令温暖，阳气发泄，伏邪外出而发。本病有伏热自发和新感引发两种类型。由于受邪深浅的不同，故伏邪外出的表现亦随之有区别：有出自气分的，有出自血分的。其特点为初起里证为多，病在营分的、血分的，则发病初起即可出现烦躁、谵语，甚或神昏、发斑等危重症状。故本病最易化燥伤阴。在治疗上，需时时保护津液。本病初起和中期以祛邪为主，兼顾津液津液；后期则着重养阴，兼清余热。

（一）具体治法

1. 滋阴解表法 阴虚之体，感受温热之邪。症见头痛身热，微恶风寒，咳嗽，痰稠难出，无汗或少汗，口渴，咽干，心烦，舌赤，脉细数。舌赤，脉数，头痛，身热微恶风寒，为风热犯肺，卫气被郁，肺气失宣之证。治宜滋阴解表。

生玉竹 10g，元参 10g，连翘 10g，白薇 6g，豆豉 10g，薄荷叶 3g，炙甘草 3g。

加减：表证较重加防风、葛根，咳嗽咽干，咳痰不爽加牛蒡子、瓜蒌皮，心烦口渴较甚加竹叶、天花粉。

2. 滋阴攻下法 适宜用于热结阳明，化火灼津，腑气壅闭。症见身热，腹满，大便秘结不通，口燥咽干，舌红苔焦燥，脉沉细。治宜滋阴攻下。

元参 12g，麦冬 10g，细生地 12g，大黄 3g，元明粉（冲）3g。

3. 凉血解毒法 适于热毒深入血分。症见身热不退，夜甚晨轻，神烦躁扰，吐血、衄血或便血、发斑，舌质深红而绛，脉数。治宜凉血解毒。

广犀角 6g，鲜生地 30g，白芍 10g，丹皮 10g，茜草炭 10g，大青叶 15g，川连 6g，山栀 10g。

若发斑、吐衄同时伴壮热、口渴，则用生石膏 30g，知母 10g，元参 10g，细生地 12g，麦冬 10g，石斛 12g。

4. 滋阴养液法 适用温病日久，温热邪气损耗肝血肾精，虚热内生，邪少虚多之候。症见身热夜甚，神倦欲眠，甚则神昏，耳聋舌强，口干舌燥，舌红绛少苔，脉虚数无力。治宜滋阴养液。

生地黄 18g，生白芍 12g，麦冬 10g，北沙参 10g，石斛 10g，阿胶（烊服）10g，知母 10g，麻仁 6g，炙甘草 3g。

若见四肢蠕动者，则宜滋阴清热，养血息风。

生牡蛎 15g（先下），炙鳖甲 15g（先下），炙龟板 15g，（先下），白芍 10g，麦冬 10g，生地黄 10g，炙甘草 5g，北沙参 10g，麻仁 6g。

（二）治疗用药特点

春温为伏气温病，起病大多阴津已伤，所以春温的治疗"存津液"贯穿始终。但养阴生津之品有清腻之分，临床应当辨清阴津损伤的程度，适时适量用之。一般轻度津伤，热在卫气时，多用芦根、葛根或少量沙参。中度津伤则用沙参、麦冬、元参、天花粉等。重度阴津损伤可用生地、麦冬、石斛、玉竹等。若非下元阴精虚甚，黄精、熟地、龟板胶等滋腻之品尽量不用或少用，以防碍胃恋邪之弊。

（三）病案举例

病案1

张某，女，54岁。1960年3月10日初诊。近来发烧，且伴头痛，咳嗽气促，口干喜饮，汗出，溲黄。舌质红无苔，脉象洪大。

【辨证】冬寒内伏，郁久化热，复感时邪，伏气外出气营。

【立法】宣透伏热，清气生津。

【方药】桑叶10g，连翘10g，薄荷5g（后下），甘草3g，黄芩5g，山栀6g，花粉10g，玄参10g，生地10g，麦冬10g，生石膏15g（先煎），知母10g，粳米3g。2剂。

二诊：进清透增液药后，外邪得泄，内伏郁热渐次减轻，伤阴之象明显好转，热势渐退，舌干转润，余症均有好转，因咳逆有痰，宗原意加化痰利肺之品。

牛蒡子6g，连翘10g，杏仁10g，桔梗5g，川贝母6g，生石膏10g（先煎），知母6g，山栀6g，甘草3g，生地12g，玄参6g，麦冬10g。3剂。

三诊：药后热势渐退，咳逆亦平，略思饮食，舌红转淡，脉象见缓，病情近愈，继以清养肺胃善其后。

生石膏10g（先煎），竹叶5g，粳米6g，沙参15g，半夏 5g，麦冬 10g，山药 10g，扁豆 12g，桑叶 6g。

服 1 剂痊愈。

春温又称"伏气温病"，据《内经》记载，春温之证，由于伏寒化热，从内出外，所以最易化热伤阴。本例即是时邪引动伏温，伏气外发气营之证。故症见发热头痛，咳嗽气促，口干，脉洪大，溲黄，舌红无苔等热灼伤阴之象，治以清热养阴为主，佐以宣透。在初诊时，一面用白虎清气，又配用生地、玄参凉营分之伏热，方中桑叶、连翘、薄荷、山栀等轻宣透表以达外邪，药后表解伏温外出，所以见效明显。再诊时，鉴于痰阻肺络，故仍宗原法，适当加入开提肺气之牛蒡子、桔梗，与化痰止咳之杏仁、贝母。最后用竹叶石膏合沙参麦冬二方加减以善其后。可见伏气温病，非同一般外感一汗即解，内热之证，得清即愈。必须在清透之中，配以养阴之品，始能取得满意效果。

病案 2

李某，女，71 岁。1982 年 5 月 4 日初诊。寒热往来，已半月余，头晕，身痛，口苦胁痛，干呕心烦，口干不欲多饮，尿少而黄。舌质红绛，中裂无苔，脉象细弦数。

【辨证】春温晚发，邪热未清，表里失和，营分已伤。

【立法】清胆泄热，养阴生津。

【方药】黄芩 10g，青蒿 10g，银柴胡 6g，竹茹 6g，芦根 20g，滑石 10g，石斛 10g，天花粉 10g，桑叶 6g，桑枝 15g，杏仁 10g，丝瓜络 5g。

二诊：上药进 3 剂，寒热往来已退，胃津得复，舌面复生薄黄苔，脉象弦细，表里通达，再加养阴清热善后。

沙参 10g，麦冬 10g，丝瓜络 5g，生竹茹 5g，生谷芽 5g，生地 10g，芦根 15g，黄芩 6g，杏仁 20g，全瓜蒌 15g，桑枝 15g。

服上方 3 剂而病愈。

柳宝诒指出："邪已化热，则邪热燎原，最易灼伤阴液，阴液一伤，变证蜂起，故治伏气温病，当步步顾其阴液。"柳氏之论，颇中要领，临床不可忽视。本例用黄芩、青蒿、银柴胡疏通少阳，宣展气机，清其郁热；芦根、天花粉、石斛养阴清热。由于清热之时，顾其阴液，所以疗效神速。

病案 3

陈某，男，17 岁。1960 年 3 月 14 日初诊。寒热往来 1 周余，头晕目眩，胸胁痞满，恶心，不思饮食，小便赤短。舌苔黄腻，脉象弦数。

【辨证】伏温挟湿，阻遏膜原。

【立法】和解少阳，清利湿热。

【方药】蒿芩清胆汤加减：青蒿 10g，黄芩 10g，姜半夏 6g，藿梗 6g，炒枳实 10g，陈皮 6g，茯苓 10g，竹茹 10g，桑叶 10g，菊花 10g，碧玉散 12g（包）。

复诊：上药连服 4 剂，寒热即除，诸症痊愈。

伏温挟湿，阻于少阳膜原分气，春令阳气开泄，伏邪欲出，与正气相争，故起病即见往来寒热，胸胁痞满，恶心，不思饮食，溲黄，苔黄腻，脉数等，均为湿热内阻之表现。本证治疗不同于伤寒柴胡汤证，以青蒿、黄芩二药为主清泻少阳膜原伏热，陈皮、半夏、竹茹、枳实、藿梗理气和胃化湿，赤茯苓、碧玉散导湿热以下行，桑叶、菊花以清热泻邪，是以药后有效。春温挟湿，因湿热留连，气化郁阻，故治疗上既不能过于寒凉清热，亦不能过于苦燥化湿，为此，我常在方中配用碧玉散，既有化湿热之效，又有泄胆凉肝之意。本案患者所以收效迅速，与用药适当是密切相关的。

三、暑温

暑温是发生于夏季的急性温热病，属于新感温病的范围。

夏季暑湿当令，故暑温常易挟湿，亦可兼寒。然夏季暑湿之伤人，又与人体正气有亏相关。正如李东垣说的："暑热者，夏之令也。人或劳倦或饥饿，元气亏乏不足以御天令亢热，于是受伤而为病，不虚者天令虽亢，亦无由伤之。"

对暑温的治疗，首推张凤逵和王纶的经验。张凤逵说："暑病首用辛凉，继用甘寒，终用酸甘敛津，不必用下。"临床上应随证选用白虎加人参汤、王氏清暑益气汤、生脉散等方出入。但由于暑多挟湿的病机特点，故王纶《明医杂著》所说"治暑之法，清心利小便最好"，确属经验之谈。临证要十分注意解除暑湿互结的局面，以清暑化湿为先，其中尤其重视化湿药的运用，以使湿去热孤。

（一）具体治法

1. 清凉祛暑法　夏令腠理开泄，暑邪外袭，暑热伤津，气分为病。症见身热面垢，头晕或痛，自汗，心烦，口渴，气粗，苔白或薄黄，脉数或洪大而芤。方用雷氏清凉涤暑法加减。

西瓜皮 30g，白扁豆 12g，青蒿 10g，连翘 10g，茯苓 10g，淡竹叶 10g，飞滑石 12g，生甘草 3g。

2. 清热泄热法　本法用于暑盛伤阴之证。暑为火邪，内伤气阴，症见壮热烦渴，面垢而赤，汗多气粗，口渴尿黄，苔黄燥，脉洪大。治用白虎汤加减。

生石膏（先）30g，知母 12g，竹叶 10g，连翘 10g，山栀 6g，飞滑石 12g，生甘草 3g，沙参 12g，鲜芦根 30g。

若气阴两伤，汗大出，背微恶寒，微喘，脉浮大而芤，则应在清暑泄热之中，加入人参益气生津，方用白虎加人参汤。前人认为："暑热伤气，益气而暑自消；暑热伤阴，益阴而热自退。"所以益气养阴法也是治疗本证的重要方法之一。

西洋参 3g，天门冬 10g，生地 10g，生谷芽 10g，石斛 10g，荷叶 10g，芦根 30g，扁豆 10g。

3. 清营泄热法　本法用于暑热入营证。暑热之邪未能及时清泄，内陷于营分，症见灼热烦渴，夜寐不安，时有谵语，舌绛，脉虚数。治宜清营汤加减。

鲜生地 30g，淡竹叶 10g，元参 15g，麦冬 10g，连翘 10g，银花 10g，黄连 3g，炒山栀 5g。

若营分热盛，邪入心包，症见神昏谵语，目不能闭或目闭不开者，急宜清心开窍，先用安宫牛黄丸 1 粒，温开水送服，继用上方煎汤送服 1 粒。

4. 解毒化斑法　本法用于暑热入血证。暑热之邪极盛，深入血分，阴血大伤，症见灼热烦躁，神昏狂笑，身发斑疹，其色紫黑，或鼻衄齿衄，舌绛苔焦，脉细数。急宜凉血解毒，清心开窍。用神犀丹 1 丸，或安宫牛黄丸 1 丸，温开水送服。

石膏（先下）30g，广犀角（刨片先下）9g，元参 15g，知母 10g，连翘 10g，银花 10g，生甘草 3g，赤芍 6g，丹皮 6g，大青叶 10g。

5. 益气敛阴法　本法用于气阴欲脱证。夏令腠理不固，汗出不止，汗为心液，汗出愈多则气阴愈脱，阴阳离决即在顷刻。此为危候。症见大汗淋漓，喘渴不止，脉散而大。方用生脉散加味。

人参 6g，五味子 5g，白芍 6g，天麦冬各 10g。急煎频饮。

6.清暑化湿法 本法用于中暑。夏季气候炎热，汗出卫疏，受暴热暑热之气，名为中暑。叶天士称本病为暑厥。中暑在临床上常见的有轻重两种不同的类型。轻者症见发热，汗出，面垢头晕，心烦口渴，恶心欲吐，倦怠乏力，脉滑数。

鲜藿香 10g，鲜佩兰 10g，生石膏 20g，清半夏 5g，连翘 10g，西瓜皮 12g，六一散 10g。

暑热直中心包，症见卒然昏倒，不省人事，牙关紧闭，身热汗出，气喘，手足反见厥冷，脉虚芤，此属中暑重症。治宜清暑开窍。先用行军散 0.6g，凉开水灌服，俟神志稍苏后，继进祛暑清热，益气养阴之剂，方用竹叶石膏汤加减。

生石膏（先下）24g，北沙参 10g，麦冬 10g，清半夏 10g，竹叶心 5g，知母 10g，连翘心 10g，六一散 12g，茯苓 10g。

7.解表散寒祛暑法 若因乘凉露宿或因贪凉饮冷，以致暑为寒湿所遏，用此法。症见发热，无汗，恶寒，身形拘急，欲得衣被，头晕而痛，心烦口渴不欲饮，胸闷，苔薄白而腻，脉浮数。方用新加香薷饮加减。

香薷 10g，厚朴 6g，淡豆豉 10g，银花 10g，连翘 10g，白扁豆 10g，炒山栀 5g。

若见身痛头痛加秦艽 10g，如伴咳嗽加炒杏仁 10g。

8.清暑燥湿法 夏季暑湿当令，故暑温常易挟湿。症见壮热口渴，汗出溲短，身重胸闷，苔腻，脉大。治宜清暑燥湿法，方用白虎加苍术汤。

生石膏（先下）30g，知母 10g，粳米 30g，甘草 6g，苍术 6g。

（二）治疗用药特点

1. 要注意辛开苦降 湿为重浊之邪，热为熏蒸之气，热寓湿中，湿处热外，暑湿蕴结，缠绵不解。要解除这种局面，就要用辛开苦降。辛散以化浊，苦降以开结。如陈皮、枳实、厚朴、瓜蒌等以开气分湿结，青蒿、黄芩、茵陈、黄连等药以开气分热结，藿香、佩兰等药辛散以化浊，通草、豆卷、六一散等药清暑利小便，使热从下行，邪有出路。

2. 暑湿入营，清化为先 对于暑湿发疹患者，虽病已入营，亦不可盲目用清热凉血之品，而当以清暑化湿为先。清暑如黄芩、青蒿、银花、竹叶、连翘等，配滑石、荷叶梗、清豆卷、藿香、佩兰、芦根等芳化渗湿，即所谓"渗湿于热下"之意。对湿热郁蒸或夹痰蒙闭心包证，首先要化湿，使湿去而热无所附，用药常为芳香开透之品，如菖蒲、灯心、郁金芳香宣窍，藿香、佩兰、杏仁、荷叶、大豆卷等宣化湿邪，通草、薏仁、滑石导热下行。若湿浊郁闭甚加服玉枢丹。湿热神昏，虽病已涉及心营，但不可即投清心凉营之剂，而忽视化湿透热，否则必然导致热为湿困，黏腻固着，湿不去而热不清，病必缠绵加深。"入营犹可透热转气"的治疗原则，对温热病和暑湿等湿热病同样具有指导意义。

（三）病案举例

病案 1

宋某，男，13 岁。1960 年 8 月 3 日到某医院就诊，患儿发热头痛 5 天，体温高达 40℃，全身无力，不思饮食，汗多，曾经呕吐两次，均为食物残渣，精神越来越差，故于 8 月 4 日入某医院。当时体检：体温 40℃，热性病容，神志尚清，心肺正常，腹软无压痛，颈项强，克匿格（Kernig）征（±），布鲁辛斯基（Brudzinski）征（±），脑脊液检查：压力不高，常规检查（−），培养（−）。血常规检查：白细胞 6.4×10^9/L。有流行性乙型脑炎接触史。西医诊断：流行性乙脑炎？8 月 5 日应邀会诊。

诊见：发热头痛，微有恶寒，心烦，自汗，面垢，纳呆，尿赤少，大便溏薄，日一二次。舌苔黄腻，脉象濡缓。

【辨证】内蕴湿热，外受暑邪，暑湿交蒸。

【立法】芳香化浊，清利湿热。

【方药】藿香 10g，佩兰 10g，蔓荆子 10g，苡仁 10g，滑石 12g，甘草 6g，荷叶 10g，车前子 10g（包），茯苓 6g，竹叶 5g。

复诊：服上药 3 剂，发热、头痛、便溏诸症均瘥，精神好转，饮食增加，颈项活动自如，克匿格征（−），布鲁辛斯基征（−），舌苔微黄而腻，脉和缓。暑温得解，以原方出入。

藿香 10g，佩兰 6g，陈皮 5g，苡仁 10g，蔓荆子 10g，六一散 10g（包），赤茯苓 10g，枳壳 5g，荷叶 10g。3 剂。

三诊：诸症基本控制，惟苔黄而腻，湿热尚未清彻，再以调中运脾化湿之剂以善其后，于 8 月 16 日痊愈出院。

病案 2

李某，男，11 岁。1960 年 7 月 30 日开始发烧，头痛，随即精神倦怠，不思饮食，有时呕吐，于 8 月 4 日入某医院。入院时体检：体温 38.6℃，嗜睡，颈项强直，咽（−），心肺（－），瞳孔等大等圆，对光反射好，腹软无压痛，脊柱四肢无异常，腱反射存在，布鲁辛斯基征（＋），克匿格征（＋），巴彬斯基（Babinski）征（＋），腹壁反射（＋），提睾反射（＋）。脑脊液检查：细胞数 $196×10^6/L$，中性粒细胞 0.68，淋巴细胞 0.32，氯化物 128.25mmol/L，糖（＋）。血常规检查：白细胞 $5.9×10^9/L$。西医诊断：流行性乙型脑炎。西药输液及注射青霉素预防感染，于 8 月 5 日应邀会诊。

当时症见：头痛，发热，自汗，背部畏寒，胸闷不舒，四肢酸楚，口渴思饮，小溲赤少，颈项强直，面垢，神倦身重。舌苔黄腻而厚，脉象微数。

【辨证】暑温挟湿，邪在气分，热炽风动。

【立法】清热化湿，平息肝风。

【方药】藿香 10g，佩兰 10g，葛根 5g，蝉衣 2.5g，僵蚕 6g，秦艽 6g，滑石 12g，通草 2.5g，白蔻 1.5g，厚朴 5g。3 剂。

8 月 8 日二诊：药后体温下降至 37℃，项强好转，克匿格征（－），布鲁辛斯基征（－），巴彬斯基征（－），呕吐减少，惟头痛未除，舌质红赤，舌苔中厚焦黄，两目微红，气分湿热未清，肝火内炽，治宗原意，佐以平肝降火。

桑叶 6g，龙胆草 2.5g，菊花 5g，钩藤 10g，全瓜蒌 12g，葛根 5g，白蒺藜 10g，滑石 10g，通草 2.5g，佩兰 10g。2 剂。

三诊：药后头痛明显减轻，舌红已退，焦黄苔渐化，肝火湿热渐平，继宗原法，以清余邪。

菊花 5g，佩兰 10g，白蒺藜 10g，瓜蒌 10g，大腹皮 10g，枳壳 6g，滑石 10g，茯苓 10g，陈皮 5g。

服药 2 剂，诸症均除，腰穿复查正常，于 8 月 16 日痊愈出院。

上述两例病儿，西医诊断为流行性乙型脑炎（其中一例怀疑为乙脑），据其发病季节和临床表现，符合祖国医学中"暑温"一类病证。本病多因感受暑湿秽浊之气而成，即《温病条辨·暑温篇》上所说："上热下湿，人居其中而成暑矣。"张景岳所说的暑温八症，"脉虚，自汗，身先热，背后寒，面垢，烦渴，手足厥冷，体重"，该两例基本具备。因暑为阳邪，极易伤气，所以，暑温除兼寒者外，一开始便见太阴或阳明气分症状。太阴气分伤暑则发热身困；暑必伤气，热甚逼津液外出则自汗，多汗伤气，故微恶寒；头为诸阳之会，暑热上扰则头痛且昏、面垢；火热伤津，引水自救则烦渴引饮；舌苔黄，脉象濡或微数均是暑湿蕴阻之象。故两例均是暑温初起邪在气分。治疗暑温的基本原则，首用辛凉，继用甘寒，终用酸甘敛津。此外，有的医家强调，"治暑之法，清心利小便最好"。笔者认为暑多兼湿，清暑利小便可使热从下行，邪有出路，是治疗暑温的一个好方法。本两例均是暑湿蕴阻气分，采用清暑涤热，芳香化浊。方中滑石、甘草即河间天水散，能解热涤暑；加竹叶、荷叶、车前子以清心利小便；藿香、佩兰芳香化湿；蔓荆子清利头目；苡米、赤苓既清暑湿又顾脾气，符合古人"治暑者必顾其虚"的论点。第 2 例伴嗜睡项强等肝风内动征象，故加入僵蚕、蝉衣、钩藤等平肝息风之品，药证相符，故均较快痊愈出院。

病案 3

周某，男，26 岁。1983 年 5 月 19 日开始，发热恶寒，持续高烧，长达两月之久，体温常在 38℃～40℃之间。曾在某医院住院治疗5天，体温下降，转至我院住院治疗1月余，经用中药以及抗生素、激素等西药治疗，体温一度下降，恢复而出院。3天之后，高热复起，达39℃以上，再度入院。1983年7月14日应邀会诊。

诊见：壮热面赤，稍有恶寒，汗出不已，口渴，频频饮冷，咽喉疼痛，自觉胸闷，身重头痛，首如布裹，小便色黄，大便黏秽。舌质红，苔黄厚而腻，脉洪数而有滑象。

【辨证】暑温挟湿，湿热弥漫三焦。

【立法】清热燥湿。

【方药】白虎加苍术汤化裁：生石膏30g（先下），知母10g，苍术10g，清豆卷10g，黄芩10g，滑石12g，芦根20g，葛根10g，茵陈15g，茯苓12g，通草6g，桑枝15g。5剂。

二诊：药后体温开始下降，口渴亦减，恶寒已罢，汗出不多，精神好转，舌苔黄腻，脉象滑数。

生石膏30g（先下），知母10g，苍术10g，黄芩10g，桔梗6g，板蓝根10g，青蒿10g，地骨皮10g，六一散10g（包），荷叶10g，赤芍10g。7剂。

三诊：药后体温已日趋正常，纳食、精神尚可，小便调，大便干，午后尚有低热，自觉浑身无力，时有汗出，但量不多，舌红苔稍黄，脉滑数而无力。此乃暑温后期，气津伤甚，余邪未清，仍伏气分之故，治当清热护阴，用竹叶石膏汤化裁再进。

生石膏25g（先下），竹叶6g，沙参10g，芦根20g，滑石10g，青蒿10g，知母10g，荷叶6g，藿香10g，茯苓10g，通草5g。

又服上药4剂，体温正常，精神、纳食、二便均可，诸症悉除，痊愈出院。

时值盛暑，病热者多为暑温。本案为暑温挟湿，湿热蕴结，弥漫三焦，三焦不得通利，故高热长期不退。前医有投白虎汤者，有投蒿芩清胆汤者，也有用藿香正气散化裁的，有用柴胡注射液治疗的，用意均在清热退烧，为何高热持续不降呢？原因就在于对湿邪为害，考虑不够，只清其热而没有祛其湿，因而"热在湿中，如油入面，裹结难去"。湿热二邪，性质相反，湿为阴邪，热为阳邪，湿性重浊黏腻，湿热交结，合邪为害，缠绵难愈。治疗时必须着重祛湿，湿不去则热不清。故以清热燥湿为法，湿去而热无所恋，则热亦易除。

病案4

吴某，男，19岁。1960年7月25日初诊。7月21日开始发烧，体温在38℃～39℃之间，阵发性头痛，咳嗽渐重。查体：臀部生一小疖似拇指大，疖肿分泌物培养有金黄色葡萄球菌生长。体温39℃，脉搏100次／分钟，呼吸15次／分钟，血压13.3/9.3kPa。急性热性病容，精神不振，结膜充血，上下肢弥漫性潮红，可见点状充血性粟粒样红疹，下肢更显著，不痒。西医诊断：败血症。曾用青霉素、链霉素、四环素等药疗效不显。应邀会诊。

当时症见：发热（体温39℃），无汗，下肢及两手背有密集的粟粒样红疹，潮红如涂丹砂，臀部有一小疖，灼痛化脓，两目红赤。舌质红苔白腻，脉象细数。

【辨证】暑热湿毒蕴结，外透肌肤，内灼营血。

【立法】清热解毒化湿。

【方药】银花12g，滑石10g，甘草2.5g，藿香6g，佩兰10g，稽豆衣10g，黄连2g，黄芩5g，生苡仁12g，竹叶

10g，桑叶 10g，野菊花 10g。

复诊：服上药 3 剂，身热红疹均退，臀部小疖亦消，腻苔亦化，暑热渐清，饮食增加，继以原方出入。

滑石 10g，甘草 1.5g，竹叶 10g，稆豆衣 10g，山栀 5g，生苡仁 10g，通草 1.5g，桑叶 6g，菊花 5g。

服药 3 剂，诸症消除，于 8 月 1 日痊愈出院。

本案西医诊断为疖肿感染败血症，根据发病季节及脓肿、高热、无汗、皮肤红疹、舌红苔腻、脉数等临床表现，系属暑温证，乃暑热湿毒蕴结，有入营血之兆，故采用清暑解毒化湿法。方中滑石、甘草（天水散）用以祛暑利湿，芩、连味苦性寒以清热毒，稆豆衣、银花入血消肿排脓，配以山栀、竹叶清心除烦，藿、佩芳香化湿，苡仁、通草芳化渗湿，又加桑叶、野菊花，取其清泻明目，又解血中之毒。药后症减，又以上法加减，使暑热得清，湿毒得解，药证相宜，故得速效。

病案 5

李某，男，48 岁。不规则寒热 2 周，巩膜及皮肤黏膜黄染 1 周，且伴全身不适，四肢乏力，眩晕，胸闷，烦躁，食欲差，黄疸逐渐加深，于 1977 年 8 月 9 日入某医院治疗。查体：血压 12/9kPa，体温 39.5℃，巩膜及皮肤黄染，咽部充血，两肺呼吸音粗，心率 90 次/分钟，律齐，心尖部可闻及 Ⅱ 级收缩期吹风样杂音，肝脾肿大，肝肋下可触及二指，左叶可触及二指，脾可触及近二指余，质中等硬度。化验检查：白细胞 11.8×10^9/L，中性粒细胞 0.78，淋巴细胞 0.13，杆状细胞 0.09。血沉：32mm/h。肝功能：黄疸指数 30U。凡登白试验：直接胆红素（++），间接胆红素（++），TTT20U，SGPT<40U（正常值 40U 以下）。尿检：尿胆红

素、尿胆原正常，蛋白（±），白细胞0～1。西医诊断：①重症肝炎早期；②心肌病变待除外。住院期间，曾按肝炎合并感染治疗，用过多种保肝及抗生素药物，不但寒热不退，身倦、黄疸加重，而且心动过缓在55次／分钟上下，故于8月17日邀请会诊。

诊时颜面及全身皮肤发黄，神疲，乏力，四肢酸痛，寒热，汗出热不退，头晕头痛，胸腹皮肤有散在白痦，胃脘胀满，尿色深黄如茶，舌质红，苔中黄腻，脉象濡细而缓。

【辨证】暑温蕴阻，湿热熏蒸，胆汁外溢，肝脾失和。

【立法】清暑化湿，泻肝利胆。

【方药】豆卷10g，炒山栀10g，藿香10g，佩兰10g，滑石12g，茵陈12g，黄芩10g，郁金10g，青蒿10g，黄连1.5g，茯苓12g，通草5g。3剂。

8月19日二诊：药后热势下降，头痛和四肢酸痛减轻，大便通畅，纳谷略增，巩膜及皮肤黄染较前减轻，精神体力渐增，但白痦继续发展，脘闷腹胀，小便仍黄，舌苔灰黄，脉濡细缓。湿热蕴蒸未解，再拟清热利湿，退黄透痦。

黄芩10g，滑石12g，苡仁15g，竹叶10g，茵陈12g，厚朴6g，枳实10g，茯苓12g，通草5g，瓜蒌12g，豆卷12g。3剂。

8月22日三诊：寒热已除，黄疸渐退，心率68次／分钟，精神转佳，白痦仍布，四肢酸软，舌苔灰黄，边黄腻，质暗，脉缓，以薏苡竹叶散加减治之。

苡仁15g，竹叶10g，通草5g，茯苓12g，苍术5g，厚朴5g，黄芩10g，滑石12g，萆薢12g，桑枝12g，芦根30g。3剂。

9月2日四诊：服3剂后，症情又有好转，自将原方又服几剂，目前自诉无不适感觉，黄腻苔已化，白痦已收，脉象缓和，肝功能复查已正常，血、尿常规复查也正常，痊愈出院。

夏季暑热炽热，湿气亦重，故暑病多挟湿邪。本案患者因暑湿困阻，肝胆郁热，故寒热反复不退，午后热重；湿热熏蒸，胆液外液，而出现黄疸；湿热郁于气分则见胸闷、头晕、苔腻、泛恶，并布少量白痦。因此，立法上着重清暑化湿，泻肝利胆，方中以豆卷清热化湿，青蒿、黄芩清泻肝胆郁热，栀子泄火，黄连解毒，配合藿香、佩兰芳香化浊，茵陈退黄，茯苓、通草、滑石以渗利湿浊，从而症状好转。再诊因湿热胶结气分不解，脘闷腹胀，白痦未收，四肢酸软，故用薏苡竹叶散加减，在清热利湿的基础上加厚朴、枳实等品，使气行则湿化，症情进一步好转。暑清湿行，以免耗气伤津，后阶段加入芦根清热保津，桑枝以利关节，善其后而痊愈。夏令暑湿之证，治疗应注意清热化湿，清热中不可过用苦寒化燥之品，化湿中不可过用芳香燥湿之味，只宜轻宣泄热渗湿即可，与单纯暑温证之"首用辛凉，继用甘寒，终用甘酸敛津，不必用下"的治法，又是完全不同的。

病案6

阎某，男，1岁2个月。1977年8月17日初诊。半个月前，因泻痢高烧抽风，经住院用西药治疗痊愈出院。近日大便虽然正常，但低烧烦急，惊啼不安，饮食不进，时有抽搐，短暂目吊，口噤肢紧（1~2分钟即止）。见其面色青黄，精神差，营养一般。舌质红，苔薄黄，指纹紫。扁桃体Ⅰ度肿大，有少许脓点。心、肺（－），大便常规（－）。血常规检查：血红蛋白110g/L，红细胞3.90×10^{12}/L，白细胞12.3×10^9/L，中性粒细胞0.78，淋巴细胞0.23，单核细胞

0.01，嗜酸性粒细胞 0.02。

【辨证】暑湿挟滞，内热炽盛，热动生风。

【立法】清热导滞，化湿和中。

【方药】鲜藿香 5g，鲜佩兰 5g，葛根 5g，黄芩 5g，钩藤 10g，焦神曲 5g，谷麦芽各 6g，木香 3g，车前子 5g（包），荷叶 6g。3 剂。

8 月 25 日二诊：药后抽搐已止，惊啼情况亦有好转，尚有低热（37.5℃），大便成形，舌苔薄黄。继宗原意，再清余热，兼护胃，前方去葛根、木香，加芦根、滑石。

藿香 5g，佩兰 5g，黄芩 5g，钩藤 10g，焦神曲 5g，谷麦芽各 6g，车前子 5g（包），荷叶 6g，芦根 15g，滑石 10g。

连服 3 剂，诸症痊愈。

暑痫是感受暑邪，暑热亢极引动内风所致。吴鞠通指出："血络受火邪逼迫，火极而内风生。"常法以清营息风，清营汤加羚羊、钩藤、丹皮、石决明之类，重者需加全蝎、蜈蚣以镇痉。本例乃痢疾高热之后，泻痢已止，但烦啼纳呆，时有短暂抽搐，舌红苔黄，指纹紫暗，系属暑热、湿、食结阻不清，热动生风之暑痫证。要知小儿稚阳之体，脏腑娇弱，易虚易实，患此痢后暑痫之证，安能用清营凉肝、镇惊息风之品去克伐脾胃？故方用鲜藿香、鲜佩兰以芳香祛暑，葛根、黄芩清肠中之积热，钩藤平肝息风，车前子清热泻火利湿，荷叶解暑升清，以神曲、谷麦芽、木香助运以化食滞。这样使暑湿食滞得解，药后症减，继以原意出入而愈，这表明暑痫或暑风证并非都是血热生风证，暑热、湿、食郁结动风也要重视，不可概投清营凉肝息风之品。

四、伏暑

伏暑是一种伏气温病，大多为夏令受暑，邪伏体内，至深秋、冬初，复感新邪而引发。由于本病为暑邪内伏，复感外邪所致，其发病特点往往表现为内有伏暑，外有新感之症，如发热、恶寒、寒热往来如疟，但无定时，发热以午后为甚，腹部热甚如焚，大便溏薄不爽，甚至如红酱。治疗上往往采用表里双解或清暑泻热之法。如辛开苦降法、和解清暑法、清暑泻热法、清营透暑法及清暑开窍法等。

（一）具体治法

1. 辛开苦降法　时值深秋，伏暑感新凉而发，凛寒而热有起伏，恶心欲呕，心烦口渴，脘闷溺赤，舌红苔白，腻脉濡数。暑湿内蕴，复感寒凉，治宜辛开苦降以透泄之。

清豆卷 10g，鲜藿香 10g，清半夏 10g，杏仁 10g，厚朴 5g，块滑石 10g，甘草 3g，黄连 1.5g，通草 5g。

里热甚，加生石膏 15g（先煎）；口干或口中黏腻不爽，加芦根 15g；若咳，加桑叶、杏仁各 10g。

2. 和解清暑法　少阳伏暑，枢机不利，寒热如疟，但无定时，身热夜甚，得汗稍减，胸腹热甚，心烦口渴，脘闷恶心，舌红苔黄腻，脉弦数。治宜和解少阳，清利暑湿。

青蒿 10g，黄芩 10g，山栀 10g，藿香 10g，佩兰 10g，枳壳 10g，清半夏 10g，碧玉散 12g（包），竹茹 10g，清豆卷 10g。

呕吐，加橘皮 10g，生姜 3 片；口干，加芦根 20g；大便干结，加全瓜蒌 15g；中焦食滞，加焦三仙各 10g，莱菔子 10g；身痛有汗出，加桑叶 10g，桑枝 15g；两胁作痛，加路路通 10g。

3. 清暑泻热法 暑湿内伏阳明气分，但热不寒，脘闷腹胀、烦渴引饮，纳呆泛恶，舌质鲜红，苔黄厚腻，脉洪数。治宜清暑泄热。

清豆卷 10g，佩兰 10g，生石膏 15g（先煎），竹叶 10g，生山栀 10g，连翘 10g，块滑石 10g，甘草 3g，茯苓 10g，大腹皮 10g，陈皮 6g。

脾虚食滞，加厚朴花 6g，扁豆 10g，谷麦芽 10g；湿滞内阻，便溏不爽，色红似酱，苔腻垢，加大黄 6g，瓜蒌 10g，枳实 10g。

4. 清营透暑法 暑湿之邪内伏于营或由气分传入，身热夜甚或为低热绵绵不退，心烦不寐，口渴不欲饮，舌红少津，苔少或剥，脉细数。治宜清营透暑。

银柴胡 10g，青蒿 10g，清豆卷 10g，地骨皮 10g，白薇 10g，丹皮 10g，元参 10g，生地 10g，竹叶 10g。

溺赤热痛，加益元散 10g，通草 5g；头晕，口苦，加黄芩 10g；口干，加芦根 15g，荷叶 6g。

5. 清暑开窍法 暑热之邪传入心包，烦躁谵语，夜寐不宁，灼热无汗，舌绛苔腻，脉细数。治宜清暑开窍。

清豆卷 10g，生地 10g，丹皮 10g，菖蒲 10g，郁金 10g，连翘 10g，莲子心 6g，朱茯神 10g，牛黄 1.5g。

大便干结，加大黄 3g；小溲短赤，加木通 3g。

（二）治疗用药特点

先生认为伏暑之证为暑湿之邪久伏体内，每易损伤气阴，治法用药宜柔忌刚，每以清豆卷、青蒿、藿香、佩兰、滑石、通草为常用之品。其中清豆卷、青蒿更为得心应手之品。清豆卷其性甘平，善开通发越，除湿热内蕴；青蒿苦辛微寒，清热解暑除蒸。二者相伍为解暑药，既可发越所伏之暑，且无伤阴耗气之弊。根据邪之深浅分别施以相应方药，每每奏效甚捷。

（三）病案举例

病案

查某，男，11个月。1977年8月18日初诊。低烧已有两月。患儿于6月份开始发烧（38℃左右），继则下黏液便，日行10余次。经住院按菌痢治疗，泻痢控制，但低烧持续不退，午后尤甚，不思饮食，腹胀，烦急。舌质淡，苔灰黄腻，指纹色紫。

【辨证】暑热挟积，伤胃困脾。

【立法】清热除烦，消积运脾。

【方药】青蒿5g，白薇5g，扁豆10g，山栀3g，连翘6g，滑石6g，神曲5g，陈皮5g，莱菔子3g，荷叶5g。3剂。

8月22日二诊：进上方3剂心烦已除，睡眠安，发烧减退，小便亦多，苔灰黄渐化，宗原意，加强健脾和中。

扁豆10g，白术6g，连翘6g，神曲6g，荷叶6g，青蒿5g。3剂。

"暑邪久伏而发者，名曰伏暑。"本例初患暑湿痢，经治痢虽止，但暑热余邪未除，与正气相争则发热，湿邪蕴阻则腹胀纳呆，暑热内燔则烦急不安。湿性黏滞，热为湿阻，最不易解，故低热、神疲、肢倦诸症缠绵不愈。法宗蒿芩清胆汤意，山栀、黄芩（用连翘代），取其既清火又清心，加白薇协同青蒿清热护阴，它如陈皮、扁豆健脾化湿，滑石、荷叶清泄暑湿，神曲、莱菔子以导滞消食开胃，绵延两个多月的疾病，6剂药即收全功。

五、湿温

湿温是感受湿热病邪所致的一种温病。多发于夏秋雨湿季节，气候潮湿，湿中生热，人处于气交之中，故多湿热为病。脾虚内湿素重，复感外邪，内外两湿，相合而成。本病初起，因邪从外受，郁遏卫阳，故亦有卫分见证，但为时甚短，且多同时伴有湿邪蕴脾的气分见证而呈卫气同病。随着表证消失，则气分湿热逐渐转盛。在此阶段，由于湿遏热伏，蕴蒸难解，故留恋时间较长，证候变化亦较复杂，但一般不外湿重于热、热重于湿及湿热并重类型。湿重于热者病位偏重于脾，热重于湿者病位偏重于热，湿热郁蒸气分，病位虽在脾胃，但其病邪亦可弥漫三焦，波及其他脏腑，而有不同的临床表现。湿热蕴久不解，常可化燥化火，其病机传变则与一般温热病大致相同。

治疗湿温，应辨清湿重于热、热重于湿或湿热并重等情况分别采用芳香化湿、淡渗利湿、苦温燥湿等治法，使气机流通则湿邪易化，故宣气化湿是其根本。

（一）具体治法

1. 芳香疏表法 湿邪在卫，清阳被阻。湿郁卫阳则寒热无汗，清阳不升则头重如蒙，湿着肌肉，气机不畅，则四肢困倦、胸闷。苔白腻、脉濡缓均为湿阻气滞之征。治以芳香疏表。

藿香10g，苏叶6g，川厚朴6g，清半夏10g，茯苓10g，蔻仁3g（打），生苡仁12g，陈皮10g。

若小便少者，可加通草 6g；若大便不畅，小便不利者可加车前子 10g（包），枳壳 10g；脘闷欲呕加竹茹 6g，黄连 3g。

2. 宣透膜原法 湿遏热郁，阻于膜原。湿邪困遏阳气，郁而不伸，则见乍寒乍热，身痛汗出；湿浊内阻，气机失调，故有耳聋、胸闷、恶心之症，苔白厚腻浊，脉缓而弦。治宜疏解膜原。

厚朴 9g，槟榔 10g，草果 3g，知母 6g，白芍 10g，黄芩 10g，藿香 10g，姜半夏 6g。

恶寒较甚，草果改为 6g，口苦者可加柴胡 10g。

3. 宣气化湿法 湿热之邪，郁阻气分，阳气不宣，湿热蕴蒸，症见身热不扬，午后热甚；湿阻气分，气机失宣，则肢倦嗜卧，胸闷，口腻不渴，苔白腻，脉濡缓。治以宣气化湿。

杏仁 12g，蔻仁 5g（打），生苡仁 12g，厚朴 5g，清半夏 10g，竹叶 6g，块滑石 12g，白通草 6g，藿香 10g，陈皮 10g。

胸闷可加郁金 10g，若小便不多可加猪苓 12g，若白痦满布，色泽润，加浮萍 10g。

4. 清热渗湿法 湿热互阻气分，湿热相蒸时见汗出热退，继而复热，身痛，渴不多饮之症，苔淡黄而滑，脉缓。治宜清热渗湿。

黄芩 10g，块滑石 20g，茯苓 10g，大腹皮 6g，蔻仁 3g（打），通草 6g，猪苓 10g。

口渴重可加芦根 30g，若尿黄少可加白茅根 30g，大便不畅者可加全瓜蒌 30g，槟榔 10g。

5. 清气化湿法 湿邪化热，热重湿轻，热盛阳明，湿蕴太阴。阳明里热蒸腾则高热烦渴，面赤气粗；太阴湿阻则身重脘痞，苔黄微腻，脉象滑数。

生石膏 30g（先下），知母 10g，生甘草 3g，苍术 10g，黄芩 10g，粳米 30g，芦根 15g。

胃脘不舒可加藿香 10g，清半夏 10g；若小便黄少者可加块滑石 20g。

6. 宣气醒胃，清涤余邪法 湿热已解，余邪蒙蔽清窍，胃气不舒。邪解故身热已退；余邪蒙绕，气机不畅，胃气未舒，则见脘中微闷，知饥不食，舌苔薄腻。

藿香 10g，薄荷 6g，鲜荷叶 10g，枇杷叶 10g，佩兰 10g，芦根 20g，陈皮 10g。

若有痰浊可加冬瓜仁 10g；发热者可加生石膏 15g（先下），竹叶 10g。

7. 通阳润肠法 湿邪内阻，气机不畅，浊阴凝聚，三焦俱闭。上闭则肺脾气化不利，故而胸部痞闷，不知饥饿；下闭则肾阳被困，不能主司二便，二便不通。还伴见四肢不温，舌质淡，苔薄白，脉沉迟。可用半硫丸，温阳润肠。

半硫丸方：石硫黄、半夏（姜制）。

上 2 味，各等分为细末，蒸饼为丸，梧桐子大。每服一二钱（3~6g），白开水送下。

8. 清热凉血法 湿温后期，热入血分，营血热毒炽盛，阴络受伤。热毒损伤肠道血络，血溢于下，症见大便下血，腹中剧痛，身热面赤，舌绛脉数。

广犀角 3g，鲜生地 30g，赤芍 6g，丹皮 6g，茜根炭 10g，银花炭 10g，元参 12g，山栀炭 10g，十灰散 10g（包）。

（二）治疗用药特点

1.宣气化湿，气化湿亦化 湿热之"热"由湿蕴而成，与温热之"热"不同。湿性黏腻，最易阻滞气机，湿聚氤氲，阳气郁闭发热，乃为缠绵难愈之湿热证。湿热患者大多有胸闷脘痞、腹胀、大便不爽、口干不饮等气机郁闭、津不流行的症状，与燥热患者热灼津液、口渴喜饮、大热有别。根据湿热和燥热这种病机上的差异，而用宣气化湿。常选用清豆卷、杏仁、蔻仁、苡仁、藿香、佩兰、香橼皮、佛手、大腹皮、枳壳等药物。清豆卷配杏仁用于湿郁表，杏仁配蔻仁用于上焦湿重，香橼皮、佛手、藿香、佩兰用于中焦湿重，苡仁、大腹皮、枳壳则用于中下焦湿甚气郁。这样气行则湿行，湿行则热退，既可使阳气不受过分清热的损伤，也有利于缩短缠绵难愈的病程。

2.淡渗利湿，渗湿于热下 引导湿邪下行，给邪气以去路，也是很重要的一环。常用鲜芦根配鲜茅根，茯苓配通草，块滑石配甘草，萆薢配晚蚕砂等药。其中鲜茅、芦根利湿养阴，茯苓、通草渗湿通阳，滑石、甘草乃六一散，利湿通淋，萆薢配晚蚕砂分清别浊。

（三）病案举例

病案1

王某，男，9岁。患儿于1960年9月2日出现高热，初诊为上呼吸道感染，服解热药不效，体温持续在39℃～40℃之间，神情淡漠，食欲不佳，即住某医院。查体：营养较差，急性病容，半昏迷状态，谵语，剑突下皮肤散在充血性红疹。血培养有伤寒杆菌，肥达反应阳性。西医诊断：肠伤寒。治疗用氯霉素、补液等效果不显，于9月7日应邀会诊。

诊见：高烧6天，无汗，微有咳嗽，大便溏薄，日三四次，食欲不振，精神蒙眬。舌苔薄黄腻，脉象濡缓。

【辨证】湿热弥漫三焦，热邪侵犯心包。

【立法】辛宣清利，芳化开窍。

【方药】藿香10g，佩兰10g，清豆卷10g，连翘10g，竹叶3g，杏仁10g，苡仁10g，通草3g，甘草3g，滑石12g，赤茯苓6g，菖蒲6g，朱灯心2寸。2剂。

复诊：服药后大便次数减少，日1次，他症无变化，苔薄黄，脉数，以原法出入。

淡豆豉10g，薄荷3g，竹叶3g，葛根5g，连翘5g，杏仁6g，白蔻3g，通草3g，甘草3g，苡仁10g，滑石10g，赤茯苓10g。3剂。

9月12日三诊：身热已退至37.6℃，精神好转，仍便稀纳呆，舌苔薄白，脉细无力。湿热已退，胃气未复，脾运不健，继以健脾养胃，化湿和中。

藿香6g，陈皮5g，扁豆10g，生苡仁10g，白蔻仁3g，滑石10g，通草2g，谷芽12g，麦芽12g，晚蚕砂6g（包）。

服上药3剂，诸症基本消除，临床治愈出院。

本例现代医学检查诊断为肠伤寒，症情较重。病为湿热弥漫三焦，邪侵心包所致，故症见发热，无汗，微咳，便溏，纳差，神识蒙眬，苔腻脉缓。治以辛宣清利，芳化开窍，使上、中焦气分的湿结稍开，熏蒸之热势得以转缓，大便由溏转稠，湿邪已能从小便而去，这就是"气化则湿化"的治法。复诊时热势已减，恐其湿从燥化而变证丛生，故用三仁汤辛凉泄热，去厚朴之苦温，半夏之辛燥，加豆豉、薄荷、葛根芳化透表，连翘、赤茯苓以清热化湿。因此药后热势即退至接近正常，他症亦随之而减轻，三诊时即以健脾化温以善其后。我个人体会到，治疗湿热蕴结的湿温证，必须首先重视化湿，使湿去热孤，热无所附则湿易清。湿为有形之邪，湿热挟湿之证，须于凉解之中加淡渗之品，使湿从小便而去。这就是古人讲的"治湿不利小便，非其治也。"若用药不分主次，急于用苦寒甘寒以退热，而忽视化湿，则必然导致热为湿困，黏腻固着，湿不去而热不清，病必缠绵不解。

病案 2

信某，女，43 岁。因发烧伴下肢游走性疼痛 6 天，于 1984 年 6 月 4 日入院，经服红霉素、庆大霉素、APC 及中药清热和解、舒经通络之剂，发烧持续不退。6 月 12 日查血肥达反应阳性，诊为肠伤寒。加用少量氯霉素，体温不降，并见腹痛，大便色黑，呈柏油样，恶心腹胀。6 月 15 日应邀会诊。

诊见：身热，体温 38.9℃，汗出热不退，胸闷，口苦恶心，腹胀便黑。

【辨证】暑湿伤中，肠胃不和，且有动血之象。

【立法】芳香化湿，调和肠胃，清热凉血。

【方药】藿香 10g，清半夏 10g，银花炭 6g，葛根 10g，生苡仁 10g，竹叶 6g，炒丹皮 6g，扁豆 10g，荷叶 6g，伏龙肝 20g（包，先煎），黄连 2g。3 剂。

6 月 18 日二诊：药后热势已降，体温 37.3℃，恶心腹胀亦减，惟大便次频色黑，舌暗红，苔黄腻，脉濡细。原方去葛根、黄连，加黄芩 10g，仙鹤草 15g，白芍 10g。4 剂。另用人参粉、三七粉各 2g，一日 2 次冲服。

6月22日三诊：体温降至正常，腹胀消失，大便仍溏黑，身倦，舌质偏淡，苔厚腻微黄，脉沉细。仍当芳化湿浊，清热凉血，并嘱少食多餐，流质饮食，防止食复。

银花炭 10g，黄芩炭 6g，丹皮 10g，白芍 10g，侧柏炭 10g，地榆炭 10g，茯苓 10g，通草 5g，藿香、佩兰各 10g，扁豆 10g，青蒿 10g。4 剂。

6月26日四诊：食欲好，大便调，惟乏力腿软，舌淡苔中部滑腻微厚，脉濡。湿困脾胃，有从阴化寒之势，当增温化淡渗之品。

银花炭 10g，黄芩炭 6g，丹皮 10g，侧柏炭 10g，茯苓 10g，藿香、佩兰各 10g，扁豆 15g，苍白术各 6g，青蒿 10g，生苡仁 10g。3 剂。

药后大便转黄，自觉症状基本消失。上方稍加进退，善后调理，痊愈出院。

湿温系湿热为患，临床要辨清湿与热的多少轻重，以决定治法。本例以身热胸闷，泛恶苔腻为主症，属湿重于热，治疗须以芳化湿浊为主，而勿过用苦燥、淡渗。因芳化不仅可以化湿，并可和胃，促进食欲，且不若苦温之易于化燥，淡渗之易于伤阴。况本例已有动血之象，更要避免使用伤阴动血之品。故以藿香、清半夏、苡仁、荷叶、扁豆等化湿和胃，凉血则选用银花炭、丹皮、伏龙肝，既可凉血，又不恋阴碍湿。二诊、三诊考虑病程已进入第3周，易于出血穿孔，且见便黑腹胀，故加重凉血宁络之品，如银花炭、丹皮、黄芩炭、侧柏炭、地榆炭，另加人参粉、三七粉，寓益气摄血、化瘀止血之意。由于便黑多日，湿重于热，此时必须密切注意湿邪伤脾，从阴化寒之趋势。本例后期见苔腻而水滑，此乃湿从寒化之兆，故后期加苍白术以温化运脾，而凉血、宁血之品仍不敢稍懈。

病案 3

李某，男，40岁。因发烧伴恶寒，头痛，恶心，上腹部隐痛 5 天，1984 年 6 月 11 日血培养有伤寒杆菌生长，于 6 月 12 日由急诊室收入院。先后用过氯霉素、红霉素及中药，高烧仍然不退，6 月 15 日应邀会诊。

诊见：高烧寒战，头痛汗出，神倦，面然黄垢，恶心呕吐，中脘闷痛，便溏纳呆。舌淡胖，苔薄黄腻。

【辨证】暑热挟湿困中，湿热并重。

【立法】芳化淡渗，清利湿热。

【方药】茵陈 15g，藿香 10g，厚朴 6g，清豆卷 12g，茯苓 12g，通草 6g，块滑石 12g，清半夏 10g，姜竹茹 6g，佩兰 10g，玉枢丹 1.5g。6 剂。

6 月 20 日二诊：药后热势渐退，无寒战，时汗出，头重痛，脘痞隐痛，大便已成形，日 1 次，小便黄，舌淡红，苔薄腻微黄，宜淡渗利湿，清泄余邪。

藿香 10g，厚朴 10g，清豆卷 12g，半夏 10g，茯苓 15g，苡仁 20g，扁豆 20g，黄芩 10g，白芷 10g，葛根 15g。6 剂。

6 月 23 日三诊：午后仍有低烧，汗出头痛，神倦，小便黄赤，有烧灼感，大便已成形，舌淡胖，苔白腻，根微黄，脉沉滑。仍当芳化淡渗为治。

藿香、佩兰各 10g，青蒿 10g，银花 10g，清豆卷 10g，焦三仙各 10g，茯苓 10g，通草 5g，清半夏 10g，陈皮 6g，荷叶 6g，扁豆 10g，川芎 6g。6 剂。

6 月 26 日四诊：药后体温渐退，午后仍现低烧（37.5℃～37.8℃），头重体倦，汗出量少，胃纳日增，大便成形，尿黄赤热，舌淡尖红，苔腻微黄。宜化湿醒胃，利湿清热。

藿香、佩兰各 10g，青蒿 10g，银花 10g，清豆卷 10g，柴胡 10g，黄芩 10g，茵陈 20g，荷叶 10g，块滑石 10g，通草 5g，扁豆 10g，焦三仙各 10g。4 剂。

6 月 30 日五诊：发热已净，纳佳，但仍头昏胀痛，乏力，自汗出，便溏，日二行，舌暗淡，苔白微腻。湿热有寒化之势，减苦寒加健脾燥湿之品。

藿香、佩兰各 10g，青蒿 10g，清豆卷 10g，荷叶 5g，通草 6g，扁豆 10g，生苡仁 10g，苍白术各 10g，茯苓 10g，清半夏 10g，陈皮 6g，泽泻 15g。6 剂。

药后诸症渐平，调理至痊愈出院。

本例高烧寒战，结合舌脉及全身症状，辨证为暑热挟湿困中，湿热并重。治疗不能见热治热，而应着重祛湿，芳化淡渗，清利湿热。因湿去则表气易于透达，里气亦易通达，并使湿热分离，所谓"渗湿于热下"，故全方突出治湿，未见清热之品，而热退寒战消除，大便成形，实由湿去表里之气通达之故。本例虽有脘痞隐痛、便溏神倦之象，也只用荷叶、扁豆、焦三仙、苡仁、茯苓、半夏、陈皮、苍白术等化湿运脾醒胃，切勿滋补过早，这在湿温治疗中甚为重要。

病案 4

郭某，男，52 岁。1980 年 7 月 3 日初诊。反复发热半年有余，体温常在 37.5℃～38.5℃之间，且伴心悸，气短，周身乏力，干咳少痰，不易咯出，发热时恶寒，微有汗出，舌质暗红，苔黄腻，脉细数少力。

【辨证】湿热内阻，缠绵不愈。

【立法】清暑利湿。

【方药】青蒿 10g，白薇 10g，芦根 10g，桂枝 5g，块滑石 10g，生石膏 15g（先下），知母 10g，桑叶 5g，银花 10g，连翘 10g，杏仁 10g，桑枝 15g。7 剂。

二诊：药后热退，仍觉心悸气短，周身乏力，干咳痰少，不易咯出，舌红苔黄，脉无力。再以益气清热化湿为法。

黄芪 10g，党参 10g，青蒿 10g，黄芩 10g，茯苓 10g，通草 5g，芦根 15g，滑石 10g，苡仁 15g，荷叶 10g。6 剂。

三诊：心悸、气短好转，仍感乏力，睡眠较差，晨起口苦，苔薄黄腻，脉稍有力。再以益气利湿清热。

仙鹤草 10g，功劳叶 10g，党参 10g，黄芪 10g，炙甘草 5g，大枣 5 枚，茯苓 10g，芦根 20g，滑石 10g，苡仁 15g，荷叶 10g。6 剂。

四诊：昨日发热复起，午后体温 38.4℃，头痛咽痛，恶寒微汗出，舌暗红，苔薄黄腻，脉细数。再以清化。

清豆卷 12g，山栀 10g，薄荷 5g（后下），杏仁 10g，广郁金 10g，茯苓 10g，通草 5g，块滑石 10g，黄芩 10g，藿香 10g，桑枝 20g。3 剂。

五诊：热已退清，纳呆眠差，舌暗红，苔中黄，脉细小数。余热未清，再以清利。

竹叶 5g，生石膏 15g，太子参 10g，茯苓 10g，麦冬 10g，黄芩 10g，杏仁 10g，枇杷叶 10g，青蒿 10g，荷叶 10g，全瓜蒌 15g。6 剂。

患者为气阴两虚之体，湿邪中阻，阴虚内热与湿浊交炽，每因外感风寒之邪或暑令之际，湿热为病，体虚难胜，故发热反复不解。发热时，予清热利湿为治，时值暑令，故着重清暑利湿，药用青蒿解暑清热，白薇清热凉血，石膏、知母清热泻火，银花、连翘清热解毒凉血，散风热，又以滑石清暑渗湿利尿，以桑叶解毒，清肝肺风热，桑枝祛风湿，利关节，杏仁止咳祛痰，宣肺平喘，再入芦根清热生津。诸药为伍，平淡轻清而不伤正，热退湿减后即予益气养阴生津，扶正而不碍邪。湿热互阻于内，不可操之过急，骤清必伤正气，骤补则留邪难祛。惟用轻清化气利湿为先，平补气阴与清利相伍，正气渐复，湿热之邪分利而祛，缠绵之疾始得平复。

病案 5

牛某，男，20 岁。1960 年 7 月 20 日住某医院。发烧已有 5 天，体温逐渐上升（39℃以上），精神食欲不振，外院曾按感冒治疗不效。入院查体：体温 39℃，脉搏 76 次/分钟，呼吸 18 次/分钟，营养发育一般，神清，表情淡漠，胸前可见大小不等三四个红疹，压之褪色，咽充血，扁桃体Ⅱ度肿大，无渗出液，肝于深呼吸时可触及，脾未触及。西医诊断：肠伤寒？7 月 22 日应邀会诊。

诊见：发热，头晕目眩，微汗出，腰部酸痛。前胸布红疹三四个，白痦透露于颈项及胸部皮肤，散在，饱满晶莹。舌苔薄腻，脉象濡缓。

【辨证】湿热郁蒸气分，困阻中焦，上蒸头目。

【立法】清化湿热，宣气透痦。

【方药】杏仁 10g，苡仁 10g，竹叶 5g，连翘 10g，大豆卷 12g，六一散 10g（包），通草 3g，茯苓 6g，荷叶 1 角，芦根 12g，佩兰 6g，秦艽 6g。2 剂。

复诊：药后湿热之邪得以宣化，体温已趋正常，精神好转，苔腻渐退，诸症均减。惟白痦继续外布，胃纳尚差，尚有余邪未清，必当乘勇追击，免穷寇为患，守原方出入。

生苡仁 10g，茯苓 10g，竹叶 5g，杏仁 10g，藿香 10g，

佩兰 10g，滑石 10g，通草 3g，大豆卷 12g，荷叶 1 角，神曲 10（包）。

上方服 3 剂，脉静身凉，诸症均除，痊愈出院。

根据本例脉症，病系湿温。湿遏气分，故见发热微汗，体重，腰酸，脉缓苔腻；湿蕴化热，郁蒸肌肤，故见皮肤红疹及白痦。湿热中阻则纳差，上蒸头目则晕眩。治以辛凉宣透，淡渗利湿，使表邪从气分而解，里邪从小便而出。方中以杏仁、荷叶、芦根宣肺清热于上，茯苓、苡仁健脾渗湿，藿香、佩兰和中以理中焦、六一散、通草以导热于下，佐以连翘、竹叶、大豆卷清心泄热，秦艽祛经络之风湿。从而使湿热郁蒸之邪很快从气分而解，药后症减，再诊时宗原法出入，病得痊愈出院。

六、秋燥

秋燥是感受秋令燥气病邪而发生的一种温热病。燥证分温燥、凉燥两种，本节主论温燥。本病初起多见邪在肺卫，与风温相似，但必有津气干燥的见症，这是本病的特征。若肺卫之邪不解，则化热清里，其津气干燥之象更为明显。燥热在肺者，易成肺燥阴伤，传入阳明胃肠时，每成肠燥便秘或阴虚腑实之证。若燥伤营血，可出现咳血、吐血、衄血之证。治疗当注意滋阴润燥透邪，随邪气深入，病有发展，分别采取清燥润肺、增液通下、滋阴养血等法。

（一）具体治法

1. 辛凉甘润透邪法　燥邪袭肺，肺气失于宣肃，症见发热，微恶风寒，头痛少汗；燥气伤津则咳嗽少痰，咽干鼻燥，口渴，苔燥，脉浮数。治宜辛润透表。

桑叶 10g，杏仁 10g，沙参 10g，香豆豉 10g，瓜蒌皮 10g，鸭梨 1 个，桔梗 6g，生甘草 3g。

咽痛者可加牛蒡子 10g，痰黏加鲜竹沥水 10ml。

2. 清燥润肺法　燥邪在卫分不解，内传气分肺胃，故见身热，干咳无痰，呼吸气粗，口渴欲饮，苔白而干，舌红，脉细数。治宜清燥润肺。

冬桑叶 10g，生石膏 15g（先下）。沙参 10g，生甘草 6g，胡麻仁 10g，麦冬 10g，杏仁 10g，枇杷叶 10g。

大便干者可加瓜蒌 30g，口渴甚者可加天花粉 10g。

3. 增液通下法　燥邪内结，化火灼津，症见便秘腹胀，舌绛苔焦黑，脉沉无力。治以增液通下。

元参 15g，生地 15g，大麦冬 10g，生大黄 6g（后下），元明粉 5g（冲），枳壳 10g。

若用 1 剂大便仍未通可加蜂蜜 30g。

4. 养血润燥法　燥邪深入下焦，肺病及肾，营血阴液受损，症见咽痛，唇舌燥裂，神倦气短，干咳，痰中带血，午后微热，手足心热，舌红绛，苔黄燥，脉沉数。治宜养血润燥。

知母 10g，天花粉 10g，生地 10g，橘络 5g，杏仁 6g，川贝粉 5g（冲），沙参 10g，元参 10g，黛蛤散 10g（包）。

若燥热动血，症见吐血，衄血，烦躁不安，加侧柏叶 10g，茜草炭 10g，鲜藕汁 30g（冲）；若有血虚证候，可加何首乌 15g，白芍 10g。

5. 甘寒滋润肺胃法　外感邪气已解，燥热灼伤肺胃津液，肺津伤则咳嗽不已而少痰，胃阴伤故口舌干燥而渴，外感已净，则身热不甚，舌红少苔，脉细。

沙参 10g，玉竹 10g，生甘草 3g，冬桑叶 10g，麦冬

10g，花粉 10g，鲜芦根汁 30g（冲），鲜藕汁 30g（冲）。

若大便不干者可加生扁豆 10g，山药 10g。

6. 肃肺润肠法　外邪已解，肺受燥伤，气机失宣，症见咳而不爽；肺不布津，大肠失润，糟粕停聚，则腹胀便秘，苔干脉细。治宜肃肺润肠。

杏仁 10g，陈皮 10g，松子仁 10g，郁李仁 10g，桃仁10g，柏子仁 10g。

若用此方仍大便不通畅，可加瓜蒌仁 30g，槟榔 12g。

（二）治疗用药特点

1. 关于润燥生津药物的应用　辛以润之，可分为辛开温润和辛凉甘润两种，但过用味辛之品，辛过亦燥，故而要掌握辛味的尺度，以能够流动气机又不耗伤阴液为宜。使用润燥药物还应注意不宜大量堆砌，以防滋腻脾胃。

2. 内外燥证治疗的区别　外燥证应以散邪为主，着重祛邪外出；内燥证则以养阴生血为主，"燥甚则伤血"，故除应用沙参、麦冬、玉竹、石斛等生津润燥药物之外，还宜根据证情适当加入何首乌、生地、肉苁蓉等养血润燥之品。

（三）病案举例

病案 1

步某，女性，49 岁。1987 年 9 月 10 日初诊。4 天来患者发热，微恶风寒，头痛，咽干口渴，咳嗽，咳吐白痰，周身酸软无力，舌暗红，苔薄黄，脉细小数。证属秋燥犯肺，肺气失宣，治以轻清辛凉宣肺润燥。

桑叶 10g，菊花 10g，杏仁 10g，象贝母 10g，桔梗 6g，生甘草 3g，僵蚕 10g，牛蒡子 10g，枇杷叶 10g，沙参 10g，全瓜蒌 15g。4 剂。

9 月 14 日复诊：药后发热已退，微有汗出，头不痛，咽干，咳嗽少痰，舌暗红苔薄黄，脉细。继以辛凉宣润之法。

桑叶 10g，杏仁 10g，象贝母 10g，桔梗 6g，沙参 10g，枇杷叶 10g，生甘草 3g，紫菀 15g，麦冬 10g，全瓜蒌 15g。

上方进 4 剂而愈。

病案 2

王某，男，2 岁半。1977 年 8 月 30 日初诊。其母代诉：患儿于 8 月 1 日起发烧呕吐，两侧扁桃体稍大，经用抗生素好转，但因素体虚弱，抵抗力差，热势几经波动，入秋久晴无雨，复见午后发热，体温常在 37.5℃ ~38℃ 之间，且咳嗽，咽干喉痛，有汗，神疲，有时呕吐，腹胀。舌质红，苔根黄少津，指纹浮紫。查体：面色欠华，左扁桃体Ⅱ度肿，大，稍红，两肺呼吸音粗糙，未闻及啰音，心率 106 次 / 分钟，频发早搏。血常规检查：白细胞 $11.8 \times 10^9/L$，中性粒细胞 0.70，杆状细胞 0.20，淋巴细胞 0.25，单核细胞 0.01，嗜酸性粒细胞 0.02，疟原虫（－）。西医诊断：①上感；②病毒性心肌炎？

【辨证】禀赋不足，暑热未清，温燥外袭，致使肺胃清降失司。

【立法】辛凉解表，凉润解毒。

【方药】银花 12g，连翘 10g，荆芥 6g，薄荷 3g（后下），牛蒡子 10g，青蒿 10g，白薇 12g，板蓝根 20g，藿香 6g，玉竹 12g，芦根 20g，滑石 10g。3 剂。

9 月 8 日二诊：药后热退咳止，心率 104 次 / 分钟，早搏消失，尚不思饮食，咽喉痛，口干汗多，舌苔黄腻，脉数。再以凉润利膈为主，佐消食开胃。

芦根 15g，生石膏 12g（先下），黄芩 5g，青蒿 10g，谷麦芽各 10g，沙参 10g，麦冬 6g，牛蒡子 6g。

服 6 剂，随访病愈。

秋燥为秋令新感引起的一种疾病，其特征在伤肺，有凉燥、温燥之分，在卫、在气之别。本案患儿因系秋燥犯肺，以发热、咳嗽、咽喉干痛、舌红为特征，脉舌合参，显系温燥无疑。肺虽失肃降宣发之权，但尚未至膹郁之状，虽病期较久，但发热、咳嗽、出汗肺卫见症仍在，故治以轻清宣润。初诊用银花、连翘、荆芥、薄荷、藿香、牛蒡子以轻宣解表，以芦根、青蒿、白薇、玉竹滋肺胃之阴以清热润燥，加滑石以导热下行，板蓝根以清热利咽解毒。是以药后即热退咳止，再诊时即以滋养肺胃之阴而清余热，免炉烟虽熄，灰中有火。

七、冬温

冬温是发生于冬季的一种温热病，由于冬季感受风热之邪而成。古人认为冬温由伏邪所致，通过临床观察，发现冬温感而即发之证居多。

冬季寒气当令，如气候反常，应寒反暖，人体之阳气失于潜藏，腠理卫外不固，感受温热之邪以后，易于化火灼津，而成冬温之病。这种病机在老年阴虚之体尤为突出，如不及时治疗，预后不良。吴鞠通说："冬温者，冬应寒而反温，阳不潜藏，民病温也。"可见冬温为病，外由非时之暖，阳不潜藏；内由素体不足，阴津暗耗。本病初起病邪多在肺卫，继而传入气分，甚则传入营血而发斑疹，或为风动痉厥。

治疗上要处处注意清热养阴，多用辛凉疏表、清热宣肺生津、凉膈泄热等法，不可误用辛温或燥热药物，否则势必阴津更伤，病情加重。

（一）具体治法

1. 辛凉疏表法　邪袭肺卫，卫气被郁，开合失司，症见发热、微恶风寒，邪热上蒸则头痛，肺气失宣则咳嗽，邪热灼津，阴津暗耗，则口渴鼻干。苔薄白，舌尖红，脉浮数。治宜辛凉疏表。

银花 10g，连翘 10g，竹叶 10g，牛蒡子 10g，荆芥 10g，薄荷 5g（后下），桔梗 6g，生甘草 6g，鲜芦根 30g。

口渴甚者可加麦冬 10g，天花粉 10g；挟温毒而项肿咽痛可加射干 6g，玄参 10g；咳重痰多者加杏仁 10g，冬瓜仁 15g。

2. 清热宣肺生津法　肺卫之邪不解，内传手太阴及阳明气分，正邪剧争，肺胃热盛，里热蒸迫，症见壮热，汗多咳嗽较甚，咳吐黄痰；邪热蕴结于上，则咽喉红肿疼痛；气热伤及阴津，则烦渴不已，苔黄燥，舌质红，脉数大。宜清热宣肺生津。

生石膏 30g（先下），知母 10g，元参 15g，黄芩 10g，生甘草 6g，麦冬 10g，生地 10g，杏仁 10g（炒）。

表证未退者可加桑叶 10g，牛蒡子 10g，薄荷 6g（后下）；尿黄加芦根 30g，茅根 30g。

3. 凉膈泄热法　气热化火，灼伤津液，而成中焦燥实，则烦躁不安，大便燥结不行，小便赤涩；热盛上焦，故见目赤咽痛，口疮唇裂，舌红而干，苔白或黄，脉数。

生大黄 10g，元明粉 6g（冲），山栀 6g，连翘 10g，黄芩 10g，生甘草 6g，元参 10g，竹叶，全瓜蒌 20g。

口渴甚者加生地 15g，尿黄赤者加白茅根 30g，苔黄厚可加木通 5g。

4. 清热透疹法　温邪蕴结肺卫，失于清化，热入血络，外发肌表，症见身热发疹，心烦不安，口渴咽痛，舌红苔薄黄，脉数。

葛根 10g，牛蒡子 10g，连翘 10g，荆芥 6g，前胡 10g，赤芍 10g，紫草 10g，蝉衣 3g，生甘草 6g。

疹郁不透加升麻 6g；兼湿挟白㾦者可加竹叶 6g，苡米 15g，败酱草 15g；大便干结，疹发热不畅者加全瓜蒌 30g；疹发鲜红量多，可加板蓝根 10g，紫草 10g。

5. 清营透斑法　热毒蕴结气分，失于清解，波及营血，外发肌肤，症见肌肤灼热发斑，斑色紫黑，热盛动血，扰乱心神，故而神昏谵语，舌绛少津，脉细数。治宜清营透斑。

生石膏 30g（先下），知母 10g，元参 12g，丹皮 10g，大青叶 10g，生地 12g，银花 12g，连翘 10g，广犀角 3g（先下）。送吞安宫牛黄丸 1 粒。

若伴抽搐者可加羚羊角粉 0.6g（冲），紫雪丹 1.5g（冲）；大便不通者加生大黄 6g，元明粉 6g（冲）。

6. 育阴泄热法　邪热久稽，里结胃腑，化燥伤阴，正虚邪实，症见神志模糊，肉瞤筋惕，肢体震颤，大便燥结不行，舌绛，苔焦黑燥裂，脉沉细数。

元参 12g，生地 18g，麦冬 10g，生大黄 10g，芒硝 6g（冲），生甘草 3g，姜汁少许（冲服）。

气短、脉无力属气虚者，可加人参 10g，当归 10g；若肉瞤筋惕甚者，加生牡蛎 15g，龟板 15g，鳖甲 15g；若有鲜梨汁加入汤药中尤为适宜。

（二）治疗用药特点

1. 解表的特点　冬温之病发于冬季，气候寒冷，解表散邪当用辛温之品，以散表邪，但只宜少少用之，大剂桂麻不宜，宜用苏叶、荆芥、防风等，不可过用辛温以防耗散阴液。

2. 清热药物的应用特点　冬温的基本病机是热盛阴伤，因而冬温邪毒入于气分或营气血时，使用清热药应以辛甘寒之品为主，苦燥之品不宜多用。中病即宜换方，否则势必阴液更伤，病情加重。

3. 养阴药物的应用特点　养阴药的应用要早、要及时，初起邪在肺卫时即可应用，如鲜芦根、麦冬、玉竹、天花粉等。同时要注意顾护胃气，若有胃脘作胀、嗳气频作等表现，亦可加入香橼皮、佛手等理气通降之品。

（三）病案举例

病案 1

郭某，女性，39 岁。1988 年 1 月 21 日初诊。患者发热 3 天，体温 38.3℃，微恶风寒，头晕，轻咳，晨起咳痰色白，口干，关节疼痛，嗳气纳差，大便于 2 日一行，舌暗，苔黄，脉细弦小数。

证属邪袭肺卫，卫气被郁，肺气失宣，从发病季节来看，属于冬温范畴。治以宣肺疏风，理气和胃。

沙参 10g，麦冬 6g，桑白皮 10g，杏仁 10g，象贝母 10g，焦三仙各 10g，全瓜蒌 15g，枳实 10g，大腹皮 10g，丝瓜络 6g，桑叶、桑枝各 10g。3 剂。

1 月 25 日二诊：药后发热已退，大便日一行，但仍头晕，关节疼痛，动则尤甚，继以前法加减，以祛余邪。

沙参 10g，麦冬 10g，桑叶、桑枝各 10g，象贝母 10g，杏仁 10g，枳壳 10g，全瓜蒌 15g，焦三仙各 10g，木瓜 10g，丝瓜络 6g，桑白皮 10g。

进药 4 剂而愈。

病案 2

费某，男，35 岁。1959 年 1 月 20 日初诊。两天前突然发烧，恶寒，咳嗽，咯吐黑色痰涎，左下胸部疼痛，时有鼻衄。查体：体温 39.1℃，咽充血，左下胸背部可闻及少许湿性啰音。血常规检查：白细胞 $18.0 \times 10^9/L$，中性粒细胞 0.87，淋巴细胞 0.10，单核细胞 0.03。西医诊断：左下大叶性肺炎。曾用抗生素等治疗两天，疗效不显，故来就诊。

诊见：恶寒发热，头痛有汗，咳嗽，痰内带血，其量不多，左胁疼痛，咳则加剧，口渴喜饮。舌质红，苔薄白，脉象浮数。

【辨证】冬温犯肺，肺失宣降。

【立法】辛凉解表，化瘀清肺。

【方药】桑叶 10g，菊花 10g，杏仁 10g，桔梗 10g，连翘 10g，鲜芦根 30g，板蓝根 30g，桃仁 10g，冬瓜子 15g，生苡仁 15g，丹皮 10g，仙鹤草 10g。3 剂。

复诊：药后表解热退，咳嗽、胸痛亦减，痰已无血，脉转和缓，苔薄白，尚口渴，午后尚有低热。血常规检查：白细胞 $5.6 \times 10^9/L$。宗原方加减。

桑叶 10g，杏仁 10g，桔梗 5g，生苡仁 15g，黄芩 6g，连翘 10g，冬瓜子 12g，新会皮 6g。

连服 3 剂，临床症状消除。

本案西医诊断为大叶性肺炎，但从具体症状来看，属于中医冬温的范畴。冬温与伤寒均发生在冬季，病之初均可见寒热、头痛、无汗等症状，容易混淆，必须详察细辨。伤寒一般多伴见头项强痛，骨节酸痛，苔薄白，脉浮紧；冬温则多见口干口渴，咽喉痛，舌红苔黄，脉数。本例症见发热，咽痛，口渴喜饮，舌红，脉数，伴有咳嗽，痰中带血，均为一派热象，病系风邪外闭，痰热内阻，伤及血络所致。一般常以辛凉泄热，清肺止咳之法为治，方用麻杏石甘汤加味。而本案却不用麻杏石甘汤亦获速效，何故？《内经》云："肺咳之状，咳甚则唾血"，可见病在肺无疑。既云"唾血"又为何不用滋阴凉血之品？这是因为肺为轻虚之脏，邪热闭肺，若投凉血之品，必致冰伏其邪，只须辛凉微苦之桑菊饮，取其微苦则降，辛凉则平，宣肺以轻清，避辛温之劫燥；合千金苇茎汤以清肺化痰，逐瘀排脓，从而做到方不虚设，药不杂投，是以二诊即愈。

病案 3

郝某，女，67 岁。1985 年 1 月 24 日初诊。平素头目眩晕，腿胀麻痛，近日来低热，关节酸痛，咳嗽，气喘，有痰不多。舌红少苔，脉细数。

【辨证】阴虚阳亢，风热袭肺。

【立法】先以清解利肺，佐以化痰通络。

【方药】桑叶 6g，桑枝 10g，菊花 10g，杏仁 10g，牛蒡子 10g，前胡 10g，象贝母 6g，路路通 10g，僵蚕 10g，枇杷叶 10g，焦三仙各 10g，莱菔子 10g。3 剂。

复诊：低热已退，关节酸痛已瘥。惟咳嗽仍频，气喘，头目眩晕虽略减，但腿胀麻痛，舌红苔薄，脉细滑。再以宣肺止咳定喘。

紫菀 10g，百部 10g，苏子 10g，白芥子 6g，莱菔子

10g，橘红 6g，地龙 10g，冬瓜子 10g，清半夏 10g，枇杷叶 10g，焦三仙各 10g。6 剂。

三诊：咳嗽大减，气喘亦平，惟腿胀麻疼，舌红苔薄，脉细滑而弦。风热外感已除大半，阴虚肝阳上亢，再以平肝潜阳，清散余邪。

生石决明 20g（先煎），夏枯草 10g，地龙 10g，牛膝 15g，天麻 6g，枇杷叶 10g，杏仁 10g，桑叶 6g，菊花 10g，香附 10g，焦三仙各 10g。6 剂。

本案阴虚阳亢，风热袭肺，从其发病季节和具体症状来看，属冬温的范畴。桑叶、菊花最为相宜，勿谓其轻描淡写而不用。治肝热动风之羚角钩藤汤配用桑、菊，既可散外感风热，又可清肺热，息内风。本例初诊时首选了桑叶、菊花，正是此意。方中杏仁、贝母、前胡、牛蒡子、枇杷叶，可清化痰热而利肺气；桑枝、路路通，通络止痛；以僵蚕配桑、菊疏风热，利咽喉，清头目；以莱菔子配焦三仙，消导健脾之中寓降之意，气降则痰喘可平。二诊时由于热退、关节痛瘥，故重点以三子养亲汤合二陈汤清肺化痰。三诊时因嗽、喘、痰等冬温时邪已平而转入治阴虚肝阳上亢之"本"，前后治疗各有重点，故疗效满意。

病案 4

郝某，女，成年。1985 年 1 月 7 日初诊。4 周前因受凉而发热，身痛，胃脘灼热疼痛，口渴思冷饮，曾屡用中西药物治疗不效。舌红苔白，脉细数。

【辨证】冬温挟湿，化热入络。

【立法】清化湿热，通络透邪。

【方药】清豆卷 10g，焦山栀 6g，草薢 10g，晚蚕砂 10g（包），芦根 15g，滑石 10g，防己 10g，木瓜 10g，路路通

10g，丝瓜络 6g，桑叶 6g，桑枝 15g。3 剂。

复诊：身热已退，身痛已瘥，惟胃脘痞痛时作，舌红苔白，脉细弦。此乃时邪已解，肝胃不和，当以疏肝理气，和胃降逆。

苏梗 10g，香附 10g，陈皮 6g，金铃子 10g，元胡 5g，马尾连 6g，吴茱萸 1.5g，香橼皮 10g，佛手 6g，枳壳 10g，大腹子皮各 6g。4 剂。

本例患者从发病时令上来看，属冬温挟湿，化热入络，非普通感冒可比。其所以 4 周不愈，一因湿热交结，缠绵难解，二因治疗不当。初诊方用豆卷、桑叶清轻透邪，山栀清热化湿，芦根、滑石、萆薢、晚蚕砂淡渗利湿而不伤阴，木瓜、防己、路路通、丝瓜络、桑枝最善通络。且芦根配桑叶透邪外达之功能大增，晚蚕砂配木瓜化浊通络作用更强。诸药协同，化湿通络，透邪外达，而使身热退，身痛瘥。二诊则根据时邪已解，肝胃不和而以香苏散合左金丸、金铃子散疏肝理气，和胃降逆。体现了先祛邪外达，再调理脏腑平衡的先标后本治疗原则。

八、温毒

温毒为温邪挟毒而引起的局部肿痛兼有全身症状的温热病。一般较温热病为重，传染性比温热病要强。

由于温毒之邪所侵犯的部位不同，症状各异，病名不同，治疗方法亦殊。大头瘟以清热解毒、润燥养阴为主，蛤蟆瘟以疏表清热散结为主，烂喉痧以清热解毒、凉营养阴为主，白喉以清热解毒利咽为主，麻疹以清热解毒透疹为主。根据每一病证表里轻重之异，治疗亦变化无穷，但终不离清热解毒之基本方法。

（一）具体治法

1. 大头瘟 温毒内蕴，上攻于头面部，造成头面红肿，焮热而痛的病证。由于热毒之大小及正气之盛衰有所不同，临床采用疏表解毒、清热解毒、清心解毒及润燥养阴等法。

（1）疏表解毒法 温毒初犯，上攻于头，头部微发红肿，发热恶风，头痛口渴，或咳嗽咽痛，舌尖红，苔薄白，脉滑数。治以辛凉疏表。

银花 10g，连翘 10g，牛蒡子 10g，薄荷 5g（后下），桔梗 5g，荆芥 5g，生甘草 3g，鲜芦根 30g，赤芍 10g，大青叶 15g。

咽痛甚者，加板蓝根、射干，头痛甚加桑叶、菊花。

（2）清热解毒法 温毒炽盛化火，火毒上攻，头面焮肿热痛，肢体灼热，烦躁口渴，咽喉红肿热痛。舌质红苔黄或燥，脉数大。治宜解毒清热。

黄芩 10g，马尾连 5g，牛蒡子 10g，元参 12g，生甘草 3g，桔梗 5g，板蓝根 12g，马勃 3g（包），银花 12g，僵蚕 10g，薄荷 3g（后下），大青叶 12g，升麻 3g。

大便不通者，加生大黄、元明粉；头面焮肿，热痛甚者，加桑叶、荆芥，或用野菊花、黄柏、生大黄、制乳没制成油膏外用。

（3）清心解毒开窍法 温毒入营，邪陷心包，身热夜甚，头面红肿疼痛，神昏谵语，舌红或绛，脉细数。治宜解毒清心开窍，以救其危。

安宫牛黄丸 1 粒，温开水送服，再服汤药：

牛黄 1.5g，连翘心 10g，郁金 10g，元参 10g，竹叶心 6g，莲子心 6g，丹皮 6g，菖蒲 6g，朱茯神 12g，黄连 3g。

每日 2 剂，每隔 6 小时服 1 次。

（4）润燥养阴法 头面焮肿消退，热减退，微恶寒，目涩、咽燥口干，舌红少津，苔少或剥，脉细数无力。治宜养阴润燥生津。

南沙参、北沙参各 10g，麦冬 10g，玉竹 10g，天花粉 10g，冬桑叶 10g，生甘草 3g，川贝母 5g，石斛 10g，生地 10g，玄参 10g。

若大便干燥加天花粉 10g。

2. 蛤蟆瘟 温毒上攻头部少阳络脉，致使两颐肿胀如鸡卵，压之酸痛，伴发热，俗称痄腮。以儿童最为多见。治疗宜采用内外合治之法，内治根据病证的轻重不同，方法略异；外治则用蚤休、青黛或玉枢丹涂于患处。

（1）清热解毒散风法 用于治疗蛤蟆瘟初起，微有发热，一侧或两侧腮颊肿胀，微感疼痛或有压痛，开口或咀嚼不利，饮食及精神稍差，舌红苔薄白，脉浮或数。治以清热解毒散风。

银花 12g，连翘 12g，荆芥 10g，淡竹叶 10g，淡豆豉 10g，牛蒡子 10g，桔梗 6g，甘草 3g，鲜芦根 15g，薄荷 3g（后下），大青叶 15g。

若见高热，可加黄芩、知母。

（2）清热解毒消肿法 两腮颊明显肿大，胀痛拒按，吞咽及咀嚼困难，发热不恶寒或微恶寒，头痛或咽喉肿痛，倦怠乏力，口渴欲饮，小便黄赤，舌质鲜红，苔黄，脉滑数。治宜清热解毒消肿。

黄芩 10g，牛蒡子 10g，元参 10g，桔梗 5g，板蓝根 10g，连翘 10g，升麻 1.5g，薄荷 5g（后下），僵蚕 10g。

若咳嗽，痰多，苔白腻，去元参加橘红、杏仁；若高热，口渴，腮部红肿，加皂角刺、穿山甲、生石膏；若大便干结，舌苔黄厚而燥，加大黄、元明粉；若腮部硬结而痛甚，加夏枯草、海藻。

3. 白喉　素体阴虚或里热蕴结耗伤阴液，以致阴虚于下，阳亢于上，虚火熏灼于喉；或复感温毒之邪，使肺胃蕴热，上冲咽喉，使咽喉梗塞而疼痛，并布有白腐之膜，不易剥除。本病亦多见于小儿。治疗以清热解毒养阴之法为主。

（1）清热解表化毒法　温毒初犯，邪蕴喉间，喉间梗痛，并布有白膜，头痛，发热，恶寒，或有轻咳，呼吸气粗，舌红，苔白或微黄，脉浮数。治宜解表清热化毒。

桑叶 10g，葛根 10g，薄荷 6g（后下），川贝母 10g，桔梗 6g，甘草 6g，竹叶 6g，银花 10g，土牛膝根 15g。

大便秘结，加全瓜蒌；咽喉痰多不利，加蛤壳。

（2）清热解毒宣肺法　热毒炽盛，高热，咽痛，呼吸不利，喉间布满白腐之膜，口渴喜饮，口中出臭秽之气，舌质红绛，苔黄厚或黑，脉滑数有力。治宜清热解毒宣肺。

板蓝根 10g，生石膏 24g（先煎），黄柏 10g，白芍 10g，马兜铃 10g，玄参 10g，土牛膝根 15g，北沙参 10g，全瓜蒌 15g，蝉衣 6g。

舌瘦而干，肺阴不足，加生地、麦冬、生甘草。

（3）养阴清肺解毒法　素体阴虚，复感温邪，咽喉失于津液之濡养，又为温毒邪气熏灼，发热，倦怠无力，咽喉隐痛，声音嘶哑，呼吸困难，或咳，面青唇黑，舌质红绛，脉数无力。治以养阴清肺解毒法。

大生地 15g，麦冬 10g，元参 15g，生甘草 6g，川贝母 10g，白芍 10g，薄荷 5g（后下），土牛膝根 15g，黄芩 10g。

口干渴欲饮，加沙参、芦根、葛根。

4. 烂喉痧 感受时令温疫毒邪，热毒内蕴肺胃，上灼咽喉，令咽喉红肿而痛；外窜于肌肤，发为痧疹。本病多发生于冬春季，有较强的传染性，不论长幼均可罹患本病。其治法以清热解毒透痧为主，兼以凉营养阴。

（1）辛凉解表透痧法 温疫毒邪，初犯于肺胃，热蕴咽喉，令之红肿而痛，甚至溃烂，烦渴欲饮，身体躯干部痧疹隐现，其色鲜红，舌质红，起刺，如草莓果，苔薄白，脉弦数。治宜辛凉解毒透痧。

荆芥 5g，牛蒡子 5g，马勃 2.5g（包），射干 5g，生甘草 3g，蝉衣 5g，银花 12g，连翘 10g，薄荷 5g（后下）。

高热、烦渴引饮，加生石膏 15g；咽喉肿痛、腐烂，加锡类散吹喉。

（2）清气凉营透痧法 温疫毒邪燔灼气营，咽喉肿痛，痧疹密布肌肤，色红暗，壮热，烦渴喜冷饮，汗多，烦躁，舌绛而少津，脉数。治宜用清气凉营透痧之法。

鲜生地 10g，鲜石斛 10g，黑山栀 10g，丹皮 6g，赤芍 10g，元参 12g，生石膏 15g（先下），连翘 10g，生甘草 3g，茅芦根各 15g。

大便秘结，加大黄 5g；神昏谵语加服紫雪丹 1.5g。

（3）凉营养阴法 喉痧后期，痧疹渐退，喉微痛，午后低热，口干不欲饮，精神倦怠，舌质红，苔薄少而干，脉细数。治以凉营养阴，以清除余毒。

沙参 10g，麦冬 10g，生地 10g，鲜石斛 10g，天花粉 10g，银花 10g，连翘 10g，生甘草 3g。

气短加太子参，纳呆加焦三仙。

5. 麻疹 温热邪毒犯肺，外发肌肤，发热而皮肤出红疹。若邪毒不甚，正气盛，则可自然而愈。若邪毒较甚，正不御邪，则邪气入里而出现种种变证。本病多见于小儿，多发生于冬春之际。其治法以清热解表透疹法为主。邪毒入里出现种种变证时，随证治之。

（1）辛凉解表，透疹泄毒法　温热麻疹毒邪犯肺，发热，恶寒，咳嗽，涕泪多，目红或肿，舌红苔薄白，脉浮数。治宜宣肺解表，透疹泄毒法。

葛根10g，牛蒡子10g，升麻2.5g，薄荷5g（后下），赤芍10g，银花10g，甘草3g。

咳嗽较甚者，加杏仁、前胡、桔梗；呕恶咳逆者，加竹茹、半夏；大便溏泄者，加黄连、黄芩。

（2）清热解毒透疹法　表邪未解，邪毒渐入气分，高热不退，疹发渐多，口渴，呼吸气粗，咳嗽加剧，声音嘶哑，目红目赤，舌红，苔黄微腻，脉洪数。治宜清热解毒透疹法。

葛根10g，升麻2.5g，银花12g，连翘10g，紫草10g，西河柳10g，桑叶10g，杏仁10g，生甘草3g。

疹色淡红，加当归10g；疹色暗红，加丹皮10g，赤芍10g。

（3）宣肺开郁解毒法　热毒入里，郁于肺气，肺气失宣，气息不利，咳喘鼻煽，高热烦渴，疹出不畅，舌质红，苔黄，脉滑数。治宜宣肺开郁清热。

麻黄3g，杏仁10g，生石膏15g（先下），黄芩10g，生甘草3g，紫草10g，连翘10g。

疹出不畅，疹色淡暗，加西河柳、浮萍；痰多喘急甚者，加瓜蒌、象贝母、葶苈子；疹色紫暗者，加生地、丹皮、赤芍。

（4）清咽降火解毒法　热毒内郁于肺，上灼咽喉，使咳嗽音哑，气息不利，时如犬吠，身热，面色苍白，烦躁，舌质红，苔薄白，脉细数。治宜清咽降火解毒。

牛蒡子 10g，射干 6g，桔梗 5g，元参 10g，板蓝根 15g，贝母 10g，瓜蒌 12g，生甘草 3g。

咽痛音哑较甚，加玄参、山豆根。外用冰硼散吹喉。

（5）清心凉营解毒法　热毒内陷，直入营血，神昏谵妄，甚或抽搐，高热烦渴，或呕吐便泻，疹色紫暗，稠密成片，舌质红绛少苔，脉细数。治宜清心凉营解毒。

广犀角 6g，丹皮 6g，元参 10g，黄连 3g，知母 10g，生石膏 24g（先煎），赤芍 10g，连翘 10g，菖蒲 6g。

呕吐者，加竹茹 6g；昏迷、谵妄者加服安宫牛黄丸。

（6）养阴清热解毒法　温毒渐退，余邪未尽，热伤阴津，身热渐减，或午后体热，疹亦渐退，干咳少痰，口唇燥裂，皮肤干燥，舌红或光绛，脉细数。治宜养阴清热解毒。

南沙参 10g，麦冬 10g，元参 10g，地骨皮 10g，知母 10g，白薇 10g，生甘草 3g。

食欲不振，泛恶者加鸡内金、生谷芽；干咳较剧者，加杏仁、清半夏。

（二）治疗用药特点

1. 清热解毒多配用轻清宣透之品　温毒为病多为邪毒聚集于局部某处，兼全身症状，并较一般温热病为重。治疗虽以清热解毒为主，但不可一味用重药，反使邪遏于内，不宜外散。故治疗温毒病，大多用轻清宣透之品，使邪毒溃散外出。如大头瘟用牛蒡子、银花、连翘之轻清，配合荆芥、蝉衣之宣发；烂喉痧常用牛蒡子、蝉衣、马勃配合银花、连翘以清发之；治疹则用葛根、牛蒡子、升麻、紫草配西河柳发之。

2. 专病专药与辨证用药相结合 温毒为病，由于时令之不同，病邪亦异，临床表现也各自不同。应根据其各自特点遣方用药。如咽喉肿痛多用马勃、射干、山豆根、牛蒡子，以其专入肺经，清咽利喉；治疗白喉则多用土牛膝根；透疹多用紫草、西河柳、浮萍。

3. 清热解毒切忌寒遏冰伏 温毒为病多为热毒内聚，所以清热解毒不可一味寒凉，反使寒遏于外，热伏于内，成"寒包火"之势，邪毒更难祛之。唯以轻清之品，加入宣透之味，方能获事半功倍之效。如大头瘟、烂喉痧等均加入薄荷、蝉衣、僵蚕等疏散之品，石膏、黄连一般较少用，用之量亦较小，生石膏一般用 15g，黄连用 3g。

（三）病案举例

病案 1

田某，女，4 岁。1960 年 3 月 2 日初诊。右腮颊肿疼痛已有 8 天，发热，午后为甚，现体温 39.8℃，口渴喜饮，不思食，小溲黄，舌质红，苔薄而干，脉数。

【辨证】风温热毒挟痰，壅结少阳经络。

【立法】清热败毒，和解少阳。

【方药】柴胡 2.5g，黄芩 6g，山栀 5g，甘草 1.5g，板蓝根 10g，当归 6g，赤芍 10g。2 剂。

另用紫金锭 6 片，醋调外敷患处。

二诊：内服外敷并进，药后 1 天，热退至 37.8℃，肿痛减其大半，仍有口渴。余毒未尽，原方去柴胡，加银花。外敷药停用。

黄芩 6g，山栀 5g，甘草 1.5g，板蓝根 10g，当归 6g，

赤芍 10g，银花 10g。

服 2 剂痊愈。

病案 2

贾某，男，9 岁。1960 年 3 月 7 日初诊。病已两天，初起恶寒身热，继则两颊肿大，状如鸡卵，色红光亮，按之不陷。西医诊为腮腺炎。曾注射青霉素、链霉素两天，病情不见好转，转中医治疗。诊时微恶寒发热，体温 37.8℃，两腮红肿硬痛，口苦而渴，大便干，小便黄。舌苔黄腻，脉象浮数。

【辨证】时温疫毒内侵，毒热结于少阳，发为痄腮。

【立法】清热解毒疏表。

【方药】普济消毒饮出入：牛蒡子 10g，马勃 3g（包），连翘 10g，桔梗 6g，僵蚕 5g，薄荷 6g（后下），柴胡 1.5g，黄连 1.5g，黄芩 3g，玄参 6g，穿山甲 3g，板蓝根 10g，橘红 6g，甘草 3g。

服上药 2 剂，热势渐退，两颊肿痛渐消，大便通，小便转清，原方继服 2 剂而愈。

蛤蟆瘟又名痄腮，大多流行于冬春二季，小儿尤为多见，传染性强，现代医学名为流行性腮腺炎。腮为少阳经脉所过之处，故本病多因感受风温时毒，兼挟痰湿阻于少阳之络而成，一般治疗原则为疏表、清热、解毒、散结等。例1，痄腮 8 天，证因温毒胆火，内外相引，热毒壅滞少阳，故以柴胡、黄芩和解少阳，使其壅滞之邪得散；用山栀、甘草、板蓝根清热解毒；当归、赤芍活血散结，使其温毒可解。并配用紫金锭外敷，药后即效，后以原意加减而愈。例2，痄腮初起，两腮并发，温毒较重，但脉浮，恶寒发热，说明表邪未解，故治用普济消毒饮出入，以薄荷、牛蒡子、连翘、

柴胡、僵蚕疏风散邪以解表；用马勃、黄连、黄芩、玄参、
板蓝根、甘草清热解毒，降火消肿以清里；再佐以穿山甲攻
坚散结，橘红理气化痰疏滞，桔梗为舟楫之用，载药上行。
配方严谨，取效甚速。

脾胃病论治

学术思想精华

一、通降乃治胃之大法

胃痛又称胃脘痛，在临床上是一种常见的病症，以胃脘部经常发生疼痛为主症，常伴有嗳气、烧心、吞酸、呕吐等症，危害着广大人民的身心健康。前贤治胃，常以升阳益气为主，如李杲创设的补中益气汤，就是这一思想的代表方剂。李杲认为脾胃成病，发自内伤，内伤不足，应用补益法。肺为气之本，故重用黄芪以补肺气，益皮毛而固腠理，不令自汗损其元气；脾为肺之母，脾胃一虚，则肺气先绝，故辅以人参、甘草，"泻火热而补脾胃中之气"；脾气下流，则生湿热，而补气升阳，须防阳亢，故以白术、当归除湿和阴；胃中清气在下，故用升麻、柴胡，以升清阳之气，并引黄芪、甘草等甘温之性上升，以补胃气而实肌表。综观其立方大旨，就在于益气升阳，阳气升发则阴火下潜而自退；元气充足则肌表固密而腠理坚，故恶寒发热诸症悉除。我对这种论点，有自己不同的看法。

（一）胃的生理特点集中在一个"降"字

胃为水谷之腑，"六腑者传化物而不藏"，以通为用，以降为顺。降则和，不降则滞，反升则逆，通降是胃的生理特点的集中体现。《伤寒论》指出："津液得下，胃气因和。"叶天士认为："脾宜升则健，胃宜降则和。"胃和的关键就在于胃气润降。降则生化有源，出入有序；不降则传化无由，壅滞成病。如《灵枢·胀论》上讲的"胃胀者，腹满，胃脘痛，鼻间焦臭，妨于食，大便难"，就是胃失通降之故。所以《灵枢·平人绝谷》指出："胃满则肠虚，肠满则胃虚，更虚更满，故气得上下，五脏安定，血脉和利，精神乃居。"由此可见，"降"，是胃的生理功能特点。只有深刻地认识这种特点，才能进一步了解它的病理病机所在，才能通过治疗来调整它的生理功能，使生理异常转化为正常而恢复健康。

（二）胃的病理特点突出在一个"滞"字

胃为传化之腑，只有保持舒畅通降之性，才能完成纳食传导之功。肠胃为市，无物不受，易被邪气侵犯而盘踞其中。邪气犯胃，胃失和降，脾亦从而不运。一旦气机壅滞，则水反为湿，谷反为滞，血瘀、湿阻、食积、痰结、火郁等而引起种种胃痛，此乃邪正交争，气道闭塞，郁于中焦所致实滞；若脾胃虚弱，传化失司，升降失调，清浊相干，郁滞自从中生，则属于虚而挟滞。《素问·调经论》指出："有所劳倦，形气衰少，谷气不盛，上焦不行，下脘不通。胃气热，热气熏胸中，故内热。……厥气上逆，寒气积于胸中而不泻，不泻则温气去，寒独留，则血凝泣，凝则脉不通，其脉盛大以涩，故中寒。"就是在论证胃虚而挟滞的病机：当升者不得升，当降者不能降，郁滞于中，因而成病。所以胃脘痛不论寒热虚实，内有郁滞是共同的特征。寒则凝而不通，热则壅而失降，伤阳者滞而不运，伤阴者涩而不行。只有深刻地认识了这种特点，才能正确地辨证施治。

（三）胃病的治疗要着眼于一个"通"字

胃主纳，就是摄取食物，纳入食物。纳入食物，是人体维持生命活动的重要手段。"人以水谷为本，人绝水谷则死"，"纳谷者昌，失谷者亡"。但是纳入之后，又必须吸取精微，输出糟粕。出与入，是互相对立、互相排斥的，但又是相互依存的。有入有出，出而复入，吐故纳新，是人体维持生命活动的基本过程。有入无出，只出不入，均无生命。所以《素问·六微旨大论》强调指出："出入废，则神机化灭，升降息，则气立孤危。故非出入，则无以生长壮老已；非升降，则无以生长化收藏。是以升降出入，无器不有。"胃主纳，喜通利而恶壅滞，一旦得病，机枢不运，只入不出或少出，就无法再纳。因而临床治疗，着重疏通气机，使上下畅通无阻，当升则升，当降则降，应入则入，该出则出，则寒热自除，阴阳调和。所以，胃痛虽有寒热虚实之别，治疗亦有温清补泻之分，但总的都以开其郁滞，调其升降为目的，都要着眼于一个"通"字。所谓通，就是调畅气血，疏其壅塞，消其郁滞，并承胃腑下降之性推陈出新，导引食浊瘀滞下降，给邪以出路。胃腑实者，宜消积导滞，专祛其邪，不可误补；胃气虚者，气机不运，虚中有滞，宜补虚行滞，而又不可壅补。

临床运用通降法治疗胃病时，我常常把它分为以下十种方法。

1. 理气通降　适用于胃脘作胀，时轻时重的患者。若情志不遂，肝郁气滞，导致胃失和降；或因饮食不节，饥饱失常而使胃气壅滞，其中挟食、挟湿、挟痰虽间或有之，但以气滞为主者，治宜理气通降。我在香苏饮一方的基础上，适当加入通降之品，如枳壳、大腹皮、香橼皮、佛手等，组成加味香苏饮，作为治疗气滞型胃痛的主方，疗效较好。本方以苏梗、香附、橘皮为主药。苏梗入胃，顺气开郁和胃，治胃脘胀满有效；香附入肝，解郁理气止痛，治胸脘胀满作痛效果良好；橘皮理气和胃化湿，为脾胃宣通疏利的要药，具有能散能燥能泻能补能和之功，同补药则补，合泻药则泻，配升药则升，佐降药则降，它与苏梗、香附为伍，既能和胃气，又可舒肝止痛。配枳壳以破气消积，利膈宽中，能消胃脘胀满，通大小便；佐大腹皮下气行水，调和脾胃；香橼皮、佛手二药具有宽胸除胀止痛之功。以上诸药互相配合，可以加强行气、和胃、通降、舒肝、止痛的作用。气行血亦行，气机通降了，胃气运行正常，胃脘胀痛也就消失了。如遇偏寒者，可加良姜或荜澄茄，行气散寒气痛；胀甚者，可加鸡内金；伴胁胀者，加柴胡、青皮、郁金舒肝解郁；食滞者加焦三仙；兼痛者加金铃子、延胡索；吞酸者加左金丸、乌贼骨、瓦楞子。

【病案】 宋某，男，46 岁。胃胀多气，时伴隐痛，反复发作，将近 1 年，食后脘胀尤其，不思饮食，二便正常。西医诊断：慢性胃炎，胃酸低。舌苔黄，脉象缓。病系气滞食阻，胃失和降，治宜理气和血通降，加味香苏饮主之。

处方：香附 10g，橘皮 10g，鸡内金 5g（炒），香橼皮 10g，佛手 5g，大腹皮 10g，砂仁 5g，焦三仙各 10g，木香 6g。

服药 6 剂，胃脘胀痛明显好转，食欲增加。后又按原方加减续进 10 剂，胃胀基本控制。

2. 化瘀通络 适用于瘀血胃痛。症见胃痛日久，久则入络，以痛为主，痛点固定。胃为多气多血之腑，外邪积郁于其中，气血必受其阻。一般初起在气，以胀为主；久则入络，以痛为主。当以化瘀通络止痛为治。病在气者，我常用自己拟定的金延香附汤治之。药用金铃子、延胡索、香附、陈皮、枳壳、大腹皮等。金铃子行气中之血滞，延胡索行血中之气滞，香附入肝，理气解郁止痛，主入气分，行气之中兼行气中血滞，为气中血药。金铃子、延胡索、香附三者配合，既能活血止痛，又能理气宽中（理胃气与调肝气）。陈皮理气和胃化湿，与金铃子、延胡索、香附为伍，既能活血止痛和胃，又能舒肝理气；配大腹皮与枳壳二味，取其下气消胀除满，通利大小肠。胃主通降，"胃宜降则和，腑以通为补"，通则不痛。此方治疗血瘀轻型胃痛，效果一般均佳。

【病案】贾某，男，40岁。间断胃病，已10余年，最近半年，饥时胃脘痞闷疼痛，得食则缓，胃中灼热，食少吐酸，腹胀，大便不爽，喜暖畏寒，舌暗红，苔薄白，脉弦滑无力。肝郁化火，气滞血瘀，久病入络，治宜理气化瘀通络。方用金延香附汤加减主之。

处方：金铃子10g，香附10g，元胡5g，枳实10g，大腹皮10g，黄连3g，吴茱萸1.5g，香橼皮10g，煅瓦楞10g，白芍10g，柴胡10g，良姜10g。

上方加减连服20余剂，胃痛消失，大便畅通，饮食正常，临床治愈。

瘀久入络的瘀血型重证，我常以自己配制的猬皮香虫汤进行治疗，药用炙刺猬皮、炒九香虫、炒五灵脂、金铃子、延胡索、制乳香、制没药、香附、香橼皮、佛手等品。本方以炙刺猬皮、炒九香虫为主药。刺猬皮味苦性平，无毒，入胃与大肠二经，有逐瘀滞、疏逆气的作用，能祛瘀止痛，活血止血，《本草纲目》上记载其能治胃脘痛、肠风下血、痔瘘下血等症；九香虫味咸，性温，无毒，止痛止血，效果良好。再配五灵脂、金铃子、延胡索、乳香、没药等行气活血，化瘀止痛之品，是为了加强疗效。本方在临床中，治疗严重的瘀血型胃痛，如胃窦炎、十二指肠球部溃疡、急性胃痉挛、消化道出血等，都收到了良好的疗效。如兼胀者加大腹皮、枳壳，兼热者加山栀，阴不足者加沙参，便结加酒军，出血多者可加蒲黄、三七粉、乌贼骨、阿胶珠等化瘀止血。

【病案】 于某，男，36岁。胃脘痛已有8年，两月前受寒复发，痛势较剧，呈持续性。钡餐造影：十二指肠球部溃疡。曾服普鲁本辛等解痉药，痛势不减，饥时痛甚，得食亦不缓。剑突下压痛，不泛酸，大便干结，时有黑便。舌黯红，苔黄腻。隐血试验阳性。证属久痛入络，寒热错杂。拟化瘀通络，寒热并调。方用猬皮香虫汤加减主之。

处方：炙刺猬皮5g，炒九香虫5g，炒五灵脂10g，金铃子10g，延胡索5g，砂仁3g，丹参15g，赤芍10g，生蒲黄10g，半夏10g，茯苓10g。

上方进6剂，痛势大减。续进6剂，痛止，大便不畅，原方去刺猬皮、九香虫，加黄连3g，瓜蒌15g，再进6剂，药后纳增便调。守方进退调治月余，平如常人。随访5个月，疗效稳定。

3.通腑泄热 适用于胃中积热，大便干结，舌红苔黄者。胃为阳土，不论外邪或内积，一有所阻，则气机郁闭，热自内生，此为有余之火。燥热相结，传导失司，则大便干结。治以通腑泄热，给邪火以出路，取效最捷。常用处方是：酒军、黄连、黄芩、枳壳、瓜蒌、大腹皮、香橼皮、佛手。气热口渴，大便不结者，去酒军，加生石膏、知母；阴伤合增液汤，服后大便不畅者可以续进。

【病案】 梁某，男，54 岁。胃脘痛史已有 10 余年，最近 5 年病情加重。胃镜及病理诊断：慢性萎缩性胃炎。胃脘隐痛，缠绵不休，胃酸甚低，纳食衰少，食则作胀，形体消瘦，面色萎黄。近日胃中灼热，口渴引饮，大便干结，舌红苔黄腻，脉弦。此乃胃痛日久，气滞化火，阴津内伤，先拟通腑泄热以祛邪，再予滋养胃阴以治本。津液来复，胃气下行，自有效验。

处方：黄芩 10g，黄连 3g，酒军 3g，全瓜蒌 15g，枳壳 10g，竹茹 5g，石斛 10g，香橼皮 10g，佛手 5g，甘草 5g。

上方进 6 剂，腑气已通，痛势亦缓，口渴大减，胃中觉舒，纳食渐增，舌红少苔。胃火已挫，津液未充，继以养阴通降为治。

石斛 10g，沙参 15g，麦冬 10g，乌梅 5g，甘草 5g，天花粉 10g，芦根 15g，香橼皮 10g，香附 10g，枳壳 10g，酒军 5g。

上方加减进 12 剂，胃中灼热感解除，痛胀亦平，仍感口干口苦，大便时常干结，多食即觉胃中不适。守方加减调治 4 月，胃痛未作，口和，纳食增加，面色转润，体渐丰盈。

4.降胃导滞 适用于胃失通降，胆汁上犯，湿热蕴结，食积阻滞。症见胃脘堵闷疼痛，口苦，舌红苔黄腻。胆木之气，有赖于胃气之降，才不得上逆，若饮食不节，饥饱失常，情志不遂等导致胃失和降，则胆汁逆而上犯，胃气愈加壅滞，食积胃脘，湿热蕴结。本证是胃失通降在先，胆汁上犯于后，降胃才是治本之图。治宜降胃导滞，药用苏梗、香附、陈皮、莱菔子、大腹皮、槟榔、焦三仙、连翘、荷梗、半枝莲。湿浊重者加半夏，热重加黄连，痰热加全瓜蒌，便秘加酒军，兼瘀加失笑散。

【病案】 温某，男，47岁。胃脘痛10余年，最近1个月，饮食不节，胃痛加重。胃镜诊断：胆汁反流性胃炎、十二指肠球部溃疡。纳食减少，食后堵闷作胀，嗳气口苦，上腹压痛，大便干结，尿黄，舌质黯红，苔黄腻，脉沉细。此乃胃气失降，胆气上犯，湿热蕴结，食滞不化。治宜降胃导滞，化湿清热。

处方：苏梗10g，香附10g，陈皮10g，大腹皮10g，莱菔子10g，焦三仙各10g，连翘10g，半夏10g，半枝莲30g，全瓜蒌20g，黄连3g。

上方服6剂，堵闷大减，大便通畅。守方加减续进30剂，痛止，每餐能进食200g，无堵闷感，舌苔正常。胃镜复查：胃窦部炎症较前有明显好转，已无糜烂，未见胆汁反流。继续调治2月，症情稳定。

5. 滋阴通降 适用于胃阴不足，症见隐隐灼痛，口干，纳少便干，舌红少苔。胃为燥土，邪客多热，易化燥伤阴。胃痛日久不愈，气郁化火，亦灼伤胃阴。胃阴一亏，胃失濡润，则失其和降。只有津液来复，胃气才能下行。治疗应以甘凉濡润（但又不可过用滋腻），佐以行气化滞之品最为灵验。我常用自己配制的加减益胃汤，药用北沙参、麦冬、石斛、白芍、甘草、乌梅、丹参、香附、金铃子等。沙参甘苦微寒，有养阴清热之功，能补阴而制阳；麦冬甘而微苦微寒，既能养阴清心，又能生津益胃；石斛甘淡性凉，能滋阴养胃，清热生津。三药相伍，可治阴液耗伤或久病胃阴亏损。方中丹参、白芍和血柔肝，乌梅、甘草酸甘生津，金铃子、香附行气活血，舒肝止痛。诸药配合，能养阴以益胃，通降以止痛。

【病案】 路某，男，54岁。胃痛30余年，最近3年病情转重，屡经治疗，迄今未见效。胃镜及病理诊断：慢性萎缩性胃炎。近来胃脘胀痛频作，纳食甚少（每餐50~100g），食则脘胀嗳气，胃中灼热，自觉有干燥感，口干津少，大便干结，倦怠无力。此为久病入络，营络枯涩，胃阴已伤，胃失濡降，先拟辛柔通络，服药12剂，痛势大减，精神大振。再以养阴通降缓图。

处方：北沙参15g，麦冬10g，丹参15g，玉竹20g，白芍10g，佛手10g，香橼皮10g，苏梗10g，荷梗10g，香附10g，半枝莲20g，陈皮10g，三七粉3g（冲）。

上方进12剂，痛止，口干灼热均减，大便通畅，纳增（每日可食500g）。效不更方，原法加减续进。继服20剂，体力增，精神佳，饮食香，惟稍有口干而已。胃镜复查：原胃窦部米粒大小之隆起及点状糜烂已全部消失。仍守原意出入，调治两月，巩固疗效。

6. 辛甘通阳 适用于脾胃阳虚，症见胃痛喜暖喜按，饥时痛甚，得食痛缓，舌黯苔薄，脉细弦或沉弦。胃病日久不愈，由实转虚，由胃及脾。中土虚寒，肝木来侮。由于气馁不能充运，营虚不能滋荣，此时非甘温不能扶其衰，非和营不能缓其急。宜以辛甘通阳，培土泄木为重点。若有形之滞填塞其中，宜先标后本，积去方可议补。治疗此证，我常以自己配伍的加味黄芪建中汤为主，药用黄芪、桂枝、白芍、炙草、饴糖、良姜、大枣、金铃子、元胡、陈皮。方中饴糖甘平补中缓急，辛温之桂枝温中散寒，二药合用，取辛甘化阳之义，共为主药。以酸苦微寒之白芍和营敛阴，甘平之甘草调中益气，二药合用，取酸甘化阴之义，甘苦相须，能缓急而止痛。姜、枣调和营卫，黄芪大补中气，金铃子行气通滞，元胡活血止痛，陈皮理气和胃。诸药合用，使脾胃阴阳平调，营卫协和，气血通畅，脾运胃健。

【病案】 张某，男，51岁。胃脘疼痛，已有3年，每至秋冬加重，曾因上消化道出血而三次住院治疗。入冬以来，胃痛又剧。胃镜及钡餐造影诊断：慢性浅表性胃炎、十二指肠球部溃疡。隐血试验阳性。症见胃痛甚剧，牵掣后背，饥时痛甚，嘈杂如饥，得食痛缓，嗳气泛酸，形寒怕冷，大便溏薄。舌黯，苔薄黄，脉沉。此乃胃病及脾，中宫虚寒，营络枯涩，肝木来侮。治宜辛甘通阳，培土泄木。方用黄芪建中汤主之。

处方：黄芪15g，桂枝10g，白芍10g，炙甘草5g，饴糖30g，生姜5g，大枣7枚（切），三七粉3g（冲），炒五灵脂10g，蒲黄10g，酒当归10g。

上方进6剂，疼痛明显缓解，仍有胀感。去当归，加丹参15g，降香3g，又进18剂，痛止，泛酸嗳气亦除，纳增，无嘈杂感。嗣后守方加减调治4个月，胃痛未作，隐血试验阴性。

7.升清降浊 适用于中气下陷，症见体瘦纳少，食则不运，腹胀如坠，病久不愈。脾升胃降，合为后天之本。由于积劳积损，脾胃受损，清阳不升而下陷，浊阴不降而停滞，以致提摄无力，内脏下垂，脾虚运化无权，胃中水谷停滞不化，胃失和降，气机壅滞，此乃虚中挟滞。若一味补益升提，则胃气愈加壅滞；如单用疏理，则胃气愈加虚陷，胃亦随疏随滞。故应脾胃同治，升降并调，关键在于掌握分寸。若腹胀便稀，以升清为主；腹胀便干，以降浊为主。药用黄芪、党参、白术、甘草、酒当归、升麻、柴胡、大腹皮、枳壳。

【病案】 王某，男，36岁。胃脘膜胀3年，伴有隐痛。钡餐造影：胃下垂（髂嵴下6cm）。纳食衰少，食则作胀，有下坠感，站立及行走时尤甚，嗳气频频，偶有吞酸，四肢倦怠，形体消瘦，大便经常干结，不服泻药则数日一行。苔薄，脉弦细。证属中气不足，升降失调，经曰："浊气在上，则生膜胀"，标实之际，当先开胃，俟胃气得降，清阳自可升发。

处方：太子参10g，马尾连6g，黄芩6g，生姜5g，酒军3g，大腹皮10g，枳壳10g，炒莱菔子10g，鸡内金5g，香橼皮10g，砂仁3g。

上方进6剂，胀减，纳增，大便调畅。守上方加减进60余剂，诸症均有好转。钡餐复查：胃在髂嵴连线1cm之内，升高5cm。仍以前方加减调治1个月余，腹胀消失，胃纳已振。随访1年，病情稳定。

8. 辛开苦降 适用于寒热错杂，症见胃痛，喜暖喜按，得温痛减，舌红苔黄。寒邪犯胃，胃阳被遏，气闭热自内生；但寒邪未尽，复又传脾，从阴寒化，成为上热下寒之证。纯用清热，则胃热未除而中寒更甚；一味温补则寒邪未散而胃火更炽。故宜寒热共用以和其阴阳，苦辛并进以调其升降。药用黄芩、黄连、半夏、党参、干姜、吴茱萸、枳壳、砂仁、陈皮。虚象不显者去党参，肠鸣便稀加白术、扁豆，泛酸加乌贼骨、瓦楞子，痰热者合小陷胸汤。

【病案】 王某，男，24岁。胃脘胀痛2年余，伴肠鸣腹泻，受寒或饮食生冷，病情加重。近1个月来，胃痛较剧，泛恶酸水，口苦腹痛，大便溏薄，怕冷喜暖。舌红苔黄，脉象细滑。此乃胃中有热，肠中有寒，寒热错杂。治宜辛开苦降。

处方：黄芩10g，马尾连6g，姜半夏10g，党参10g，炮姜炭5g，木香6g，炒白术10g，香附10g，延胡索5g，炒川楝子10g，焦三仙各10g。

上方服6剂，胃痛止，腹痛亦减，大便转稠。守方加减调治1个月余，大便成形，胃痛未作。随访4个月，疗效稳定。

9. 平肝降逆 适用于肝胃不和，痰浊内阻，胃气上逆，症见嗳气频作，或恶心呕吐，大便干结，苔腻。胃气上逆，有寒热之分，虚实之异，但总以本虚标实为多见。若胃失和降，痰浊内阻，肝气冲逆，胃气壅滞，则上见嗳气、呕恶，浊阴盘踞则中见痛痞，腑气不行则下见便结。此乃虚实挟杂、本虚标实之证。胃虚宜补，痰浊宜涤，气逆宜降，补泻并用，两相兼顾。药用旋覆花、代赭石、半夏、生姜、党参、大黄、甘草、苏梗、香附。

【病案】 侯某，女，42岁。胃痛已有5年，近2月加重，不思饮食，便干。1周前因情志不畅，饮食不节，胃痛大作。钡餐造影：十二指肠球部变形，胃排空时间延长。嗳气频频，恶心呕吐，泛酸不止，不能进食，大便3日未行。前医曾予建中剂，痛势不减。舌黯，苔黄腻，脉细弦。证属肝胃不和，痰浊中阻，虚实并见，应平肝降逆。

处方：旋覆花10g（包），代赭石20g（先煎），太子参10g，姜半夏10g，生姜5g，酒军3g，甘草3g，香附10g，苏梗10g，白芍10g，焦三仙各10g。

上方进2剂，痛势大减，大便略稀，嗳气、呕吐均除。守方又进4剂，痛止，大便稠。续进6剂，诸症悉平，每餐能食 150g，无不适。继服丸药以期巩固。

10. 散寒通阳 适用于寒邪犯胃，胃痛暴作，痛势较剧，喜暖喜按，苔薄白。身受外寒或饮食生冷，则寒积于中，胃中阳气被遏而不宣通，血因寒凝而不畅行，正邪交争，故胃痛暴作。素有胃病，复感寒邪，最多此症。此乃实证，治当温散宣通。药用良姜、香附、吴茱萸、苏梗、荜澄茄、陈皮、生姜、砂仁。若寒食交阻，酌加焦三仙；化热者加黄连，或改用辛开苦降法。

【病案】 王某，男，27 岁。胃脘痛已 4 年余，反复发作，苦楚难言。3 日前受寒，胃痛骤起，痛势较剧，泛吐酸水，痛甚恶心欲呕，喜暖喜按。曾做钡餐造影检查无异常。舌黯苔薄，脉弦。证属寒邪犯胃，胃阳被遏，胃失和降。拟温中散寒，宣通阳气。

处方：良姜 10g，香附 10g，苏梗 10g，陈皮 5g，香橼皮 10g，佛手 5g，炒川楝子 10g，延胡索 5g，煅瓦楞子 10g，乌贼骨 10g，马尾连 5g。

上方服 6 剂，胃痛即止。守方又进 6 剂，已不泛酸。饮食如常。随访 4 个月，胃痛未作。

二、治疗胃病必须调和气血

《灵枢·五味》指出："五脏六腑皆禀气于胃。"因而医家历来认为人以胃气为本，"有胃气即生，无胃气即死"。《灵枢·决气》中说："中焦受气取汁，变化而赤，是谓血"。脾胃又是血液的生化之源。由此可见，胃乃多气多血之腑，胃内气血的状况如何，直接决定着胃的强盛衰弱。胃内气血功能一旦发生了障碍，那么就会发生这样那样的病变。情志不遂，饥饱失常，劳累过度，冷热失节等内外因素，都能使胃的气血功能异常而发生种种病理变化。例如，胃气壅滞不通，轻则为胀，重则为痛；胃气上逆则见反胃嗳气，胃气久郁化火则见烧心、吐酸或大便秘结等症；气滞久延，导致血瘀，必伤经络，或痛如针刺，或症见出血；若胃痛日不愈，必然由实转虚，或伤及脾阳，致使升运失常而见阳虚之候，或损及胃阴，造成津少液涸而见阴虚之证。这种由实转虚的病变，当然与每个患者的体质强弱、治疗是否得当有关，但究其根源，起因还是在于胃气壅滞不通。所以，我认为治胃病，抓根本，必须从调和气血入手。

根据胃脘痛的发展演变过程，我在临床实践中把它分成气滞、血瘀和虚证（包括气虚和血虚）三种类型。本着郁结者解之，瘀积者行之，虚损者补之的原则，采取调气以和血、调血以和气、补气以温中以及和血以养阴的方法，分别制定了胀痛方、瘀痛方和虚痛方来调和胃中的气血，取得了较好的效果。

（一）调气以和血

这种方法，主要用于气滞型胃痛证的治疗。引起胃气阻滞的原因，临床上常见的大致有两类：一是由胃本身引起的，诸如饮食冷热不节，饥饱失常；二是由于忧思恼怒，情志失调，肝气犯胃而影响了胃气的通降。气滞胃痛的临床表现，除了脘胀满外，常伴嗳气频作，大便不畅。如果是肝气郁结而犯胃，那么就伴有攻撑作痛，痛连两胁的感觉。气滞胃痛的关键虽然在气，但"气为血之帅"，"气滞血亦滞"，气的功能失常，必然会导致血的功能紊乱。所以治疗气滞胃痛我常采取调气以和血的方法，通过调气（包括理气、行气）达到和血的目的。

调气的方剂是多种多样的，用哪一张比较合适？根据我长期的临床体会，认为"香苏饮"一方，药少量轻（只有香附、苏梗、陈皮三味），不燥不腻，不寒不热，既能理气导滞，又能疏肝解郁，较为理想。我在临床实践中，以此方为基础，适当加入通降之品，如枳壳、大腹皮、香橼皮、佛手等，组成胀痛方，作为治疗气滞型胃痛的主方，疗效较好。本方以苏梗、香附、陈皮为主药，苏梗入胃，顺气开郁和胃，治胃脘胀满有效；香附入肝，解郁理气止痛，治胸脘胀满作痛效果良好；陈皮理气和胃化湿，为脾胃宣通流利的要药，具有能散能燥能泻能补能和之功，同补药则补，合泻药则泻，配升药则升，佐降药则降。它与苏梗、香附配合，既能调气和胃，又可舒肝止痛。本方配枳壳以破气消积，利膈宽中，能消胃脘胀满，通大小肠；佐大腹皮下气行水，调和脾胃；香橼皮、佛手二药，具有宽胸除胀止痛作用。以上各药互相配合，可以加强行气、和胃、通降；舒肝、止痛的作用。"气行血亦行"，胃气通降了，胃的运动功能正常了，血的流行必然也就畅通无阻了。我在香苏饮的基础上自己配制了加味香苏饮（苏梗、香附、陈皮、枳壳、大腹皮、香橼皮、佛手）作为治疗气滞胃痛以胀为主的主方。如伴见胁肋胀痛，口苦泛恶，肝郁不舒症状者，可加柴胡、青皮、郁金等味以舒肝解郁；若伴便秘、腹胀、腑行不畅者，可入酒军或瓜蒌、莱菔子以导滞通腑；如伤食生冷，胃寒作痛者，可加良姜或荜澄茄等品以行气散寒止痛；如顽固腹胀，反复不愈，则可配用鸡金散（鸡内金、沉香或木香、砂仁、香橼皮等量研末，每服3g，日2次），健胃消胀化滞（亦可用于汤剂）。

【病案】 宋某，男，46岁。胃胀多气，时伴隐痛，反复发作，时近 1 年，食后脘胀尤甚，不思饮食，二便正常。西医诊断：慢性胃炎。舌苔黄，脉象缓。病系气滞食阻，胃失和降，治宜调气和血。

处方：香附 10g，陈皮 10g，枳壳 10g，炒鸡内金 5g，香橼皮 10g，佛手 5g，大腹皮 10g，砂仁 6g，焦三仙各 10g，木香 6g。服 6 剂后，胃脘胀痛明显好转，食欲亦增。后以原方加减续进 10 余剂，胃胀基本控制。

（二）调血以和气

这种方法，主要用于治疗血瘀型的胃病。气滞日久，必然会引起血瘀，出现胃脘又痛又胀而以痛为主的症状。此病关键虽然在血，但它的发生是由气滞引起的，血滞气亦滞，气行血亦行。所以治疗血瘀胃痛，我常采取调血以和气的方法，通过调血行气，达到活血止痛，行气除胀的目的。

调血的方剂也是多种多样的，究竟用哪一张好？我在长期的临床实践中体会到，用我自制的金延香附汤（金铃子、延胡索、香附、陈皮、枳壳、大腹皮），治疗又痛又胀以痛为主的血瘀轻型胃痛疗效较好。金铃子入肝，舒肝气，能行气通滞；香附理气开郁，主入气分，行气之中兼行气中血滞，为气中血药；延胡索活血利气，主入血分，行血之中，兼行血中气滞，为血中气药。金铃子、延胡索、香附三者配合，既能活血止痛，又能理气（胃气与肝气）宽中；陈皮理气和胃化湿，与延胡索、香附、金铃子为伍，既能活血止痛和胃，又能舒肝理气；配以大腹皮与枳壳二药，取其下气消胀除满，通利大小肠。胃主通降，"胃宜降则和，腑以通为补"，通则不痛。用此方治疗血瘀轻型胃痛，效果一般均佳。

如病人郁久化火，伴见烧心、吐酸者，可加黄连、吴茱萸清火解郁行气，入煅瓦楞化瘀止酸；如胃痛喜暖畏寒，可入良姜、甘松以行气散寒止痛；若心烦喜呕，舌红苔黄，有热象者可入栀子、竹茹。

【病案】 居某，男，42岁。胃脘疼痛，已有多年，近20天疼痛加剧，呈阵发性，痛甚反射至肩背，呕吐酸水，空腹痛甚，口渴干苦，纳差，大便结，小便黄，经用中西药治疗2周，痛未缓解，经某医院钡餐检查，诊断为十二指肠球部溃疡，舌边紫，中心苔黄腻，脉弦。病属肝胃不和，气血瘀阻，治宜调血和气，疏肝止痛。

处方：金铃子10g，香附10g，延胡索5g，青陈皮各5g，枳壳10g，黄连2.5g，吴茱萸1.5g，乌贼骨10g，煅瓦楞12g，佛手片5g，炒五灵脂10g。

上方加减连服18剂，胃痛消失，饮食正常，临床治愈。

血瘀轻型胃痛继续发展，瘀久入络，胃只痛不胀，或刺痛难忍，有的伴见大便隐血试验阳性。从疼痛的部位来看，大凡痛有定处的多为溃疡病，痛无定处的以慢性胃炎为多。此类症状，为血瘀胃痛的重证，当以化瘀止痛为主，用我自制的猬皮香虫汤（炙刺猬皮、炒九香虫、炒五灵脂、金铃子、延胡索、制乳没、香附、香橼皮、佛手）调血以和气。凡出血多者，可加蒲黄炭、三七粉、乌贼骨、阿胶珠等以化瘀止血；或用白及粉单味，每服3~6g，日服2~3次。本方以炙刺猬皮、炒九香虫为主药，刺猬皮味苦，性平，无毒，入胃与大肠二经，有逐瘀滞，疏逆气的作用，能祛瘀止痛，活血止血，本草上记载能治胃脘痛，肠风下血，痔漏下血等症。九香虫味咸，性温，无毒，能通滞气，壮元阳，对肝胃气滞疼痛及痞满胀痛均有成效。两药合用，祛瘀血，通滞气，止痛止血效果好。方配五灵脂、金铃子、延胡索、乳香、没药等行气活血化瘀止痛之品，是为了加强疗效。

一般而言，瘀血型胃痛，痛势减轻或基本控制后，常有食少乏力等虚象，可用和胃健脾调补法治之，以枳术丸或者香砂六君子汤之类收功，切忌早补或峻补。因胃腑以通为补，如补之不当，又会引起气滞血瘀，而使老病复发。

【病案】 郭某，男，38岁。1972年开始胃脘疼痛，经钡餐检查，诊断为十二指肠球部溃疡，胃脘刺痛反复发作。1976年9月日来院诊治，当时症见空腹胃痛，刺痛拒按，痛有定处，且伴烧心，吐酸，黑便，舌质微红，苔薄黄腻，脉弦细。病乃气滞血瘀，郁久化火，血络受伤，治以活血化瘀，调血和气。

处方：炙刺猬皮5g，九香虫5g，佛手5g，元胡粉5g（冲），金铃子10g，甘草5g，马尾连6g，白芍10g，香橼皮10g，煅瓦楞12g，吴茱萸1.5g。

服药6剂，空腹胃痛大减，吐酸亦止。惟脘胀纳差，原方去芍药、甘草、吴茱萸、马尾连，加砂仁、香附、大腹皮等品行气宽中，开胃醒脾。又服3剂，胃脘痛基本消失，食欲亦增。1个月后，因饮酒病情又发，复用前法治疗，也取得同样效果。

（三）补气以温中

这种方法，适用于脾胃虚寒证。胃痛久延不愈，由胃及脾，必然由实转虚，成为脾胃虚证。若见胃痛隐隐，喜暖喜按，肢冷便溏，或见泛吐清水，舌淡苔白，脉沉迟。此系久病耗气伤阳的脾胃虚寒证，治当补气以温中，散寒以止痛，可用我制配的加味黄芪建中汤（黄芪、桂枝、白芍、炙草、饴糖、良姜、大枣、金铃子、元胡、陈皮）主之。本方是在黄芪建中汤的基础上发展起来的，方以甘平之饴糖以补中缓急，辛温之桂枝以温中散寒，二药合用，取辛甘化阳之义，共为主药；以酸苦微寒之白芍和营敛阴，甘平之甘草以调中益气，二药合用，取酸甘化阴之义，甘苦相须，能缓急而止痛；姜、枣调和营卫；黄芪大补中气；金铃子行气通滞；元胡活血止痛；陈皮理气和胃。诸药合用，能使脾胃阴阳平调，营卫协和，气血得通，脾运胃健。

【病案】 沈某，男，成年。患溃疡病多年，反复发作。近日胃痛隐隐，喜按喜暖，且伴食少，腹胀，时时嗳气，偶吐清水，乏力肢倦，大便溏薄，面色萎黄，舌淡苔白，脉弱。病系耗气伤阳，胃寒气逆，治宜补气以温中，散寒以止痛。

处方：黄芪10g，桂枝10g，白芍10g，炙草6g，饴糖30g（冲），良姜10g，大枣4枚，金铃子10g，延胡索10g，陈皮10g。

服药3剂，胃痛明显减轻，但稍遇寒冷又发，再服本方后诸症即解。

（四）和血以养阴

这种方法，适用于脾胃虚热证。若胃痛日久不解，症见胃痛隐隐，灼热心烦，口燥咽干，舌红少苔或剥，脉细数。此乃瘀热日久伤阴损津的脾虚热证，治宜养阴益胃，和血止痛，可用我配制的加减益胃汤（北沙参、麦冬、石斛、丹参、白芍、甘草、乌梅、香附、金铃子）主之。此方由益胃汤加减组成，沙参甘苦微寒，有养阴清热之功，能补阴而制阳；麦冬甘而微苦微寒，既能养阴清心，又能生津益胃；石斛甘淡性凉，能滋阴养胃，清热生津。三药相伍为用，用治阴液耗伤或久病而致的胃阴亏损。方中加丹参、白芍以和血柔肝，乌梅、甘草酸甘可以化津，金铃子、香附能行气活血，舒肝止痛。诸药配合，有利于养阴以益胃，和血以止痛。

若患者胃胀反复不愈，且伴下坠之感，或有内脏下垂等脾气下陷的表现，此时就应该选用补中益气汤加枳壳，取其升补之中又有通降之意。

【病案】 陈某，女，58 岁。因患萎缩性胃炎久治不愈来院治疗。诊见：胃痛隐隐喜按，不能进食，时有头昏，甚则晕倒，形体消瘦，心烦急躁，舌红无苔而干，脉沉细无力。此乃胃病日久，气血均虚，阴伤尤甚。治宜养阴益胃，和血止痛。

处方：沙参 10g，麦冬 10g，花粉 12g，石斛 10g，乌梅 5g，甘草 5g，生地 12g，元参 10g，金铃子 10g，元胡粉 5g（冲），香附 10g。

上方加减连服 20 余剂，病势缓解，食欲增加，舌亦转润，且生薄苔，烦急症状亦除。

祖国医学理论认为：通则不痛，气血调和也；痛则不通，气血瘀滞也。胃脘痛胀，归根结底，也是气血不通造成的。上面讲的调气以和血，调血以和气，补气以温中，和血以养阴的种种方法，实际上都是一种通法。诚如清人高士宗在《医学真传》中说的："通之之法，各有不同，调气以和血，调血以和气，通也；上逆者使之下行，中结者使之旁达，亦通也；虚者助之使通，寒者温之使通，无非通之之法也。"治疗胃病采取这样多种通法，目的是使胃气通降，这完全符合胃气主降，胃宜降则和，腑以通为补的原则。

三、董建华教授运用疏调肝木法的经验

"疏调肝木"是中医临床运用较广的治则之一，董老以此调治脾胃气机升降之患，疗效卓著，现总结如下。

（一）脾升胃降，中焦气机顺畅

胃为水谷之海，主受纳、腐熟水谷，为传化之腑，以降为顺，以通为用，不降则滞，反升则逆。脾为胃之使，主运化，以升为顺，以运为贵，不升则滞，反降则陷。总之，脾胃乃人体气机升降之枢。若升降适宜，则中焦气机顺畅，出入有序，生化有源；如升降反常，则传化失司，灾害至矣。《素问》："非出入则无以生长壮老已，非升降，则无以生长化收藏。""清气在下，则生飧泄，浊气在上，则生膜胀。"华岫云说："脾胃之病，虚实寒热，宜燥宜润，固当详辨，其中升降二字，尤为紧要。"

（二）肝气宣达，脾胃升降和顺

肝为风木之脏，喜条达，主疏泄；脾为至阴之脏，性善静，但必赖肝之疏泄，始职司运化；又胆附于肝，肝之余气泄于胆，聚而成精，肝气疏达，精气泄于肠胃，以助胃腑腐熟水谷之用。故肝木疏泄，能使脾气升发，脾之精微上归于肺，并使胃气下降，将腐熟之水谷畅送而入小肠。此为"木气动，生气达，故土体疏泄而通也。"

厥阴之脉，挟胃属肝，上贯膈，布胁肋；又冲脉隶于阳明，肝主冲脉，故肝胃之气相通，肝经调畅，胃气和顺，此《内经》云："土得木而达。"若肝失疏泄，木气郁结，则脾气不升，胃气不降，壅滞为病，或疏泄太过，横逆而犯，脾

胃受损，升降无度；或脾胃虚弱，肝木乘之，气乱为病，故《内经》又说："土恶木也。"

肝木失调，脾胃受之。虽临床症状重在脾胃，然其病机实在于肝。用疏调肝木法，使气和而顺，脾胃自安。如张景岳说："善治脾者，能调五脏，即所以治脾胃……如肝邪之犯脾者，肝脾俱实，单平肝气可也。"

（三）疏调肝木，调整脾胃气机

董老在治疗脾胃病中，注重肝郁伤及脾胃者，从调肝入手，以调整脾胃气机升降。

1. 辨证要点

（1）情志变化　古人在长期的医疗实践中，观察到人的情志活动与肝的疏泄功能密切相关，情志不遂，嗔怒不息，操持谋虑，易致肝木不调；若木不条达，郁则激，激则横，横则失其和畅，又易致情志抑郁或心烦喜怒。

（2）两胁或少腹胀痛　肝乃厥阴之脉，过阴器，抵少腹，上贯膈，布胁肋。肝气横逆，疏泄无权，郁于本经，常见两胁、少腹气胀或痛，是以胀痛为特点，此由气机郁滞则胀，气滞不通则痛。

（3）妇人经血不调　肝藏血，主疏泄，厥阴通过任脉与胞宫相连，司血海，调胞脉，又肝主冲脉，故"女子以肝为先天"。肝气郁结，气血瘀滞，或肝气横逆，气血乖争，均可导致妇女月经不调。

2. 治则分型

"木郁达之"乃调肝之大法，疏气令调，脾胃自安。但肝气不条有横逆、郁结、因虚、因实，欲使肝气条达，或泻有余，或补不足，或舒调郁滞，或平降亢逆，方法各异，当审证权宜而应变。如李念莪说："疏其血气，非以攻伐为事，或补之而血气方行，或温之而血气方和，或清之而血气方治，或通之而血气方调，必须随机应变，不得执一定之法以应无穷之变也。"

现从 10 个方面，说明董老运用疏调肝木法，以调整脾胃气机的经验与具体应用。

（1）疏肝解郁和胃　适用于脘腹作胀，攻撑连胁，时轻时重，甚则胀痛，按之则舒，食少不饥，常与情志变化有关，舌淡红，苔白，脉弦。

肝郁气滞，木郁土壅，脾胃失于升降，则气机不行，壅阻于中，故而脘腹作胀。宜疏肝理气，伸其郁，导其滞，使中焦气机通畅，上下无碍，则胀可消，食可进。"肝欲散，急食辛以散之"。疏肝常用辛香之品，既能理肝气，散肝郁，又能调理脾胃气机。并佐酸味药，使其散中有收，开中有合。方以四逆散加减：白芍、柴胡、香附、郁金、枳壳、陈皮、苏梗、甘草。痛甚加金铃子、元胡，偏寒加荜澄茄、良姜，郁而化热加丹皮、山栀。

（2）平肝降逆止呕　适用于肝气横逆犯胃，症见恶心、呕吐，或嗳气频作，呃逆少食，胸胁满闷，大便干结，舌红苔腻，脉弦滑。

反胃作呕，多由肝气冲逆，胃失和降所致。肝气横逆犯胃，则清气遏而不升，浊气逆而不降。故降胃之法，当平降肝木之气，则呕逆自止。然肝气冲逆之因，有因阴寒客于肝经，上犯阳明胃腑，出现干呕、吐涎沫者；有因情志怫郁，肝气横逆，动膈而呕者，故其治疗大法虽同，遣方用药各异。方以旋覆代赭汤加减：旋覆花、代赭石、生姜、大枣、白芍、柴胡、香附、枳壳。因寒者加吴茱萸；因热者加芩、连；便干者加酒军。

（3）滋阴疏肝和胃　适用于肝阴不足之肝胃不和。症见胸胁胀满不舒，食少不饥，或胃脘痞胀，嗳气心烦，口咽发干，大便不爽，失眠多梦，舌红少苔，脉弦细。

肝以血为体，气为用；血主濡润，气主温煦，共奏营养和生发作用。若肝阴不足，肝失所养，变柔为刚，气横所至，胃当其冲，只有滋养肝血，肝气才能复其条达畅茂之性，脾胃随之而复升降之机，若单用疏肝、平肝，一概克伐，则犯虚虚之戒。宜酸甘合用，既能化阴养肝，又能健脾柔肝，是为养肝之妙法。并少佐疏肝之品，以顺肝木条达之性，发其郁遏之气。方选一贯煎加减：白芍、当归、沙参、生地、川楝子、郁金、陈皮、甘草。失眠加炒枣仁，阴虚有热加丹皮。

（4）益气疏肝健脾　适于气虚肝郁之肝脾不和。症见胸胁满闷而胀，腹满不食，食则胀甚，完谷不化，兼有肢体懈怠，气短无力，妇女月经延期，量少，舌淡苔白，脉沉细或沉弦少力。

肝为刚脏，体阴用阳。肝之阳气，主于升发疏泄，肝胆气衰，肝用难展，升发疏泄无权，则失其条达之力，进而传脾。唐容川曰："肝气虚，则水泛脾经。"以辛甘合用，化生阳气，则肝气充盛，疏泄得力。少佐补血之品，以养肝体而肝用。此属因虚致郁，与单纯肝郁有别。方以黄芪建中汤加减：黄芪、桂枝、白芍、柴胡、茯苓、炙草、香附、陈皮。

（5）抑肝扶脾止痛　适用于肝气横逆，乘克脾土之泄泻。症见胸胁苦满，心下痞塞，脘腹胀痛，痛则泄泻，泻后痛减，每因抑郁恼怒或情绪紧张而发作，舌红苔黄，脉弦。

气机不利，肝失条达，横逆犯脾，失其健运，清阳不升，浊阴不降，清浊相干，隧道壅滞，脘腹胀痛，精气合污下降，而见泄泻。只有平肝木之横逆，才能复脾土升运之职。方以痛泻要方加减：白芍、防风、柴胡、茯苓、白术、枳壳、陈皮、甘草。

（6）培土抑木止泻　适用于脾虚肝乘之腹泻。症见大便清稀，完谷不化，肠鸣时作，脘腹胀痛，痛无定处，病程较长，伴有面黄少华，倦怠乏力，舌淡苔白，脉沉弦无力。

脾胃虚弱，肝气乘之，治当扶土为主，抑肝为辅，若单以扶土为事，难奏全效。平其贼寇，缓其肝急，实为扶土又一途径。此与上法抑肝为主，病机先后不同，虚实有异，两相对照，应予区别。方以柴芍六君子汤加减：柴胡、白芍、党参、茯苓、白术、半夏、陈皮、香附、甘草。

（7）疏肝理气化痰　适用于肝气郁结，痰湿阻滞之梅核气。症见咽中不适，似有物梗阻，胸闷善太息，舌红苔腻，脉弦滑。

肝木怫郁，乘其中土，脾气阻遏，津液不布，反聚为痰。若郁久化火，则炼液成痰，痰气交结，阻滞气机，故治痰先理气，气顺痰自消。宜疏肝解郁，佐燥湿祛痰，肝气得展，痰湿亦化，咽梗可去。方以四逆散合半夏厚朴汤加减：白芍、柴胡、半夏、香附、郁金、厚朴、枳壳、陈皮、苏梗、金铃子。痰热加黄连、竹茹，胸闷加瓜蒌。

（8）清肝散郁和胃　适于肝郁化火，肝火犯胃。症见胃脘灼痛，呕吐不食，泛酸嘈杂，口苦口干，腹满，便秘或溏泻，舌红苔黄，脉弦滑而数。

肝气郁结，久而化火，或肝旺气横，“气有余便是火”，肝火怫逆，顺乘阳明，则脾之精微不行，浊液不降，以从木气而化酸。叶天士云："泄厥阴以舒其用，和阳明以利其腑。"治以苦辛为主，以酸佐之。苦能清热，辛能散郁，酸敛横逆之势，苦辛相合，泄肝之用，酸苦相合，泄肝之热。又苦辛能通降，可复胃腑通降之职，其气即安。方以左金丸合金铃子散加减：吴茱萸、黄连、黄芩、白芍、半夏、金铃子、元胡、苏梗、香附、陈皮。

（9）疏肝除湿散满　适于肝气郁结，湿浊中阻之鼓胀，症见腹胀，叩之如鼓，按之不坚，食后作胀，嗳气不爽，苔厚腻，脉弦滑。

肝气郁遏日久，势必乘制脾土，脾胃运化失职，升降不调，水湿停留，壅于中焦。方用柴胡、白术、苍术、茯苓、半夏、车前子、陈皮、香附。湿从热化加茵陈、藿香。

（10）化瘀舒肝和络　适于肝脾不和，见证日久，用疏肝诸法不应，营气痹窒，络脉瘀阻，胸胁脘腹之痛久不除，其痛如刺，痛点固定，或大便色黑，甚或吐血，舌黯或紫，脉弦或涩。

《血证论》说："运血者即是气。"肝主藏血，木气冲和条达，则血脉流畅。胃为多气多血之腑，肝疏土达，升降调畅，血行不息。若肝失疏泄，气滞不畅，则血瘀不行，胃络受阻，不通则痛，当疏肝理气，以复脾胃升降之机，活血化瘀，以行胃络之瘀血。方以金铃子散合失笑散加减，金铃子、元胡、炒灵脂、生蒲黄、香附、青陈皮、枳壳、丹参、乌贼骨。顽固性疼痛加九香虫、刺猬皮。

（四）两点说明

1.肝木伤土，病及肝、脾、胃，用药应注意两点。

第一，选方用药时考虑一药多性、一药多用的特点，选用既利于疏调肝木，又有健脾和胃而无伤胃滞脾之弊的药味。

第二，肝性喜润恶燥，脾性喜燥恶湿，选方用药要注意润燥得宜，刚柔相济，随证施治。

2.嘱患者乐观开朗，心旷神怡，亦为疏调肝木以治理脾胃气机的关键。

四、董建华教授诊治胃痛的学术经验探讨

董建华对胃病研究造诣较深，他学习东垣脾胃学说，并将明清温病学说的论治方法，融汇到脾胃病辨治之中，形成了自己独特的脾胃病学术经验。在胃痛辨治上，更有独到之处，形成了颇具特色的理论体系。现介绍如下。

（一）通降论

胃为水谷之腑，传化物而不藏，以通为用，以降为顺。胃气的和降，以胃腑阳气的温煦、推动及阴液的濡润为基本条件，阳气阴液相互为用，使纳于胃中的饮食得以腐熟、润降。叶天士亦强调："脾宜升则健，胃宜降则和。"胃和的关键就在于胃气润降。但胃之和降，并非胃腑独自之功，与脾气的运化升清、肝脏的疏泄升发、胆汁胆火的通降、肺气的宣发肃降、大肠的传导下行等其他脏腑的功能密切相关。

胃为传化之腑，只有保持通降之性，才能奏其纳食传导之功。倘致病因素作用于胃，如饮食失节、情志不遂、邪气犯胃，或他脏病变影响胃腑，使胃失和降，气机壅滞，则水反为湿，谷反为滞，阻碍气血运行，而形成气滞、血瘀、湿阻、食积、痰结、火郁等，均可导致胃痛。胃痛日久，必内传脾，脾气受伤，传化失司，升降失调，清浊相干，郁滞自中而生，属于虚中挟滞，故胃痛不论寒热虚实，内有郁滞是

共同的特征。寒则凝而不通，热则壅而失降，伤阴者滞而不运，伤阳者湿而不行。

胃喜通降而恶壅滞，病则胃失和降，气机郁滞，故治疗上董氏强调以通降为要。所谓通，就是调畅气血，疏其壅塞，散其郁滞，并承胃腑通降下行之性，使气机调畅。胃腑实者，宜祛邪导滞，和胃通降；胃气虚者，气机不运，虚中有滞，宜补虚行滞，和胃通降。董氏临床运用通降法治疗胃痛时，将其概括为十法：理气通降、化瘀通降、通腑泄热、散寒通降、平肝降逆、导滞降胃、升清降浊、辛开苦降、辛甘通阳、滋阴通降。由此可见胃痛的治法，着重于"通"，补法亦需寓通。

在 448 例胃痛门诊病案中，约有 95% 的药物组成上配伍理气通降之品。

（二）气血论

脾胃为水谷之海，气血生化之源，脏腑经络之根，故脾胃与人体气血盛衰有密切的关系。中焦脾胃的络脉较其他脏腑的络脉更为丰富。因为，其一，脾胃除所属同名经脉分支的络脉外，尚有"脾之大络"与"胃之大络"；其二，脾胃络脉既能营养脾胃本身，又是输注气血津液于经脉的通路。因此，脾胃功能直接影响气血的盛衰与调畅。

胃为多气多血之腑，以气血调畅为贵。若胃腑受邪，首先是胃气壅滞，其次为肝气郁结，横逆犯胃而致肝胃气滞，继则肝胃气逆。气滞日久，影响血行，必然会导致血瘀为患。气滞血瘀何以为辨，从疼痛性质看，若胀痛为主，伴有嗳气者属气滞，痛如刺如割者属瘀血；从疼痛部位而言，痛处游走不定，攻冲作痛者为气滞，痛处固定，或扪之有包块者为血瘀；从病程分析，初病在经属气滞，久病不愈属血瘀。胃病日久，气滞血瘀互为因果。

在诊治胃痛过程中善用气血辨证。在448例胃痛病案中，使用化瘀药物者占52%，用理气药物者达95%以上。董氏治疗胃痛气分之病，常采用理气通降、泄热通腑、疏肝和胃、通降胆胃等调气之法。而治疗胃痛入络者，大致归纳以下六法：和胃理气化瘀、温经散寒化瘀、清热凉血化瘀、疏肝理脾化瘀、健脾益气化瘀、养阴益胃化瘀。董氏治疗胃痛瘀血证的常用药对有：金铃子、元胡；刺猬皮、九香虫；蒲黄、五灵脂；丹皮、赤芍；丹参、沙参等。总之，他认为治疗胃痛必须调和气血。

（三）湿热论

胃痛病机，一般文献多从寒凝气滞、饮食积滞、肝气犯胃、肝胃郁热、瘀血阻络、脾胃虚寒、胃阴亏虚等方面论述。笔者从董氏448例胃痛资料中分析，具有湿阻者116例，占胃痛总数35.9%，湿热中阻者占19.4%。能否恰当地辨治湿热胃痛，常是胃痛获效的关键。为此试将董氏对湿热胃痛的认识及诊治分述如下。

将湿热作为重要致病因素，始见于《内经》，历代医家对湿热病因学说均有发挥，论述最详的则为清代薛生白《湿热病篇》。湿热之邪与时令气候密切相关，长夏初秋，天暑下逼，地湿上蒸，湿中生热，人处于气交之中，弱者易着成病。因为湿热外邪虽是致病重要因素，但不是决定因素，关键在于脾胃功能强弱。若脾胃内伤，运化失常，水湿内停，蕴而化热，虽未发病，却已潜藏发病之机，一旦外界湿热之邪较盛，便会"同气相求"，"内外相引"而发病。薛生白明确提出湿热主伤脾胃的理论，即脾胃为湿热病变的中心。诚如章虚谷所谓："胃为戊土属阳，脾是己土属阴，湿土之气，同类相召，故湿热之邪，始虽外受，终归脾胃。故湿热相搏，干扰胃腑，气机阻滞而致胃痛，此湿热外侵也。若平素纵恣口腹，酗酒嗜酒，或偏食辛辣肥甘，以致湿热内蕴，胃腑失和，其痛乃作，此湿热内生也。"

湿热胃痛主要表现为胃脘痞闷而痛，恶心呕吐，嘈杂吞酸，胸闷纳呆，口黏而腻，心烦口苦，大便黏滞，舌红苔黄腻，脉濡数或滑数。治宜清化湿热，调中和胃，方用董氏连朴苓草汤加减：黄连、厚朴、藿香、佩兰、茯苓、通草、陈皮等。若湿重于热，用药应侧重苦温燥湿；若热重于湿，用药宜侧重清胃泄热；若湿热久羁，必耗气伤阴，故气虚者酌加扁豆、山药等健脾利湿，阴伤者可选芦根、石斛等益阴和胃。本方旨在苦寒与辛温并进，芳香与燥湿并施，因热为阳邪，非苦寒不能解其热，湿为阴邪，非辛温不能宣通芳化其湿，故辛开湿滞，苦泄热壅。前贤有欲清其热，应化其湿，欲化其湿，当宣通气机之说。董老常说，临床应用此法，务必掌握清与化之分寸，只有清化合度，方能湿去热孤，热除湿化，病得速痊。

（四）标本论

胃痛日久，由胃及脾，可有虚象表现，但不能只见其虚，忽视其实，或只重其本，不顾其标。因此，对胃痛虚证不仅要针对病因治疗，还要权衡标本缓急轻重，或先祛邪后补虚，或补泻兼施，审察病证的标本，以定治法之先后逆从，这是辨证的重要内容。因此，《素问·标本病传论》强调："知标本者，万举万当，不知标本，是谓妄行"。

　　董氏标本论强调，应当注意从病证的虚实来确定标本治疗的先后。胃痛虽言初病多实，久病必虚，但结合临床实际，久病未必皆虚。如久病由气入络，可为瘀血实证；久病及脾，运化失司，水湿不化或复加情志、饮食所伤，往往又兼气滞、痰湿、食滞等，形成虚实夹杂之证。对此，董氏主张先治其标，着重祛邪，使胃复通降，脾得健运，从而恢复脾胃正常功能。例如，脾虚湿阻证，先用藿香、佩兰、厚朴、陈皮、茯苓、通草等芳化淡渗，脾虚明显加山药、苡仁、扁豆等运脾和中；脾虚气滞证，先用苏梗、香附、陈皮、香橼皮、佛手等理气通降，虚证明显用党参、白术、炙甘草等顾本；脾虚食滞者，则先用焦三仙、鸡内金、陈皮、枳壳、莱菔子等消导化积，脾虚明显者加白术、太子参等消中兼补。

　　总之，董氏长期从事临床，在实践中积累了丰富经验，认为胃痛的发生和发展过程，可扼要地分为三阶段，即在气、在血、虚证。其在气者又有气滞、湿阻、热蕴之分，在血者有寒热轻重之别，气滞者有胃、肝、胆之异，虚证者有阴阳之辨。只有掌握了胃痛证候转变规律，才有利于辨证治疗和判断预后。

五、董建华教授辨治泻痢五论

　　泄泻和痢疾在内科临床上非常多见，董建华教授在治疗这类疾病方面积累了丰富的经验。痢疾早期可以表现为泄泻，而泄泻失治、误治后则又可以转化为痢疾，两者为同类。在古代文献中，泻与痢的研究或分或合，分则言其区别，合则重其联系。两者在证治方面虽有区别，但又不乏许多共同之处。为研究方便，我们将泻痢合而论之，总结董老对本类疾病的一般认识规律，同时也对两者的不同治疗特点进行探讨。

（一）标本虚实论

董老在诊治泻痢之时，先分标本，首辨虚实，此为辨证第一要义。泻分久暴，痢分急缓，虽有"无湿不成泄"，"无积不成痢"之说，但"邪之所凑，其气必虚"，强调脾胃虚弱乃共同的发病根本。泻痢诸证，实无纯实，虚非纯虚，以虚实夹杂、标本并见为本类疾病的特点之一。本虚者多为脾气虚弱，常由思虑劳倦，抑郁恼怒，肝木克犯，或为久病失养所致，出现大便时溏时稀，甚或完谷不化，食减纳呆，肢倦乏力，面色萎黄，舌淡胖边有齿痕等症。董老常用党参（或太子参）、土炒白术、茯苓、扁豆、山药等药益气健脾止泻；泻痢不止，水谷杂下，精微不化，阴津内亏，出现口燥咽干，舌红少苔，甚或低热的阴虚见症，董老常用芦根、石斛、天花粉、丹皮、元参等药养阴清热；泻痢日久，阴损及阳，脾肾之阳并虚，呈现五更泄，腰膝酸软，肢冷乏力，下腹畏寒喜温等症，此时董老常用补骨脂、肉豆蔻、炮姜、附片、肉桂、小茴香等药以温阳散寒。标实者，无外湿热、寒湿、食积、气滞、血瘀之证，这些致病因素或病理产物，都可影响脾胃之升清降浊及大肠之传导，而致内外合邪，诸疾作祟。属湿热之邪者，选药常用葛根（煨）、黄芩、黄连、黄柏、白头翁等；属寒湿者，常用苍术、厚朴、白术、附子等药；属食滞内停者，常用鸡内金、焦三仙、莱菔子等药；属气滞者，董老常用乌药、小茴香、青陈皮、柴胡、广郁金、金铃子、木香、香附等药；属血瘀者，常用五灵脂、蒲黄、制乳香、没药、川芎等药。对于泻痢的本虚标实之证，董老强调根据邪正的盛衰确定治疗的先后次序，邪实而正虚不明显者，先标后本，分阶段治疗；若邪盛正衰，则标本同治，邪正兼顾，细心调整，以平为期；邪尽正虚，或邪少虚多者，应主以扶正。注意祛邪之品应用要掌握适度，中病即止，不可一味攻伐，徒伤正气，使虚者愈虚，病不能愈。补益之剂，一则不可用之过早，以防关门留寇；二则不可骤补，只宜徐徐缓图，冀正气恢复，病可渐愈；三则不宜壅补，以防阻滞气机，使贼邪留恋。

【病案】 李某，男，54岁，因黏液脓血便反复发作7年，发作并加重2周而来诊。曾在外院及本院多次行纤维结肠镜及钡灌肠检查，明确诊断为"溃疡性结肠炎"。曾服用过柳氮磺吡啶、强的松及中药汤剂，初用稍效，反复发作时再用效果渐不理想，近年有逐渐加重的趋势。本次为2周前饮食不适及受寒而复作，再次纤维结肠镜检查提示溃疡性结肠炎复发。当时症见黏液脓血便，每日7~8次，伴有左下腹部疼痛，腹部畏寒喜温，肛周灼热而下坠，肠鸣腹胀，脘痞纳呆，口干苦干黏，周身乏力，面色萎黄不华，形瘦，舌淡红体胖，边有齿痕，苔黄厚腻，脉濡细滑。大便化验外观为黏液脓血便，红、白细胞满视野。中医诊断为：休息痢，证属本虚标实。湿热滞肠为标，脾气虚弱为本。急则治其际，先清热化湿，理肠导滞。药用：煨葛根10g，黄芩10g，黄连6g，白头翁10g，苦参10g，秦皮10g，煨木香6g，槟榔10g，白芍10g，甘草6g，炮姜6g。水煎服，每日1剂。服至第4剂，脓血黏液减少，腹痛减轻，大便次数降至每日3~4次。又经过近2周的治疗，大便减至每日2~3次，无黏液脓血排出，黄腻苔基本消退，惟大便不成形，体倦乏力及腹部畏寒喜温等仍在，表明湿热之标已除，本虚之象已显，宜转手健脾益气固本。药用：党参10g，茯苓15g，土炒白术 10g，煨木香 6g，砂仁 3g，扁豆 10g，炮姜 6g，肉豆蔻 6g，干荷叶 6g。用此方加减调理近 20 剂而收功，最后大便转为每日 1~2 次，为成形便，无粘液脓血，腹痛消失，体力渐增。复查结肠镜示：结肠内溃疡愈合，充血、水肿消退。

（二）气血两调论

董老在诊治泻痢过程中善用气血辨证，尤其是在治疗痢疾时更注重调理气血。脾胃功能的好坏直接影响着气血的盛衰与调畅，临床上泻痢的证候病机演化亦遵循"初病在气，久病入血"的发展规律。气分之病，病位较浅，未及络脉，可用调气法。调气之法并非单纯地行气，而是根据不同的情况而相应地采取以下方法：气热者凉之则调，气寒者温之则调，气虚者补气则调，气陷者举之则调，必使气和，乃为调气之法。气病在现在泻痢中最多见的是气虚、气陷及气滞。气虚常表现为脾气虚弱，宜施以健脾益气之剂，药如前所述；气陷乃为泻痢日久，气被耗伤，升清无权，出现少腹坠胀、脱肛、泻痢不禁，应治以升清举陷，董老常用升麻、荷叶、黄芪及柴胡等药；气滞多为各种病邪如食积、湿阻、气郁、痰凝等阻滞肠间气机，使气滞不行，出现里急后重、腹痛等症，宜针对不同病因分别施以消食导滞（焦三仙、鸡内金、莱菔子）、化湿理气（葛根、薏苡仁、苍术、茯苓）、清热解郁（柴胡、黄芩、青皮）、活血化瘀（五灵脂、蒲黄、制乳没）等法，"调气则后重自除"。病久不愈，气滞影响血行，气血凝滞，血败肉腐，内溃成疡，脉络受伤，化为脓血，可出现下痢赤白脓血，兼见腹部刺痛，部位不移等症。病入血分，病位较深，乃络脉之变，宜施以和血活络之法，非气分药所能奏效，常用川芎、白芍、五灵脂、蒲黄、制乳香、没药等，"行血则便脓自愈"。然治疗瘀血证，并非单纯只用活血化瘀药，尚有健脾益气活血法（气帅血行）、温阳散寒化瘀法（血得温则行）、疏肝理气活血法（气行则血行）等诸种，无论是采用哪种直接或间接的方法，总以使瘀血消散为目的。若瘀血下去，会使气机更加不畅，气滞血瘀互为因果，交相为病，且瘀血内留，脾胃运化受阻，气虚更甚，瘀血愈聚。若气虚及阳，虚寒内生，则瘀滞更重。

（三）温清并用论

董老认为泻痢诸证常表现为本虚标实、寒热错杂之象，且多为上热下寒。"寒者温之，热者清之"是为常法，然在本类疾病的应用上，颇有技巧。下寒之证多有腹部畏寒喜温，遇凉或饮冷加重，得温熨则舒，甚则有脚冷便溏，腰膝酸痛，肠鸣腹胀等表现；中、上焦又多热邪偏盛，出现口干而苦，渴欲冷饮，嘈杂泛酸，躁扰失眠，舌红苔黄等症。泻痢初期，虽颇多清利机会，但只可施而不可久用，这是因为多是先有积热，后又感寒而得。若专事温阳，则火热循经上扰，出现牙龈肿痛、目赤耳鸣、口唇糜烂、溃疡等症；而若专力清化，用苦寒太过，则又会致使大便溏泄失禁，肢冷神怯。温清并用之法应用最多，应根据寒热之轻重，恰当地选择温清两类药物，平调阴阳，勿使太过与不及，病可渐渐向愈。董老对于热邪偏于上焦者，常用山栀、黄芩、银花、连翘等药；热邪偏于中焦者，常选用马尾连（或黄连）、生石膏、知母等药；而寒邪偏于下焦者，则常选用肉桂、附片、炮姜、补骨脂等温补脾肾，同时常用乌药、小茴香等散寒行气以助之。值得注意的是清为祛邪之法，对阴虚火旺者，不宜清泻，而只应滋阴降火，如白芍、黄柏、沙参、麦冬等。总之，无论是清与温，都要时时记住对寒热错杂之泻痢，两法运用均勿过之，以平为期。

【病案】吴某，女，26岁，溃疡性结肠炎患者，病史4年余，反复发作，近10天加重。大便中带少许粘液脓血，每日5~6次，左下腹部疼痛，里急后重，下腹畏寒喜温，肠鸣，纳食不香，胃脘部隐痛，口干苦，咽痛鼻干，口腔中亦有溃疡，舌红苔黄，脉弦细。中医诊断：休息痢，属上热下寒型。处方：山栀6g，黄芩10g，黄连3g，肉桂3g，白芍10g，甘草3g，炮姜6g，木香6g，砂仁3g，扁豆10g，芦根15g。

用上方平调寒热，加减10余剂，大便减至每日2~3次，腹痛好转，口腔中溃疡愈合，纳食渐增。继遵原意又调理10余剂，原症状几乎尽除。

（四）燥润相济论

董老认为泻痢之由均与湿邪有关，故燥湿、化湿、利湿为常用之法。其中尤以燥湿法应用最多，它包括了苦寒燥湿之黄连、黄芩、黄柏、苦参、秦皮等，苦温燥湿之苍术、草果、厚朴等，它们与淡渗利湿之车前子（草）、通草、木通及芳香化湿之藿香、佩兰等药一样，久用均有伤阴之虞。所以董老主张对久泻久痢阴伤或素体阴亏者，应当配合养阴生津之品，如沙参、麦冬、芦根、石斛、天花粉等药，然甘凉濡润之品，性多寒而腻，过用则寒中碍运，水湿复聚，泻痢不止，故应两法相合，一燥一润，法度合宜，燥润相济。

（五）通涩结合论

董老认为气机贵乎调畅顺达，滞则成病。泻痢早期初得之时，元气未虚，而又挟滞者，必推荡之，此即与喻昌之"新感而实者，可以通因通用"之说暗合。通过泻滞通腑，使积滞脓血随大便而祛除，恢复肠胃之正常通降功能。通下法多用于以里急后重为主的痢疾，而少用于泄泻。董老常用煨木香、槟榔等药，并配合枳壳、大腹皮、砂仁等理气通降以助之，必要时对积滞难下者，可暂用一些大黄，起到推陈出新的作用。通法尚有广义的概念，"调气以和血，调血以和气，通也；下逆者使之上行，中结者使之旁达，亦通也；虚者助之使通，寒者温之使通，无非通之之法也。"故不可将通法单纯地拘泥于泻下大便。虽言此，但对年高体弱，或素体虚羸者，通法仍须慎用或少用，中病即止，以防元气虚陷。久泻久痢后期，纯虚无邪或少邪，中气不固，滑脱不收者，急当固涩收敛，防止水谷精微进一步脱失，此即"久病而虚者，可以塞因塞用"。董老按药性功用，将常用固涩药分为：温中止涩的肉豆蔻、炮姜炭；清肠止涩的秦皮、地榆；酸收固涩的诃子肉、乌梅；酸温固涩的五味子、石榴皮；酸寒固涩的五倍子、金樱子；健脾止涩的莲子肉、芡实；涩肠固脱的罂粟壳、椿根皮等几类，可根据不同病情需要而分别选用。然而大部分病例，多为实中夹虚，虚中夹滞，虚实混杂，故而应该通涩结合，使应用时机、用量、比例等都有法度。叶天士曾高度概括为"泻痢大法不过通塞二义"，足见通涩二法的重要意义。

六、董建华教授治肠病十二法

肠包括大肠和小肠。小肠主泌别清浊，大肠主传导，二者均关系到饮食水谷的转运和排泄，若肠病则致吸收转运和传导排泄的障碍。

肠病实证多与胃有关，虚证多与脾有关，董建华治肠病多从脾胃入手，调理脾胃以和其升降，使燥湿适度。又肝胆与脾胃升降有关，治疗中又多注重调肝。外邪侵袭以祛邪为主，脾胃本虚以扶助正气为主，本虚标实，则标本兼顾。董氏治肠病多用以下方法。

（一）理气通腑法

本法适用于肠胃之气壅滞不行而成大便秘结或不爽，胃脘胀满，嗳气食少，口臭口干，舌红苔薄黄，脉滑等症。

基本方：槟榔 10g，枳壳 10g，瓜蒌 15g，苏梗 10g，香附 10g，陈皮 10g，木香 6g，砂仁 3g，莱菔子 10g，香橼皮 10g，佛手 6g。

大便秘结甚者加酒军 3g。

（二）疏肝利胆通腑法

本法适用于肝胆气郁，大肠传导失职而致之便秘。症见胁痛胁胀，脘腹胀痛，心烦易怒，口苦，善太息，嗳气，口臭，食少纳呆，舌红苔黄，脉弦或弦细。

基本方：柴胡 10g，白芍 10g，香附 10g，青陈皮各 6g，槟榔 10g，酒军 3g，莱菔子 10g，金铃子 10g，元胡 6g，枳实 10g。

若嗳气频作加旋覆花 10g，代赭石 15g；失眠多梦加合欢皮 15g，炒枣仁 10g。

（三）泻热通腑法

本法适用于肠腑积热，热盛伤津之便秘。症见大便秘结，数日不解，小便黄赤，面色潮红，心烦身热，口渴口臭，脘腹胀满或胀痛，舌红苔黄而燥，脉滑数。

基本方：酒军 3g，黄连 3g，黄芩 3g，枳实 10g，厚朴 6g，元明粉 10g（冲），白芍 10g，杏仁 10g。

若肝火上炎加当归龙荟丸；津液损伤甚者加生地 15g，元参 10g，麦冬 10g。

（四）芳香化浊法

本法适用于寒湿之邪侵袭肠胃而致寒湿困脾之证。症见腹痛肠鸣，大便稀溏，起病较急，脘腹胀闷，口中黏腻，舌苔白腻，脉濡；或兼有恶寒发热，全身酸困，或饮食生冷，脘腹作痛，恶心欲吐。

基本方：藿香 10g，佩兰 10g，苍术 10g，厚朴 6g，苏梗 10g，陈皮 10g，茯苓 10g，大腹皮 10g，白蔻仁 5g，半夏 10g。

若表证明显加荆芥 10g，防风 10g，苏叶 6g；恶心呕吐加生姜 2 片，竹茹 10g。

（五）淡渗分利法

本法适用于湿邪困脾较重，影响膀胱气化而致湿阻下焦之证。症见泄泻如注，清稀如水，腹胀肠鸣，脘痞食少，肢体倦怠，小便短少，舌苔白厚腻，脉濡细。

基本方：茯苓 15g，猪苓 10g，苍白术各 10g，泽泻

10g，厚朴 6g，苏梗 10g，通草 6g，车前子 10g（包）。

食少纳呆加木香 6g，砂仁 6g；身热恶寒加荆芥 10g，苏叶 6g。

（六）清热化湿法

本法适用于湿热之邪侵及肠胃，传化失职而致之泄泻或痢疾等。症见泄泻急迫，肛门灼热，大便黄褐，或里急后重，痢下赤白，腹胀腹痛，小便黄，苔黄腻，脉滑数或濡数。

基本方：黄连 3g，黄芩 10g，葛根 15g，白头翁 10g，秦皮 10g，茯苓 10g，车前子 10g（包），木香 6g，赤芍 10g。

食积所伤加焦三仙各 10g；下痢脓血较多加酒军 3g，地榆 10g；里急后重甚者加槟榔 10g，枳实 10g。

（七）消食导滞法

本法适用于饮食不节，宿食内停，肠胃受阻，传化失常而致食滞肠胃之证。症见或为泄泻，或为便秘，但均见有嗳腐酸臭，脘腹胀满，大便如臭卵，数日不解，或大便黏溏，食少纳呆，或不思饮食，舌苔黄厚腻，脉滑数。

基本方：焦三仙各 10g，莱菔子 10g，枳壳 10g，槟榔 10g，陈皮 10g，半夏 10g，连翘 10g，苏梗 10g，鸡内金 6g。

兼有脾虚者可加扁豆 10g，山药 10g；大便秘结较甚者加酒军 3g，元明粉 10g（冲）。

（八）调肝理脾法

本法适用于肝郁脾虚之泄泻。腹痛泄泻多因情志不遂而发，精神舒畅时好转，平素胁痛食少，心烦易怒，脘腹胀满，大便多不成形，舌淡红，苔白或白腻，脉弦细。

基本方：柴胡 10g，白芍 10g，郁金 10g，香附 10g，川楝子 10g，陈皮 10g，白术 10g，茯苓 10g，扁豆 10g，焦三仙各 10g。

（九）健脾补气通腑法

本法适用于年高体弱脾肺气虚，大肠传导无力之便秘。症见大便数日一行，排出困难而非干燥，伴有倦怠乏力，少气懒言，形体虚弱或形盛气怯，舌淡红，苔白，脉弱。

基本方：黄芪 10g，太子参 10g，白术 10g，山药 15g，茯苓 10g，火麻仁 10g，瓜蒌 15g，郁李仁 10g，枳壳 10g。

如兼阴亏，无水舟停，加元参 10g，生地 10g，麦冬 10g；食少纳呆加鸡内金 6g，焦三仙各 10g。

（十）健脾益气渗湿法

本法用于脾胃虚弱，水谷运化无权，清浊相混之泄泻。症见大便溏薄，时轻时重，日久不愈，脘腹胀满，食少纳呆，神疲乏力，或泄下少量黏胨，舌淡苔白，脉细弱。

基本方：党参 10g，白术 10g，扁豆 10g，山药 10g，木香 10g，砂仁 3g，莲子肉 10g，苡仁 15g。

体倦乏力甚者加功劳叶、仙鹤草；暑湿季节加藿香、佩兰各 10g，荷叶 10g。

（十一）健脾益气升清法

本法适用于泄泻日久，或体虚中气不足之脱肛。便后肛门脱出，或同时伴有胃下垂、子宫下垂，面色萎黄，神疲气短，懒言倦怠，食少纳差，腹胀腹坠，舌淡苔白，脉细弱。

基本方：黄芪 15g，党参 10g，白术 10g，枳壳 10g，柴胡 10g，升麻 6g，陈皮 10g，香橼皮 10，佛手 6g。

若脘腹冷痛加良姜 10g，肉桂 3g；兼有胃阴不足，口干，舌红少苔，加黄精 15g，玉竹 10g，石斛 10g。

（十二）温补脾肾法

本法适用于泄泻日久，伤及肾阳，以致脾肾阳虚之证。症见五更时泻，腹部痛作，肠鸣，伴有畏寒肢冷，腰膝冷痛，脘腹畏寒，神疲形瘦，舌淡苔白，脉沉细。

基本方：制附子 10g，肉桂 5g，补骨脂 10g，吴茱萸 3g，肉豆蔻 10g，五味子 5g，党参 10g，白术 10g，炮姜 3g，陈皮 10g。

食少纳差加鸡内金 6g，焦三仙各 10g；脱肛者加黄芪 15g，柴胡 6g，升麻 6g。

以上是董氏对肠病的十二种治法。但临床病证复杂，兼挟较多。具体每一病例，董氏常合用两三法。如虚实夹杂，脾胃气虚，复感寒湿之泄泻，治疗以健脾与芳化相结合；寒热错杂，湿热蕴结，日久泄泻，损伤脾阳，则多清化湿热与健脾温阳并用。本虚标实多先标后本，标本兼顾。对肠病的治疗董氏多强调以祛邪为主，主张邪去正复。运用补法强调调补，大忌壅补，以防止脾胃之气壅滞，而致升降失司。

脾胃病各论

一、吐酸

吐酸，也叫泛酸、反酸。酸水由胃上泛，随即咽下，或至食道咽喉未吐出者，叫作吞酸。本证多由肝气郁结、化热化火，或肝胃不和所致。《素问·至真要大论》云："诸呕吐酸皆属于热。"故属热者较多。肝气犯胃上逆，胃失和降，故胃酸上泛。或由肝胃郁火熏蒸脾湿而成，即如朱丹溪所指出的"吞酸者，湿热郁积于肝"。或由于宿食积滞停胃，蕴郁而作酸。肝郁化热犯胃，肝胃不和既可引起吐酸，也可引起胃脘痛或痞胀，恶心呕吐，嗳气呃逆，故吐酸每与上述症状兼见，也可单独出现。临上属实属热者居多，但也有属寒热错杂或虚实并见的，故治疗不能仅满足于几味止酸药，要结合临床表现，进行辨证施治。一般以清肝、和胃、通降为大法。

（一）具体治法

由于吐酸的主因在肝郁化火，胃失和降，泻肝可以清热并助疏泄以消除胃酸的病因，和胃可以降逆，使酸不上泛，而治肝又可以安胃，故凡吐酸，必用左金丸加味以泻肝和胃，辛开苦降。常用以下几味：黄连 3g，吴茱萸 1.5g，乌贼骨 10g，煅瓦楞子 15g。然后配用以下治法。

1. 理气通降法　香附 10g，陈皮 10g，枳壳 10g，大腹皮 10g，佛手 6g。

烧心、嘈杂加竹茹 6g，黄芩 10g；胃痛加元胡、金铃子；嗳气呃逆加旋覆花 10g（包），代赭石 20g（先下）；胃胀甚加槟榔 10g，香橼皮 10g；恶心呕吐加清半夏 10g，竹茹 6g，代赭石 20g（先下）；便秘加酒军 3~5g，槟榔 10g；受寒引起加苏梗 10g，桂枝 6g。

2. 温中散寒法　凡脾胃之宿冷停寒，或夹痰气互结，影响胃的通降，或者肝郁犯胃，熏蒸脾湿，则可引起吐酸，胃脘胀痛，喜温怕冷，受凉易作，苔或白或偏腻，脉细弦或沉弦。

高良姜 10g，香附 10g，荜茇（或荜澄茄）10g，桂枝（或肉桂）3g，砂仁 3g（后下）。

气机上逆，如自觉气上冲，呃逆嗳气加沉香 3g，苏梗 10g；舌苔偏腻，加法半夏 10g，川朴 6g；腹痛加木香 6g，小茴香 6g，乌药 6g。

3. 化痰祛湿消滞法 肝胃不和，气失舒展，可致阳郁为热，肝胃郁热熏蒸脾湿，发为吞酸吐酸。或饮食太过，脾气无力运化，蕴湿生热，热则作酸，故见吞酸吐酸，舌苔多腻或厚腻，并见脘痞嗳腐等，脉多细弦或沉弦。

苍术 10g，川朴 6g，藿香 10g，焦三仙各 10g，砂仁 3g（后下），法半夏 10g。

苔黄腻见有湿热之象加黄芩 10g，苡仁 15g，通草 6g；食少纳呆加陈皮 6g，茯苓 10g；脘腹痞满加大腹皮 10g，枳壳 10g；嗳腐有食臭气加鸡内金 6g，莱菔子 10g；胃中嘈杂加茯苓 10g，陈皮 6g，生姜 2 片。

（二）治疗用药特点

凡吐酸，均与肝郁与胃失通降有关，故治疗以左金丸配合止酸、行气、和胃通降药，以顺肝之疏泄和胃之通降功能。其左金丸的用法：以吴茱萸辛热作反佐，仅用 1.5g，顺其性热而折之。而以黄连为君，每用 3g，是吴茱萸的两倍。主次得当，寒热并用，辛开苦降，开郁与降逆并济，从而达到疏肝以和胃的目的。而必加用乌贼骨、瓦楞子，直接止酸。再根据辨证，灵活配伍用药，做到既辨病（吐酸），又辨证，如此则吐酸无有不愈者，临床疗效颇为满意。

（三）病案举例

病案 1

张某，男，25 岁。十二指肠球部溃疡发现已 1 年，泛酸，脘痞，腹部轻胀，偶有隐痛，得食则缓，苔白根黄，脉弦细。当辛开苦泄，和胃调气。

川连 3g，吴茱萸 1.5g，乌贼骨 10g，瓦楞子 15g，香橼皮 10g，佛手 6g，香附 10g，元胡 10g，枳壳 10g，大腹皮 10g，金铃子 10g。6 剂。

复诊：泛酸已止，胀轻，有时隐痛，喜按喜温。主症已除，改为益气温阳和胃法。

炙黄芪 15g，桂枝 6g，白芍 10g，高良姜 10g，饴糖 30g（冲），炙甘草 3g，大枣 5 个，生姜 2 片，乌贼骨 10g，元胡 10g，吴茱萸 1.5g。

上方进退服用月余，自觉症状消除，全身状况改善，胃镜复查未见溃疡，临床近期治愈。

病案 2

蔡某，女，29 岁。1977 年 10 月 9 日初诊。泛吐酸水已有 4 年，每逢秋冬天凉发作尤甚，发时食入即吐，甚则呕吐大量酸苦水，有时胃脘隐隐作痛。近来上症又发，精神疲惫，寐差梦多，面色青暗，舌质红，苔薄黄，脉象细弦。

【辨证】肝胃失和，郁火内生，上逆吐酸。

【立法】清肝和胃，理气降逆。

【方药】马尾连 6g，吴茱萸 1.5g，香附 10g，陈皮 5g，竹茹 5g，煅瓦楞 12g，乌贼骨 10g，丁香 1.5g，神曲 10g，砂仁 1.5g，茯神 10g。

10 月 20 日二诊：服上药 11 剂，泛酸好转，胃脘微有隐痛，大便干，舌红如前，宗原意出入。

马尾连 6g，吴茱萸 1.5g，香附 10g，陈皮 5g，竹茹 5g，枳壳 10g，全瓜蒌 12g，佛手片 5g，香橼皮 5g，合欢皮 10g。6 剂。

11 月 4 日三诊：药后泛酸已止，适逢经水来潮，少腹不舒，胁下隐隐胀痛。

柴胡 5g，香附 10g，金铃子 10g，甘草 6g，白芍 10g，合欢皮 10g，青陈皮各 5g，绿萼梅 5g，丹参 12g，炒枣仁 15g。6 剂。

11 月 10 日四诊：经水已净，前症基本消失，食纳欠佳，用柴芍六君子汤以善后。

《内经》指出："诸逆冲上，皆属于火"；"诸呕吐酸……皆属于热。"患者泛吐酸水 4 年，此乃肝郁化火，胃失和降。在治疗上，始以左金清肝泻火，竹茹、陈皮清胃热以降逆气，瓦楞子、乌贼骨以制酸，入少许丁香、砂仁和胃止吐。二诊而吐酸止，次以疏肝理气之味，使其肝气条达，脘腹胀痛得除，终以舒肝气，调脾胃，用柴芍六君子汤而收功。

二、呕吐

呕吐是由胃失和降，气逆于上所致，其病位主要在胃，与肝、胆、脾有密切的关系。胃主受纳，腐熟水谷，其气主降，以下行为顺。胃腑通降则和，不降则滞，反升为逆。若外感六淫或饮食不节，胃腑受伤，则胃气壅滞，继则失于和降，水谷随气上逆而致呕吐。肝为刚脏，性喜条达，若情志怫逆，木郁不达，肝气横逆犯胃，肝胃气逆而作呕吐。脾主运化，以升为健，若脾失健运，清气不升，或脾胃虚寒，中阳不振，不能腐熟水谷，化生气血，造成运化与和降失常而致呕吐。本病治疗应着眼于"通降"，故和胃理气通降是治疗本病的基本治则。实证呕吐，当以祛邪为主，邪去则呕吐自止；虚证呕吐，治宜标本兼顾，正复则呕吐自愈。

（一）具体治法

1. 清热通腑，和胃降逆法 《素问·至真要大论》云："诸呕吐酸，……皆属于热"，"诸逆冲上，皆属于火"。胃为阳腑，宜降宜通。无论外感六淫或内伤七情，还是食滞不化，皆可导致胃气壅滞，气机郁滞，久郁不散则化热化火，火性炎上，浊气上逆，胃气不降，腑气不通而发生呕吐，多为食已即吐，伴胃中灼热，口渴喜饮，心烦满闷，大便干结，舌红苔黄，脉滑数。当以清热通腑，和胃降逆为法。

黄连 3g，黄芩 10g，酒军 3g，枳壳 10g，苏梗 10g，橘皮 10g，清半夏 10g，竹茹 10g。

若烧心嘈杂加栀子 10g，吴茱萸 1.5g；泛酸明显加瓦楞子 10g，乌贼骨 10g；口渴饮冷加生石膏 20g（先下），知母 10g；大便秘结加瓜蒌 15g，槟榔 10g；便干甚者加元明粉 6g（冲）；热盛伤津，口干口渴者加芦根 20g，花粉 10g；伤食食少者加鸡内金 6g，焦三仙各 10g；嗳气频作加旋覆花 10g（包），代赭石 15g（先下）；胃脘胀满加香橼皮 10g，佛手 6g。

2. 芳化通降，和胃止呕法 外感湿邪或内伤饮食，脾胃受困，气机阻滞，升降失司，清浊不分，胃失和降，水谷随气上逆而发生呕吐。并见胸闷腹胀，纳食不馨，口淡无味，苔白腻，脉濡滑。当以芳化通腑，和胃降逆为法。

藿香 10g，佩兰 10g，苍术 10g，厚朴 6g，蔻仁 3g，陈皮 10g，清半夏 10g，枳壳 10g，苏梗 10g。

大便溏薄者加苡仁 15g，茯苓 10g；湿渐化热，苔白腻转黄，大便不爽，加槟榔 10g，瓜蒌 15g；尿黄不利者加茯苓 10g，通草 6g；口舌生疮者加木通 6g，竹叶 3g，生石膏 20g（先煎）；胸膈胀闷加郁金 10g，旋覆花 10g（包）；胁肋胀痛加柴胡 10g，白芍 10g；头痛加川芎 10g，菊花 10g；食少纳呆加木香 6g，砂仁 3g。

3. 疏肝理气，和胃通降法 《内经》曰："足厥阴肝所生病者胸满呕逆。"忧思恼怒，七情不和，肝气郁结，疏泄失常，横逆犯胃，胃气不降，食随气逆发为呕吐。症见恶心呕吐，胸胁胀痛，嗳气频作，急躁易怒，舌红苔薄黄，脉弦滑。当以疏肝理气，和胃通降为法。

柴胡 10g，白芍 10g，香附 10g，枳壳 10g，青陈皮各 6g，苏梗 10g，清半夏 10g，砂仁 3g。

若心烦易怒加栀子 10g，丹皮 10g；有胆结石者加金钱草 15g，海金沙 15g（包），鸡内金 6g；胸闷憋气加广郁金 10g，木香 6g；口苦口干者加山栀 10g，黄芩 10g。

4. 清热化湿，和胃通腑法 感受湿热之邪或湿邪蕴而化热，湿热相搏于胃，则胃腑气机阻滞，湿热阻滞中焦，通降失调，胃气上逆则生呕吐，伴有胸闷腹胀，恶心嗳气，口苦黏腻，口渴不欲饮，舌红苔黄腻，脉滑数。当以清化湿热，和胃通降为法。

黄连 3g，厚朴 6g，黄芩 10g，竹茹 6g，块滑石 10g，藿香 10g，苏梗 10g，陈皮 10g，茯苓 10g。

若尿黄短赤者加通草 6g，车前子 10g（包）；湿热伤津，口干口渴加芦根 20g，花粉 10g；胸闷纳呆加砂仁 3g，谷麦芽各 10g；嗜酒伤胃者加枳椇子 10g，葛花 10g；便秘腹胀加酒军 3g，槟榔 10g。

5. 苦辛通降，和胃止呕法 若寒邪犯胃，胃阳被遏，气闭热自内生，但寒遏未尽，复能传脾，从阴化寒，而致寒热错杂，升降失常，胃失和降而发生呕吐。伴有心下痞闷，嗳气则舒，肠鸣便溏，舌红苔薄黄，脉弦细。故应以苦辛通降为法。

黄芩 10g，清半夏 10g，黄连 3g，炮姜 3g，党参 10g，砂仁 3g，苏梗 10g，陈皮 10g。

若胃脘胀满者加枳壳 10g，香橼皮 10g，佛手 6g；便溏甚者加扁豆 10g，山药 10g；呕吐甚加伏龙肝 15g（包），丁香 1.5g；脘闷苔腻加藿香 10g，佩兰 10g；失眠多梦加合欢皮 10g，夜交藤 10g。

6. 消食导滞，和胃降逆法 《三因极一病证方论》谓："食呕此由饮食伤脾，宿谷不化之所为也。"因饮食不节或过食生冷油腻；食滞中州，使脾胃运化失常，气机受阻，胃气上逆，故呕吐酸腐。食积不化，阻碍气机，故脘腹胀满疼痛，嗳气厌食，舌苔厚腻，脉滑。当以消食导滞为法。

鸡内金 6g，炒莱菔子 10g，焦三仙各 10g，槟榔 10g，苏梗 10g，枳壳 10g，陈皮 10g，清半夏 10g，连翘 10g。

若食滞化热，口苦口臭加黄连 3g，竹茹 6g；便秘腹胀甚者加大腹皮 10g，酒军 3g；心烦易怒加山栀 10g，黄芩 10g；伤食生冷，胃痛不温者加良姜 10g，藿梗 10g；胃脘疼痛加金铃子 10g，元胡 6g。

7. 调中降逆，化痰和胃法 脾气虚弱，运化失司而聚湿生痰，痰浊内阻，气机不畅，胃气上逆而致呕吐。症见呕吐频作，噫气不除，胃脘痞满，食纳欠佳，舌淡苔白腻，脉弦细。此乃虚实挟杂，本虚标实之证。中虚宜补，痰浊宜化，气逆宜降，补泻并用，标本兼顾。故拟调中降逆，化痰和胃法。

旋覆花 10g（包），代赭石 15g（先下），太子参 10g，清半夏 10g，茯苓 10g，陈皮 10g，苏梗 10g，生姜 3 片。

若胃脘发冷者加荜澄茄 10g，良姜 10g；脾虚不运，腹泻便溏加扁豆 10g，山药 10g，荷叶 10g；失眠寐差加丹参 10g，炒枣仁 10g；脘痛引胁加柴胡 10g，香附 10g；咽膈不利加砂仁 6g，厚朴 6g。

8. 滋养胃阴，降逆止呕法 热病之后，或气郁化火，或过用温燥之品，致津液耗伤，胃失濡润，气失和降，上逆为呕。症见呕吐反复发作，或时作干呕，胃中嘈杂，似饥而不欲食，口燥咽干，舌红少苔，脉细数。治宜滋养胃阴，和胃降逆而止呕吐。

芦根 20g，石斛 10g，沙参 10g，麦冬 10g，陈皮 10g，苏梗 10g，刀豆子 10g，砂仁 3g。

若阴虚便秘加元参 10g，火麻仁 10g；心烦不寐加合欢皮 10g，枣仁 10g；余热未清者加连翘 10g，黄芩 10g。

（二）治疗用药特点

1. 通降药在治疗呕吐中的作用 呕吐的病机关键在于胃气上逆，故在整个治疗过程中，应始终重视通降药的运用，和胃理气降逆是治疗本病的基本大法。临证时首先要分清虚实。实性呕吐若为外邪犯胃，则祛邪降逆；痰湿内阻，则宜化痰除湿降逆；湿热中阻，则清化湿热，降逆止呕；暑湿内蕴，则宜清暑化湿，通降和胃；食积停滞，则宜消食导滞通降。虚性呕吐，若属脾虚不运，气逆于上，则宜通补兼施，以防壅滞；胃阴不足，胃失濡润，气失和降，则宜滋阴通降。

2.止呕药物的运用　在选择止呕药物时，要根据辨证论治原则，分为清胃止呕、和胃止呕、化湿止呕、降逆止呕、温中止呕、重镇止呕等类。而清胃止呕药亦各不相同，如黄芩治肺胃有热之呕吐，黄连治心胃有热之呕吐，竹茹治痰热中阻之呕吐，大黄治胃肠积滞之呕吐。胃寒呕吐多用伏龙肝10g，沉香1.5g；肺胃气逆用枇杷叶；暑湿呕吐用藿香、佩兰、白蔻等。

（三）病案举例

病案1

陈某，男性，37岁。呕吐及食后胸骨疼痛反复发作3年余。每因情志不遂或饮食不节而引起呕吐，为胃内容物，食入即吐。食已胸骨后灼痛，伴泛酸，吞咽困难，口干欲饮，大便干结。曾在某医院做胃镜检查，提示"慢性食道炎，贲门失弛缓症"。舌质暗红，苔黄稍腻，脉象弦滑。证属胃热内盛，胃失和降，治当清热通降，理气和胃。

黄连3g，黄芩10g，酒军3g，山栀10g，橘皮10g，枳壳10g，清半夏10g，竹茹6g，瓜蒌15g，芦根20g，吴茱萸1.5g。

经服4剂，呕吐泛酸明显减轻。续以前法治疗，呕吐消失，大便通畅。

病案2

杨某，女性，40岁。患者1周前因情志不遂而发生恶心呕吐，噫气频作，胸胁胀痛，时有泛酸，食欲减退，大便不成形。曾在某医院诊断为胆囊炎。患者舌暗红，苔薄黄，脉弦细。证属肝郁气滞，横逆犯胃，胃失和降，治宜疏肝和胃，理气通降。

柴胡 10g，白芍 10g，陈皮 10g，清半夏 10g，茯苓 10g，香橼皮 10g，佛手 6g，木香 6g，砂仁 3g，瓦楞子 10g，焦三仙各 10g。

经服上方 7 剂，恶心呕吐消失，胀满减轻。再守上方加减续服 10 余剂，诸症消失。

三、痞胀

痞胀包括了两种病证，即痞和胀。痞又称心下痞、痞满，是指心下闭塞，满闷不适，触之无形而不痛，病变在心下胃脘部分，主在胃。胀又称胀满、腹胀或腹胀满，是指腹中有胀满或胀急之感而外多无胀急之形，少数也可见腹部胀满，病变部位在胃脘以下的大腹部，主在脾。心下痞要与胸闷、胸痹、结胸相鉴别，腹胀要与鼓胀相鉴别。

痞与胀病虽不同，但在病因病机上有许多相通之处，脾、胃、肝是病变的主要脏腑。脾主升，胃主降，肝主疏泄。若脾失健运，胃失通降，肝气郁结，疏泄不畅，不仅均可直接影响气机的调畅，而且互相影响，互为因果。如木郁不能疏土，可致肝胃不和、肝脾不调；脾不升，胃不降，则升降之机痞塞，或逆乱失常，导致气滞中满，脾胃不和，则木可贼之，使气机乖常而生痞胀。其病因不外外感六淫、内伤七情、饮食积滞、劳倦伤中、脾胃虚弱之类，但以饮食不节、饥饱失常和情志不快为多见。在病理上，或胃气壅滞，或肝郁气滞，或肝胃不和，或寒热错杂，或胃虚脾弱、气不畅行，或寒湿内聚，或湿热蕴结，或宿食停积，或实热壅滞、腑气不通。但总以气机停滞，脾胃升降失常，失却"以通为用"的功能为直接病机，核心是个"滞"字。临床上强调既要重视气滞，以调畅气机，更要区别寒热、虚实、表里、阴阳、气血、痰积等不同，进行辨证治疗，方可取得满意疗效。归纳其治凡十一法。

（一）具体治法

1. 疏肝理气法 七情郁结，暴怒伤肝，或忧思伤脾，或情欲不遂，均可影响气机，肝气郁而不伸，脾气泄而不散，胃气失通降，故见脘腹痞胀，易受情志影响，或病起于情志失常，常伴噫嗳，或胀连两胁，或胀甚而痛，或小腹胀满，或纳谷减少，或大便不畅。治以疏肝理气降胃。

柴胡 10g，香附 10g，枳壳 10g，陈皮 10g，佛手 6g，郁金 10g，青皮 10g。

气郁化热，烧心，舌红少津，加生石膏 20g（先煎），知母 10g，生地 10g；气火偏亢加丹皮 10g，山栀 10g，黄芩 10g；嗳气频作，加代赭石 10g，丁香 2g，柿蒂 10g；胀甚而痛，加元胡 10g，川楝子 10g；胸闷加旋覆花 10g，广郁金 10g，降香 5g；胁胀甚者加绿萼梅 6g，娑罗子 10g；小腹胀满加乌药 6g，沉香 3g（后下），小茴香 3g；舌质偏暗或有瘀点，加丹皮 10g，丹参 10g；泛吐酸水加吴茱萸 1.5g，川连 3g（或马尾连 6g），乌贼骨 10g；便秘腹胀，去枳壳，加枳实 10g，酒军 3~5g，槟榔 10g；失眠轻症加丹参 15g，炒枣仁 10g，合欢皮 10g，生龙牡各 15g；失眠重症加朱砂 0.6g（冲），琥珀粉 3g（冲），夜交藤 15g。

2. 调气降胃法 胃热胃寒，或食积湿困，或脾运受困，胃失顺降，均可导致脾胃升降失司，胃失通降而致脘腹痞胀，时轻时重，或矢气则松。常有兼寒、兼热、兼湿、兼滞等不同。基本处方：

苏梗 10g，香附 10g，陈皮 10g，枳壳 10g，大腹皮 10g，

香橼皮 10g，佛手 6g。

胃部怕冷，气滞偏寒，加木香 6g，砂仁 3g，荜澄茄 10g；食少，食后不易消化，加鸡内金 10g，砂仁 3g，莱菔子 10g；少腹胀加沉香 1.5g，乌药 5g，小茴香 3g；挟湿苔腻加藿香 10g，川朴 6g，苍术 10g，茯苓 10g。

3. 消食导滞法　宿食停积中脘，气机不畅，故腹满而胀；饮食不化，阻塞通降之道，胃气不降上逆，故见嗳腐吞酸或厌食；胃滞而脾不能运，食积壅郁作酸作臭，故大便泻出臭污如败卵。需要与湿热蕴结之腹胀满相鉴别。治用消食导滞法。

鸡内金 6g，莱菔子 10g，茯苓 10g，法半夏 10g，陈皮 10g，焦三仙各 10g。

有热象，舌苔黄腻，腹满有热感，加连翘 10g，马尾连 6g；便溏，加炒白术 10g，山药 10g；呕恶嗳腐，加川连 3g，砂仁 3g（后下）。

4. 泄热通腑法　邪热传里，壅滞胃肠，与肠中糟粕互结，大肠传导功能受阻，胃肠气机不能顺降，故腹满不减；无形之邪热与有形之燥屎互结于内，故腹胀且痛；腑气不通，则大便秘结。苔黄腻或黄燥焦黑，脉弦劲。当清热通腑，顺气消胀。

生军 5g（后下），槟榔 10g，枳实 10g，全瓜蒌 15g，火麻仁 10g，黄连 3g，黄芩 10g，香橼皮 10g。

大便仍不通，腹胀燥屎内结，加芒硝 10g（分冲）；挟肝火见目赤口苦，加苦丁茶 6g，龙胆草 3~6g，山栀 10g；腹胀而痛，加赤芍 10g，五灵脂 10g，元胡 10g；少腹胀急，便时矢气不通畅，加沉香 3g，乌药 6g，川楝子 10g；老人便秘腹胀，加当归 10g，肉苁蓉 10g，桃仁 10g，升麻 6g，生军改制军；食积或食滞，胀一阵痛一阵，伴便溏臭秽，加焦神曲 10g，山楂 10g，莱菔子 10g，茯苓 10g；嗳气泛恶，加清半夏 10g，炒竹茹 6g，陈皮 10g。

5. 清热宣中法　素嗜膏粱酒醴，或肥实之体，又过食辛辣，或炎夏之季，湿热困中，或由脾胃先伤，健运失职，湿郁化热，均可使中焦脾胃湿热偏重，交阻互结，以致气机升降失职，胃气壅满，引起腹满胀，脘痞呕恶，或心中烦热，口渴不欲多饮，尿短赤，大便粘滞不爽，舌红苔黄腻。治宜清热化湿，宣中行滞。

黄连 3g，厚朴 10g，石菖蒲 6g，清半夏 10g，山栀 10g，黄芩 10g，生苡仁 15g，滑石 10g，通草 6g。

热重心烦，胃有烧灼感，加生石膏 15g（先煎）；尿少肢胖，加萆薢 10g，晚蚕砂 10g（包煎），车前子 10g（包）；尿短赤，去通草，加木通 6g，车前子 10g（包），山栀 10g。

6. 辛温泄浊法　寒邪直中或久居卑湿之地，或进食生冷油腻，或素体阳亏，湿邪外侵，从阴化寒，或久服寒凉药物，均可导致寒湿内困，脾胃之气不伸，升者不升，降者不降，壅满滞中而为脘腹胀满，得温得按则舒，受凉加重。浊阴不降则呕恶，清阳不升则大便溏泄。气机不畅或奔突可引起腹痛。脾胃受寒湿所困，中阳不得伸展，则纳谷呆钝，并可见舌苔白腻或白厚腻。治当辛甘发散畅中，温化寒湿。

苍术 10g，川朴 6g，桂枝 10g，陈皮 10g，木香 10g，草蔻 6g，茯苓 10g，法半夏 10g。

脾阳不振，腹中振水声，加肉桂 3g，干姜 6g；腹痛加良姜 10g，荜茇 10g。

7. 温阳散寒法　寒属阴邪，寒则气机凝滞而生满痛。故凡脾胃阳虚或寒湿内侵，均可导致脘腹胀满，受凉或生冷饮食后胀满加重。常伴纳差、呕恶、便溏或脘腹疼痛。舌多淡白，脉多沉弦或沉紧。治当辛甘通阳，温中祛寒，散满消胀。

高良姜 10g，香附 10g，荜澄茄 10g，甘松 10g，吴茱萸 3g，木香 10g，砂仁 3g（后下），生姜 2 片。

胃痛加肉桂 3g，元胡 10g；便溏加苍术 10g，山药 10g，苡仁 15g；寒甚胀满，加草蔻 6g，熟附片 6g，川朴 6g。

8. 益气健脾升清法 素体脾胃虚弱，或病后中气不足，或误进攻下克伐之剂，或久病脾胃虚寒，而致脾胃气虚，清阳不升，浊气上逆，以致脘腹痞胀，纳化呆钝，不知饥食，或胀有坠感，平卧则舒，神倦懒言，甚则肢凉便溏，舌质多淡，苔多白或白腻，脉多细弱沉细或虚缓。

炙黄芪 15g，党参 10g，土炒白术 10g，炙甘草 3g，升麻 3~5g，柴胡 10g，枳壳 10g，陈皮 10g。

气虚下陷，腹胀较甚，加干荷叶 6g，葛根 10g；胃寒怕冷，朝宽暮急，加熟附片 10g，桂枝 5g，小茴香 3g；受外寒诱发加苏梗 10g，良姜 10g，香附 10g；脘腹疼痛，加桂枝 10g，白芍 10g，良姜 10g，饴糖 30g（冲）。

9. 养阴调气法 胃宜润，润则降，不润则燥，可反降为逆，或气机壅满，升降失司为胀为满为痞，或隐痛，或舌津少，脉细或细数，均为阴虚或阴虚虚火内生，气机不畅所引起。治疗当养阴调气，辛润降胃。

沙参 10g，麦冬 10g，白芍 10g，石斛 10g，金铃子 10g，香附 10g，绿萼梅 10g。

舌红口干等阴虚明显，加乌梅 3g，甘草 3g，元参 10g；胃脘有烧灼感，胃有郁火，加黄连 3g，山栀 10g，丹皮 10g；食少便溏等胃气虚者，去金铃子、香附、绿萼梅，加太子参 10g，淮山药 10g，焦三仙各 10g，木香 6g，砂仁 3g（后下）。

10. 辛开苦降法 适用于寒热错杂证，多因脾胃久病，或素体脾胃亏虚，寒湿内生，复因邪滞，蕴郁化热，故胃胀胃痛有冷感，有时烧心，但不敢进生冷，舌苔黄或黄腻，舌或红或偏淡。治宜寒热并用，辛开苦降。

黄连 3g，黄芩 10g，清半夏 10g，干姜 6g，党参 10g，香附 10g，香橼皮 10g，甘草 3g。

热偏重，口苦烧心甚，苔黄腻，去干姜，加山栀 10g，竹茹 6g，茯苓 10g；胃脘冷痛，寒偏重，加高良姜 10g，荜澄茄 10g；腹鸣下利，加生姜 2 片，茯苓 10g，炒白术 10g。

（二）治疗用药特点

1. 主用通降，慎用开破 伤寒所致痞满，病在肺胃，治宜宣泄；杂病所致痞满，在脾胃肝，治宜辛通。腹胀无论虚实，实邪无论食积气滞、湿困痰阻，还是虚实兼挟，总为气滞中焦，通降失司所致，故治疗必须着眼于一个"通"字。"六腑以通为用"，通则气机能顺畅，通则胃气才能降和，不致滞而为胀为满。而通之之法，各有不同，应当根据病机采用相应治法。但重要的是调气通降，气机通顺了，才有助于祛除其他病邪，补药才能达病所。所以无论补泻，调气通降药总要配伍运用。而通降调气药的运用，又要分上焦、中焦、下焦和气滞所属脏腑，还要区别药性的寒热温凉，用之才能恰当。例如，痞胀位置偏上，病在中上焦，则用柴胡、郁金、降香、绿萼梅、八月札、路路通等；胀在中焦，多选陈皮、香橼皮、佛手、枳壳；胀在下焦，多取乌药、槟榔、川楝子、小茴香等。病在肝经，多取柴胡、娑罗子等。病在脾胃经，则用陈皮、香橼皮、大腹皮等。如需温而行之，多取木香、砂仁、乌药、陈皮；若要凉而行之，则取枳实、川楝子等。

2. 补法宜慎 补药多属甘味，甘能生满壅湿，补则滞气，并使药物不能达于病所，故痞胀必须慎用补法。实证忌用补法，虚实挟杂者，一定要权衡虚实多寡，缓急轻重。七分实，三分虚，就当先用疏理，邪去胀消才可以补；如三分实七分虚，则攻补兼施，做到补而不碍气机，调气而不伤正。破气药要少用，如莪术、三棱等。补药一般用清补法，而不峻补壅补，如参用太子参或党参，芪用生黄芪。熟地、当归、元参之类腻补，在气滞者甚少使用，即使对阴血虚，也只用沙参、麦冬、丹参等。对虚实兼挟者，也不主张过用疏理，因为愈疏则胃气愈加虚陷，胃气也随疏随滞，故往往疏补结合，升降并用，并掌握好虚实和疏补的分寸。如腹胀便稀，则以升清调补为主，参、芪、山药、扁豆常用；如腹胀便干，则以降浊的主，如酒当归、升麻、大腹皮、枳壳、瓜蒌等，再适当配用升补药。对于痞胀之属于纯虚无邪者（在临床少见），也同样不能只补不行，而要补中兼通，如补气少佐行气，五味异功散之用陈皮，补中益气汤之用升麻、柴胡、陈皮，并往往再加少量香橼皮、佛手，做到补而不滞。有些胀满，虽全由虚证引起，但既见胀满，胀本身属实邪，故治疗仍不能只补不通。例如胃下垂患者，大多数由中虚清气下陷所致，患者乏力形瘦，头晕纳差便溏，一派虚陷之象，似当升补。但由于症见食后脘腹胀满难忍，甚者少腹亦胀，气水内停，按之辘辘有声，大便难下等实象，故不能因为由虚所致而蛮补，补则"不消胀而胀自除"，临床每用升降补疏结合，在补中益气汤中加入通降之品，如鸡内金、枳壳、香橼皮等，效果比单用补气升清为好，这种认识可得到许多临床实例的验证。

（三）病案举例

病案1

郭某，女，46岁。半月来胃脘胀满，食后明显，矢气则松，有时有胀急之感，胃脘时有隐痛，大便不爽，舌质尚正，苔薄黄，脉弦。胃气壅滞，通降失司之证，当理气和胃通降。

苏梗10g，香附10g，陈皮10g，香橼皮10g，佛手6g，槟榔10g，枳壳10g，鸡内金5g，莱菔子10g，焦三仙各10g。7剂。

复诊：诉药服3剂，胀满即明显好转，药尽胀痛尽除，大便亦畅，惟纳谷不旺，改方：

太子参10g，炒白术10g，茯苓10g，甘草3g，木香6g，砂仁3g（后下），鸡内金5g，焦三仙各10g，陈皮6g，槟榔10g，香橼皮10g。7剂善后。

病案2

秦某，女，38岁。腹胀不想吃饭已6个月，大便六七天一行，干结不易解，便结则腹胀加甚，矢气臭，泛恶欲吐，苔黄，脉沉弦。肠胃气机阻滞，食滞不化，通降失司所致，拟和胃理气通降，化滞通腑并行。

槟榔10g，枳壳10g，香附10g，酒军3g，香橼皮10g，沉香3g，苏梗10g，陈皮10g，马尾连6g，吴茱萸1.5g，鸡内金6g。7剂。

药后大便较畅，二三日一行，腹胀已松，泛恶已减。原方去吴茱萸，加竹茹6g。7剂。

三诊时已无不适，惟纳谷较欠，舌质偏红，苔薄黄，拟方健脾养阴，调气和中以巩固之。

太子参 10g，炒白术 10g，麦冬 10g，石斛 10g，芦根 20g，香橼皮 10g，鸡内金 6g，焦三仙各 10g，山药 10g，白扁豆 12g，槟榔 10g。7 剂。

四、胃　脘　痛

胃脘痛是指胃肠疾患所引起的心窝部位（即上腹部位）的疼痛。胃脘痛病位主要在胃，与肝脾有密切关系。胃为阳土，主受纳，腐熟水谷，喜润恶燥，以通降为顺，为多气多血之腑，所以无论外感六淫或内伤饮食，胃腑受伤，初则气机壅滞，继则上逆为患，再则化火致瘀伤阴，甚至动血；肝为刚脏，体阴而用阳，性喜条达，若情志不遂，肝气郁结，横逆犯胃而致肝胃不和，也可导致气机郁滞。总之胃脘痛以气滞为重要病机。胃腑自病或肝胃同病，多为实证。胃病日久，每致脾病，脾为阴土，主运化，输布水谷精微，喜燥恶湿，以升运为健，所以由胃及脾，或脾气虚弱或中气下陷，或脾阳不振，导致胃失通降均为虚证。脾胃同病，又多虚实夹杂，寒热互见。治疗上始终以通降为主旨。气滞者，温阳使之通；阴虚者，滋阴使之通。治疗根据胃脘痛气滞、血瘀和虚证的三个发展阶段，有以下治法。

（一）具体治法

1. 理气通降法　外感六淫或饮食所伤，胃失通降，胃气阻滞则胃脘痛，时轻时重，或有腹胀；胃气上逆则嗳气；胃主受纳，胃气壅滞则食少纳呆。治以理气以消胀，通降以和胃。

苏梗 10g，香附 10g，陈皮 10g，枳壳 10g，大腹皮 10g，香橼皮 10g，佛手 6g。

烧心嘈杂加黄连 3g，吴茱萸 1.5g；嗳气频作加旋覆花 10g，代赭石 20g（先下）；顽固腹胀，反复不愈加鸡内金 6g，木香 6g，砂仁 3g，焦三仙各 10g；便秘加瓜蒌 15g，槟榔 10g，甚者加酒军 3g；恶心呕吐加竹茹 6g，清半夏 10g；伤食生冷，胃脘冷痛，加良姜 10g。

2. 清热和胃止痛法 过食辛辣厚味，或胃气壅滞化热，均可导致胃热壅滞证候。胃腑积热，气机失调，则胃脘灼痛，舌红苔黄，脉滑数；齿龈为足阳明胃经所过，胃热上冲则龈肿痛；胃热熏蒸则口臭；热伤津液则口干多饮，喜冷。治宜清胃热而止痛。

黄连 3g，黄芩 10g，酒军 3g，山栀 10g，枳壳 10g，槟榔 10g，香附 10g，金铃子 10g。

泛酸加瓦楞子 10g，乌贼骨 10g；口渴饮冷加生石膏 20g（先下），知母 10g；伤食、食少加鸡内金 6g，焦三仙各 10g；口中黏腻不爽加藿香 10g，佩兰 10g。

3. 寒热并调法 寒热之邪相搏，结于胃脘，致寒热错杂证。胃中积热，气机不畅，胃脘灼痛，口臭；寒结于中则喜热饮，遇冷痛重，大便稀溏。治当寒热并调，辛开苦降。

黄连 3g，山栀 10g，荜澄茄 10g，香附 10g，苏梗 10g，清半夏 10g，木香 6g。

舌苔黄腻加芦根 20g，块滑石 10g，生苡仁 15g；胃脘胀满加枳壳 10g，香橼皮 10g，佛手 6g；便溏加茯苓 10g，扁豆 15g。

4. 散寒通阳法 贪凉饮冷，寒邪直中，寒性凝滞，阳气被遏，胃气不畅，则胃病暴作，疼痛较剧，得寒则重，得温则减，舌苔白，脉弦紧或沉弦。寒邪犯胃，胃失和降则恶心呕吐，不欲饮食。治当散寒通阳而止痛。

良姜 10g，香附 10g，肉桂 3g，苏梗 10g，陈皮 10g，木香 6g，砂仁 3g，枳壳 10g。

便溏加苍术 10g，茯苓 10g；胃脘部有气上冲感加沉香 3g，清半夏 10g；脘闷腹胀，舌苔白腻，加藿香 10g，佩兰 10g，苍术 10g；恶心呕吐加清半夏 10g，生姜 2 片。

5. 芳香化湿和胃法　外感湿邪或内伤饮食，脾胃受困，气机被阻，阳气被遏，则胃脘满闷而痛；湿困脾胃，升降失司，清浊不分，胃气上逆，则恶心呕吐；脾失健运，传导失职，故便溏不爽；湿困胃脘则苔白腻，脉濡。治当芳香化湿，和胃理气，而恢复胃之通降之职。

藿香 10g，佩兰 10g，苍术 10g，厚朴花 6g，蔻仁 3g，大腹皮 10g，陈皮 10g，半夏 10g，枳壳 10g。

食少纳呆加木香 6g，砂仁 3g；大便溏薄加茯苓 10g，苡仁 15g；胁胀，情志抑郁，加柴胡 10g，香附 10g；头痛加川芎 10g，蔓荆子 10g；湿热盛而苔黄腻者加黄连 3g，黄芩 10g。

6. 化痰和胃法　脾失健运，痰浊内生，痰为有形之邪无处不到，痰阻胃脘，胃失通降，则胃脘疼痛，口吐痰涎，胸脘满闷，恶心呕吐；痰阻清阳，则头晕；痰阻胃脘则舌苔白腻，脉滑。治当化痰和胃以止痛。

半夏 10g，白术 10g，茯苓 10g，橘红 10g，枳壳 10g，香橼皮 10g，佛手 6g，苏子梗各 6g，瓦楞子 10g。

食滞食少加焦三仙各 10g，莱菔子 10g。

7. 消食导滞法　过食膏粱厚味，或饮食不节，伤胃气而成食滞胃脘证候。食滞内阻，胃气阻滞不畅则胃脘胀满疼痛；食滞胃失和降而上逆，则嗳腐吞酸厌食，或恶心呕吐，吐后痛减；胃失通降，传导失司，则大便不爽，矢气酸臭；食滞内阻则苔厚腻，脉滑。治以消除食积，导下积滞以复胃之通降之职。

鸡内金 6g，焦三仙各 10g，莱菔子 10g，陈皮 10g，清半夏 10g，槟榔 10g，枳壳 10g，苏梗 10g，连翘 10g。

食滞化热，口苦口臭，加黄连 3g，竹茹 6g；便秘，腹胀甚者加酒军 3g，大腹皮 10g。

8. 疏肝理气和胃法 情志不舒，肝气郁结，疏泄失职，以致胃失通降，胃气壅滞，而致肝胃气滞证候。足厥阴肝经布胁肋，胁为肝之分野，肝气郁结则胁痛胁胀。胃气受阻，则胃脘胀痛与胁痛胁胀并见。肝气郁结，血气不畅，冲任失调，可见妇人月经不调，经前乳房作胀。治当疏肝解郁，和胃理气通降。

柴胡 10g，白芍 10g，香附 10g，枳壳 10g，青陈皮各 6g，金铃子 10g，绿萼梅 10g，八月札 10g。

胸闷加旋覆花 10g（包），广郁金 10g；心神不安，心烦失眠加生龙牡各 20g，合欢皮 15g；泛酸加瓦楞子 10g，乌贼骨 10g；平日嗜酒甚者加枳椇子 10g，葛花 10g；头晕目眩加生石决明 20g（先下），钩藤 10g。

9. 抑肝降逆和胃法 肝气上逆，伤及胃腑，胃气受阻，气机逆乱，反降为升，而致胃脘疼痛，呕恶剧烈，嗳气频作，头晕，呃逆，烦躁，胁痛，脉弦等症状。治当抑肝降逆，和胃止痛。

旋覆花 10g（包），代赭石 20g（先下），清半夏 10g，陈皮 10g，白芍 10g，香附 10g，枳壳 10g，良姜 10g。

腑热便秘加酒军 3g，槟榔 10g；心烦易怒加栀子 10g，丹皮 6g；气郁化火，口苦泛酸，去良姜，加黄连 3g，吴茱萸 1.5g。

10. 胆胃不和　脾随肝升，胃随胆降，邪热袭胆，胆失泄降，胃气受阻，失其通降致胆胃不和。症见胃脘堵闷疼痛，呕苦或口苦，或脘胁胀满，嘈杂，舌红苔黄，脉弦滑。治疗当以清胆和胃降逆之法。

柴胡 10g，黄芩 10g，清半夏 10g，竹茹 10g，郁金 10g，香附 10g，大腹皮 10g，陈皮 10g，枳壳 10g。

口臭，口中黏腻，舌苔黄腻，加藿香 10g，佩兰 10g，黄连 3g；痛处固定，舌暗，加蒲黄 10g，五灵脂 10g。

11. 理气活血法　胃气阻滞，日久及血，而成气滞血瘀。症见胃脘又痛又胀，以痛为主，舌暗脉细弦，或胃脘部时时刺痛。治疗当理气活血。

金铃子 10g，元胡 6g，香附 10g，炒五灵脂 10g，赤白芍各 10g，陈皮 10g，枳壳 10g，大腹皮 10g，香橼皮 10g。

失眠多梦加丹参 10g，炒枣仁 10g；咽膈不利加半夏 10g，苏梗 10g。

12. 化瘀通络法　气滞血瘀日久，痹阻络脉而成血瘀重证。症见胃脘刺痛，痛处固定不移，拒按，面色晦暗，或肌肤甲错，舌暗或紫，脉涩。治疗当以化瘀血，通络脉。

炙刺猬皮 6g，炒九香虫 6g，炒五灵脂 10g，制乳没各 1.5g，金铃子 10g，元胡 6g，香附 10g，香橼皮 10g，佛手 6g。

胁下癥瘕加莪术 6g，三棱 6g；便血或有柏油样大便加仙鹤草 10g，三七粉（冲）3g。

13. 酸甘益胃法　素体阴亏，或过用辛燥之品，伤津耗液，以致脾胃虚热证。症见胃痛隐隐，灼痛心烦，舌红少苔或花剥，脉细数；或见口干咽干，知饥不食。治疗当以酸甘养阴益胃之法。

沙参 10g，麦冬 10g，石斛 10g，丹参 10g，白芍 10g，甘草 3g，乌梅 3g，香附 10g，金铃子 10g。

气短懒言，倦怠嗜卧，加太子参 10g，黄精 10g；阴亏便秘加元参 10g，生地 10g，火麻仁 10g。

14. 温中健脾和胃法 胃痛日久不愈，素体阳虚，由胃及脾，由实转虚，而致脾胃虚寒证。症见胃痛隐隐，喜温喜按，肢冷便溏，或泛吐清水，舌淡苔白，脉沉迟或沉细。治疗当以温中健脾，和胃止痛。

黄芪 10g，桂枝 6g，白芍 10g，炙甘草 5g，饴糖 30g（冲），良姜 10g，大枣 5 枚，金铃子 10g，元胡 6g，陈皮 6g。

畏寒肢冷甚者加制附子 5g，肉桂 3g；寒湿内停，大便清稀，加茯苓 10g，白术 10g；少腹胀痛加小茴香 6g，乌药 6g。

15. 升清降浊法 胃痛日久及脾，脾气虚弱，中气下陷，清不能升，浊不能降，症见胃脘疼痛，腹胀如坠，或纳少，体瘦，少气懒言，面色萎黄，大便稀溏，舌淡苔白，脉细弱。治疗当以补气升陷，升清降浊之法。

黄芪 10g，党参 10g，白术 6g，炙甘草 3g，酒当归 10g，升麻 6g，柴胡 6g，陈皮 10g，枳壳 10g。

脘腹胀满加大腹皮 10g，香橼皮 10g。

16. 健脾补气和胃法 胃脘痛恢复期，胃痛轻微，但出现乏力，食少，气短懒言，面色萎黄，食后腹胀，下肢浮肿，舌淡苔白，脉沉细无力等脾胃气虚的证候。治以健脾补气和胃。

太子参 10g，白术 6g，茯苓 10g，扁豆 10g，山药 10g，木香 6g，砂仁 3g，陈皮 10g，半夏 10g。

（二）治疗用药特点

1. 关于通降药的运用 董建华教授根据"胃宜降则和，腑以通为补"的原则，在整个胃脘痛治疗过程中，始终重视通降药的运用。对气滞型、血瘀型胃脘痛以理气通降，活血通降，一守到底。如伴有便秘腹胀，舌苔黄厚腻，肠胃燥实，腑行不畅的表现，还要加瓜蒌、枳壳，甚者用大黄黄连泻心汤，以增强清热通腑的作用。有时即使出现了虚象，也不主张早补或用峻补。如血瘀证疼痛控制后，常表现乏力、纳呆、便溏等虚象，需补时，只可用香砂六君子一类通补兼施的方法，这样就避免了补而生滞，病情反复的后果。此外在脾胃气虚，脾胃阳虚和脾阴虚的胃脘痛的治疗方中所用陈皮、香附、金铃子、元胡等，也是补通并用之法。

2. 关于燥润药的运用 脾喜燥恶湿，胃喜润恶燥。脾属阴，阳气容易不足，而脾的运化又需脾阳（气）的充盛。所以脾喜燥，就是脾阳当健。湿为阴邪，最易困脾，所以脾不宜湿。胃属阳，津液不足，而胃的受纳和腐熟功能，又需胃津的充足，所谓胃喜润，当为胃阴充足。燥为阳邪，最易伤阴，故胃不宜燥。董建华教授在治疗胃脘痛的处方中选用香附、苏梗、陈皮、香橼皮、佛手、金铃子、元胡、鸡内金、砂仁等不燥不腻，不寒不热之品，以适合脾特性，有利于调和脾胃，消胀止痛，避免了胃燥津伤和湿邪困脾的不良后果。只有在胃阴不足和脾虚湿困的情况下，才用滋润胃阴药和燥脾祛湿药。

3. 关于芳化、清化药的运用 在胃脘痛的病理演变过程中，常伴有胃脘痞闷，身重倦怠，口中黏腻不爽，或口臭，舌苔白腻或黄腻，脉濡等湿邪困脾或湿热中阻等证候。此时必须及早芳化和清化。芳化即芳香化湿，常用药为藿香、佩兰、苍术、厚朴等。清化即清化湿热，常用药用芦根、苡仁、黄芩、滑石、茯苓、通草等。湿去热退，脾阳得振，胃气得复。这是董建华教授把治疗湿温的理论方法，运用到杂病胃脘痛中的具体体现。

（三）病案举例

病案 1

刘某，男，42 岁。1977 年 9 月 6 日初诊。胃脘疼痛已有 3 年，近 1 个月来疼痛加剧，痛呈阵发，时嗳酸液苦水，胀闷不舒，用止痛制酸药稍能缓解，但劳累后容易复发，自觉心中烦热，神疲肢软，睡眠不实，纳差，二便调，舌苔黄腻，脉象弦细。

【辨证】肝郁化火，胃失和降。

【立法】泻肝和胃，理气化浊。

【方药】黄连 2.5g，吴茱萸 1.5g，乌贼骨 10g，苏梗 10g，陈皮 5g，竹茹 5g，清半夏 10g，枳壳 10g，金铃子 10g，大腹皮 10g，黄芩 10g。6 剂。

9 月 12 日二诊：药后胃痛缓解，吐酸亦少，惟觉胃部不舒，仍有胀感，按之仍痛，胃气渐降，脾运尚差。守原方出入。

苏梗 5g，香附 10g，陈皮 5g，砂仁 2.5g，枳壳 10g，乌贼骨 10g，谷麦芽各 12g，合欢皮 10g，佛手 5g，煅瓦楞 10g，丹参 10g。6 剂。

9 月 20 日三诊：胃痛已止，仍感食后胃脘闷胀。原方去瓦楞子加香橼皮，并加重谷麦芽之药量，以消胀助运。

苏梗 5g，香附 10g，陈皮 5g，砂仁 2.5g，枳壳 10g，乌贼骨 10g，谷麦芽各 12g，合欢皮 10g，佛手 5g，煅瓦楞 10g，丹参 10g。

服药 20 多剂，配合饮食起居调理，病情基本控制。

本例胃脘痛，伴见呕苦吞酸，肝郁化火，肝胃不和，湿浊阻滞为本病的主要病机，故治疗时在调肝之中佐以和胃通降化浊之品，使木郁达之，胃气通顺，湿浊自化。方以黄连、吴茱萸、川楝子以调肝解郁，黄芩泄热，苏梗、陈皮、半夏、竹茹和胃降逆，化浊止吐，大腹皮、枳壳通降胃气，乌贼骨、煅瓦楞既能制酸，又可化瘀止痛。后因胃痛止，纳食胀，故加重谷麦芽之量，以醒胃助运，又以香橼皮、佛手片、丹参等，以理气血，从而获得速效。

病案 2

唐某，女，46 岁。1977 年 7 月 9 日初诊。1 年前因饮食失节而致胃痛。经钡餐检查，诊断为慢性胃炎，屡经中西药治疗一直未能控制。诊时胃痛较剧，闷胀不舒，拒按，时有嗳气，四肢倦怠，口舌干苦，食欲不振，大便干结，时有矢气，带下多而色黄，小便色黄灼热。舌质红，苔腻，中心稍黑，脉象细滑而数。

【辨证】湿热壅滞脾胃，升降失司。

【立法】清热化湿，理气导滞。

【方药】苏梗 10g，香附 10g，陈皮 10g，砂仁 2.5g，黄芩 10g，大黄 6g，砂仁 5g，枳壳 10g，大腹皮 10g，桑枝 15g，神曲 10g。

7 月 16 日二诊：服上方 6 剂，胃痛大减，嗳气亦除，腑气通畅，大便转溏，略思饮食，黑苔尽化，黄苔明显减少，守上方去大黄再进。

苏梗 10g，香附 10g，陈皮 10g，黄连 2.5g，黄芩 10g，砂仁 5g，枳壳 10g，大腹皮 10g，桑枝 15g，神曲 10g。6剂。

7月25日三诊：胃脘疼痛基本控制，善饥思食，纳谷较佳，继用五味异功散加鸡内金以善其后。随访1年，痛未发作。

脾胃为人体气机升降运动的枢纽，脾以升为健，胃以降为和，脾升胃降，清浊才能不致相干而为病。本病属湿热积滞中阻，胃失和降为主，因而胃痛脘胀年余不止，且时嗳气，这是矛盾的主要方面。根据我的体会，疏通肠胃气滞以香苏饮最佳，该方不温不燥，不寒不凉，无芳香太过之弊，且具流畅气机之功，气贵流通耳。又因兼湿热积滞，故合大黄黄连黄芩泻心肠，胃以通为补，故重用大黄，加枳壳、腹皮、砂仁和神曲，目的还在于加强理气导滞之作用，桑枝不仅用于疏通经络，而且还能调达肝气。药证相符，故仅二诊而取效，终以调补脾胃而收全功。

病案3

居某，男，42岁。1977年9月8日初诊。多年以来胃脘疼痛，最近20多天疼痛加剧，呈阵发性，痛甚反射至后背，呕吐酸苦水，空腹痛甚，口渴干苦，纳差，大便结，小便黄。经用中西药治疗2周，疼痛未见缓解，经某医院钡餐检查，诊断为十二指肠球部溃疡。舌边紫，中心苔黄腻，脉弦。

【辨证】肝胃不和，气血瘀阻。

【立法】疏肝理气，化瘀止痛。

【方药】金铃子 10g，元胡 5g，乌贼骨 10g，黄连 2.5g，吴茱萸 1.5g，炒五灵脂 10g，香附 10g，煅瓦楞 12g，枳壳 10g，青陈皮各 5g，佛手片 5g。6 剂。

9 月 14 日二诊：泛吐酸水已少，药后胃痛略有减轻，但痛甚时仍反射至后背，原方加重化瘀止痛之品再进。

金铃子 10g，黄连 3g，吴茱萸 1.5g，炙刺猬皮 5g，九香虫 5g，煅瓦楞 12g，炒五灵脂 10g，香附 10g，乌贼骨 120g，陈皮 5g，三七粉 3g（冲）。6 剂。

另用乌贼骨 120g，象贝母 60g，三七粉 15g，炙刺猬皮 30g，九香虫 30g，共研细末，每次 3g，日服 3 次，开水冲服。

10 月 16 日随访，前方连服 18 剂，胃痛消失，末药仍在续服，饮食正常。

祖国医学认为，脾胃正常功能与肝气疏泄有关，土壅木郁或肝气犯胃所致的肝脾不和或肝胃不和是临床常见病变。本案系因肝胃不和，气血瘀阻所致，故方中以左金丸清肝解郁止酸，金铃子散以疏肝理气而止痛，乌贼骨甘温酸涩以通血脉，五灵脂、香附化瘀止痛，瓦楞子味咸走血而软坚散结，从而使疼痛得解，泛酸得止。后以乌贝散加三七活血化瘀，刺猬皮、九香虫行瘀止痛，从而病情很快好转。

病案 4

明某，男，40 岁。1978 年 5 月 30 日初诊。上腹部疼痛，反复发作 10 余年，近来痛又发作，以饭后 3~4 小时为明显，痛而且胀，喜按，大便溏，舌质暗，苔薄白，脉象沉细。经钡餐检查诊断为十二指肠球部溃疡，球部并有变形。

【辨证】脾胃虚寒，气虚血瘀。

【立法】温中补虚，缓急止痛。

【方药】生黄芪 30g，桂枝 5g，白芍 12g，炙甘草 6g，良姜 6g，红枣 5 枚，金铃子 10g，元胡 5g，香橼皮 10g，乌贼骨 10g，饴糖 30g（冲）。3 剂。

6 月 5 日二诊：服药后，痛减轻。宗上方去元胡、金铃子，加佛手、炙刺猬皮。

生黄芪 30g，桂枝 5g，白芍 12g，炙甘草 6g，良姜 6g，红枣 5 枚，香橼皮 10g，乌贼骨 10g，佛手 5g，炙刺猬皮 10g，饴糖 30g（冲）。6 剂。

6 月 19 日三诊：胃痛已止，大便正常，要求服丸药以善其后。

黄芪 90g，桂枝 30g，炙甘草 45g，良姜 45g，乌贼骨 90g，炙刺猬皮 45g，香橼皮 60g，佛手 45g，元胡 24g，红枣 20 枚。

上药共研细末，饴糖 90g 兑入，炼蜜为丸，每次服 10g，日 3 次。

本案已确诊为十二指肠球部溃疡并变形，据其脉证，病系脾胃虚寒，中气不足，气虚血瘀，治用温中补气之黄芪建中汤，加香橼皮以理气，入金铃子散以行气和血瘀止痛。再诊时痛已减，故去金铃子散，加入佛手理气运脾，再用炙刺猬皮与乌贼骨相配合，既能祛瘀活血，又能制酸解痉，所以疗效较好。

病案 5

吕某，女，52 岁。1977 年 8 月 19 日初诊。3 年来胃脘疼痛，有时牵连右胁，曾服过辛开苦降、燥湿等中药不效。最近 3 个月疼痛加剧，发作频繁，伴恶心，呕吐苦水，纳差，神疲肢倦，睡眠不实，大便结，小便黄，面色苍白少华，形体消瘦，腹部膨胀，肝肋下可触及，边缘有压痛，肝功能正常，经胆囊造影及钡餐检查均未发现异常。舌质红嫩而光，有瘀斑，脉象沉细而弱。

【辨证】胃阴不足，肝气横逆，胃失和降。

【立法】养阴益胃，疏肝止痛。

【方药】生地 12g，麦冬 10g，石斛 10g，白芍 12g，甘草 6g，丹参 12g，香附 10g，金铃子 10g，柴胡 10g，全瓜蒌 20g，枳壳 20g。6 剂。

8 月 25 日二诊：胃痛轻减，腑气已通。宗原方去瓜蒌、枳壳，加郁金。

石斛 10g，生地 12g，麦冬 10g，白芍 12g，甘草 6g，丹参 12g，香附 10g，金铃子 10g，柴胡 10g，郁金 10g。6 剂。

9 月 12 日三诊：胃痛消失，仍宗养胃阴之法以善其后。

胃喜润恶燥，肝体阴用阳，今患者久痛不愈，肝郁化火，气火横逆，胃失和降，故脘痛长期不愈，上逆呕恶不止，舌红嫩而光，诸证毕现，治用酸甘凉润，柔养肝胃之阴，阴津得养，胃气自能通降而愈。故方以白芍、生地酸甘以养肝阴，石斛、麦冬甘平以养胃阴，瓜蒌、枳壳甘润微苦以降气通腑，配以柴胡、香附、金铃子疏肝理气止痛，丹参活血，甘草和中。气畅胃和，所以收到较好效果。既往用辛开苦降、苦寒燥湿不效，乃是不切中病机，反更伤阴之故。

病案 6

胡某，女，24 岁。1977 年 8 月 20 日初诊。胃脘疼痛已历 3 年，经钡餐检查诊断为十二指肠球部溃疡。最近两个月胃脘疼痛频繁，痛无定时，喜暖喜按，有时头昏，鼻衄，心悸，面色欠华，大便时结时稀。舌质淡红，苔薄白，脉象细弱。

【辨证】脾胃虚寒，气血瘀阻，不通则痛。

【立法】先以行气散寒，化瘀止痛。

【方药】良姜 10g，香附 10g，川楝子 10g，元胡 5g，五灵脂 10g，陈皮 10g，枳壳 10g，全瓜蒌 12g，佛手 5g，白芍 10g，甘草 6g。6 剂。

9 月 1 日二诊：药后脘痛好转，鼻衄未见，但畏寒肢冷明显。宗原法，去瓜蒌，加桂枝。

良姜 10g，香附 10g，川楝子 10g，元胡 5g，五灵脂 10g，陈皮 10g，枳壳 10g，佛手 5g，白芍 10g，甘草 6g，桂枝 10g。6 剂。

9 月 14 日三诊：疼痛已止，恶寒肢冷未除，且心悸乏力，上方去枳壳、五灵脂，加黄芪、当归以补养气血。

良姜 10g，香附 10g，川楝子 10g，元胡 10g，陈皮 10g，佛手 5g，白芍 10g，甘草 6g，黄芪 12g，当归 10g，桂枝 10g。

守方共服 20 余剂，痛止症除，病情稳定。

本案胃痛 3 年，久病由胃及脾，由实转虚，故见腹痛喜暖喜按，大便时结时稀，畏寒肢冷，舌淡脉弱等症。初诊时胃痛频发不止，伴鼻衄、头昏，乃虚中夹实，气血瘀阻，郁火上冲所致。先用良附丸合金铃子散以行气散寒、泻肝化瘀，配合芍药甘草汤以缓急止痛，枳壳、瓜蒌下气通滞，陈皮、佛手以理气和胃。待痛势缓解后，即取黄芪当归建中汤意缓图治本，善后调理。

病案 7

李某，女，37 岁。1977 年 4 月 14 日初诊。脘腹胀痛，烧心而不吐酸，自觉腹中冒凉气，大便时干时稀。西医诊断为"胃窦炎"。舌尖红，苔薄黄，脉象沉细而弦。

【辨证】脾胃不和，脾弱胃强，肝木相乘，气滞不畅。

【立法】调肝理气，和胃运脾。

【方药】苏梗 10g，香附 10g，金铃子 10g，香橼皮 10g，佛手 5g，大腹皮 10g，莱菔子 10g（炒），砂仁 5g，白芍 10g，甘草 6g。

二诊：服药 3 剂，胃痛减轻，腹中凉气感差，大便通畅，舌尖仍红，苔薄黄，此乃胃中蕴热未清，宗上方加竹茹再进。

苏梗 10g，香附 10g，金铃子 10g，香橼皮 10g，佛手 5g，大腹皮 10g，莱菔子 10g（炒），砂仁 5g，白芍 10g，甘草 6g，竹茹 10g。6 剂。

三诊：又感腹胀，且腹中冷气复起，亦有困倦嗜卧之感，舌脉如前。知其不仅脾虚，且阳气亦不足，上方出入再进。

桂枝 5g，良姜 10g，苏梗 10g，香附 10g，陈皮 10g，白术 10g，砂仁 5g，香橼皮 10g，白芍 10g，炙甘草 6g，焦三仙各 10g。6 剂。

四诊：进温脾和中、调肝理气之剂，胃痛已止，腹胀大减，冷气已消，饮食有增，舌尖红，苔微黄，脉细。再以健脾和中收功。

砂仁 5g，木香 6g，陈皮 10g，半夏 10g，太子参 10g，大腹皮 10g，香橼皮 10g，佛手片 5g，鸡内金 5g，焦三仙各 10g。6 剂。

本例西医诊为"胃窦炎"，属祖国医学"胃痛"范畴。患者胃痛兼胀，是为气滞不行；烧心、舌尖红、苔薄黄，是为胃中郁热；然大便干稀不调，胃中自觉冷气窜动，脉见沉细，是其脾虚不运。脾虚胃强，脾胃不和，则土虚木乘，治从温脾和中入手，而照顾阴液，药进 3 剂而痛减。再诊时证有反复之势，深究病情，尚有困倦嗜卧等脾阳不振之象，故治疗除以良附丸、香苏饮化裁外，再加桂枝与白芍相配，取其建中之意，又用炙甘草、白术以理中焦，而使脾气得运，阳气得展，肝气得平，故痛止冷消。最后以香砂六君子增损而收功。

病案8

张某，女，42岁。1982年6月4日初诊。胃脘胀痛3年，1个月前受寒复作，以胀为主，连及胁腹，喜暖怕凉，肠鸣辘辘，伴经期提前，经来量少。舌淡，苔薄白，脉沉细而弦。

【辨证】肝郁气结，胃失和降。

【立法】疏肝理气，和胃止痛。

【方药】柴胡10g，香附10g，香橼皮10g，佛手5g，金铃子10g，元胡5g，合欢皮10g，白芍10g，甘草3g，荜澄茄10g。

6月10日二诊：服上方6剂后，胃脘痛减，但觉右胁部不舒，胸闷，大便干，舌红，苔灰黄，脉细弦。原方加减再进。

柴胡10g，香附10g，枳壳10g，香橼皮10g，金铃子10g，元胡5g，白芍10g，荜澄茄10g，郁金10g，大腹皮10g，焦三仙各10g。

6月17日三诊：又服上方6剂后，胃脘胀痛已止，原方加重调理脾胃之品以善其后。

叶天士曾经指出："犯胃莫如肝，泄肝正救胃。"肝胃之间有着不可分割的生理和病理联系，胃主受纳，肝主疏泄，脾胃功能协调，必赖肝气条达；反之，肝不能正常疏泄，则脾胃升降失司，气机壅阻于中。所以治疗胃脘胀痛，连及胁腹者，应从调理肝脏气机入手，以四逆散加减疏理肝脏气机，使肝气疏畅宣达，脾胃气机自和而顺。

病案 9

张某，女，43 岁。1984 年 3 月 19 日初诊。近 1 周来，情志不畅，脘腹胀满而以胃脘为著，纳谷量减，二便不爽。舌苔白滑，脉细无力。

【辨证】肝气失于疏泄，胃气失于和降。

【立法】疏肝理气，和胃降逆。

【方药】香附 9g，紫苏 9g，陈皮 9g，炙甘草 6g，良姜 10g，川楝子 9g，大腹皮 9g，橘核 6g，姜半夏 9g，佛手 9g，焦三仙各 9g。4 剂。

此患者后以他疾就诊时谓：服上药 4 剂诸症痊愈。

本证最易与脾虚腹胀相混淆，着眼点在于有情志怫郁病史，病程较短，以胃脘胀为主，且纳谷量减，系胃受纳通降功能受损，故辨证为肝胃不和。但脉细无力，显系挟有正虚，治疗上先予调和肝胃，再议补虚。调和肝胃选用了香苏散合良附丸加川楝子、橘核疏肝，大腹皮、佛手理气，姜半夏止呕，焦三仙消导，肝胃同治，取得了疗效。

病案 10

袁某，男，31 岁。1984 年 11 月 26 日初诊。胃脘发胀，隐隐作痛，胀重于痛，泛酸，口腔溃疡时发，呃逆。舌尖红，苔薄黄，脉细弦。

【辨证】肝郁化火，气滞血瘀，气滞为主。

【立法】疏肝理气，佐以清火化瘀。

【方药】苏梗 10g，香附 10g，陈皮 6g，马尾连 6g，吴茱萸 1.5g，枳壳 10g，大腹皮 10g，煅瓦楞子 10g，良姜 6g，莱菔子 10g，鸡内金 6g。6 剂。

12 月 27 日复诊：药后诸症皆愈将近月余，近日饮食不慎，又致腹胀，纳差。舌红，苔薄黄，脉细弦。再以原意出入。

马尾连 6g，黄芩 6g，苏梗 6g，香橼皮 10g，佛手 6g，莱菔子 10g，茯苓 10g，通草 6g，枳壳 10g，大腹皮 10g，焦三仙各 10g。6 剂。

胃脘痛除药物治疗外，饮食调养至为重要。本案胃脘胀痛，气滞而为郁火，初诊用香苏饮合左金丸治愈，后因饮食不慎，食阻胃脘，气机阻滞而腹胀又作。药用芩、连清郁火，苏梗、香橼皮、佛手调理气机，枳壳、大腹皮、莱菔子宽中消胀，再以焦三仙消其积，茯苓、通草祛其湿。虽用药物可愈，究以调养巩固为上。

病案 11

邢某，男，51 岁。1984 年 9 月 27 日初诊。胃脘胀痛，纳食加重，已十余年，常用胃舒平及颠茄片等维持。今年 3 月以来持续发作，疼痛加剧，并伴脐周疼痛，大便带血，其量不多，而色黯红，便时不爽。舌苔白腻，脉象细弦。

【辨证】湿热阻于胃肠，胃气不降，日久及血，气血不畅而胀痛并见。

【立法】清化胃肠湿热，调和气血。

【方药】藿香 10g，清半夏 10g，陈皮 6g，马尾连 6g，茯苓 10g，酒军 3g，金铃子 10g，元胡 5g，香橼皮 10g，佛手 5g，枳壳 10g。6 剂。

复诊：药后胃脘饱胀已除，便血亦已消失，腹内舒适，矢气多，大便爽，知饥能食，惟食后 1～2 小时仍隐痛，胃脘脐周按之仍痛，舌苔薄，脉细。乃以原方加减，携方回乡服用以巩固疗效。

黄芩 10g，马尾连 6g，酒军 3g，苏梗 10g，香附 10g，

陈皮 6g，香橼皮 10g，佛手 6g，金铃子 10g，元胡 5g，乌贼骨 10g。6 剂。

本例患者胃脘痛日久，湿热中阻而气滞血瘀滞，治疗上必须全面兼顾。单纯清化湿热或单纯理气化瘀皆不适宜，因湿热与气血瘀，互为因果，互相影响。初诊用泻心汤（芩、连、大黄）清热，藿香、半夏、陈皮祛湿，金铃子散活血止痛，香橼皮、佛手、枳壳理气消胀。由于湿热与气滞血瘀同治，所以收效良速。

病案 12

陈某，女，29 岁。1985 年 1 月 7 日初诊。胃脘疼痛 1 年余，且伴泛酸，恶心欲呕，纳谷不香，偶有便血，素觉少腹发凉。舌淡红，苔薄黄，脉弦细。

【辨证】肝郁化热，胃失和降，气滞活血。

【立法】疏肝清热，和胃降逆，理气活血。

【方药】马尾连 6g，吴茱萸 1.5g，瓦楞子 10g，乌贼骨 10g，荜澄茄 10g，香附 10g，元胡粉 5g（冲），金铃子 10g，炙刺猬皮 6g，炒九香虫 6g，枳壳 10g。6 剂。

复诊：药后胃脘痛已止，不再泛酸，呕恶已除，纳谷正常，再未便血，大便偏干，经来腹痛。再以调中理脾，化瘀止痛。

太子参 10g，白术 6g，砂仁 3g（后下），木香 5g，陈皮 6g，茯苓 10g，清半夏 10g，金铃子 10g，元胡粉 5g（冲），香橼皮 10g，佛手 6g，枳壳 10g。6 剂。

三诊：胃脘疼痛再未复发，诸症悉除，惟偶感腹中不舒，舌苔微腻。当调中理脾以善其后。

太子参 10g，炒白术 10g，扁豆 10g，砂仁 3g（后下），木香 5g，香橼皮 10g，佛手 6g，功劳叶 10g，茯苓 10g，枳壳 10g，鸡内金 5g，清半夏 10g。6 剂。

本例三诊，各有重点。初诊以调和肝胃，理气通降，化瘀止痛为主，药用左金丸配乌贼骨、瓦楞子清泻肝经郁热，和胃制酸，金铃子散伍炙刺猬皮、炒九香虫化瘀止痛，再入香附、枳壳、荜澄茄调理气机。复诊时因痛定酸止而以调中理脾为主，佐以金铃子散化瘀理气，使气血通畅而不再复发。药用太子参、白术、茯苓补脾，木香、砂仁调中，陈皮、半夏降逆，香橼皮、佛手、枳壳宽中降气，诸药配合而收调理胃之功。末诊则因诸症悉除，惟觉腹中不舒，专以调中理脾，故去金铃子散。

病案 13

邢某，男，72 岁。1981 年 1 月 15 日初诊。胃痛四五年，腹胀，饥时及食后均觉不适，大便干结，五六日一行，状如羊屎，偶觉泛酸。西医诊为"幽门口溃疡"。舌暗苔黄，脉沉细而弦。

【辨证】年逾古稀，气血失和，胃气不降。

【立法】理气活血，和胃通降。

【方药】丹参 20g，金铃子 10g，元胡 5g，瓦楞子 12g，乌贼骨 10g，麻仁 10g，酒军 5g，枳壳 10g，苏梗 5g，香附 10g，荜澄茄 10g。6 剂。

二诊：胃痛减轻，大便已通，腹胀亦轻，舌苔黄厚腻质红，脉弦细。湿热中阻，气滞血瘀，再以化湿清热理气。

藿香 10g，佩兰 10g，厚朴 6g，半夏 10g，陈皮 5g，炒黑白丑 3g，麻仁 10g，枳壳 10g，槟榔 12g，金铃子 10g，元胡 5g。6 剂。

三诊：腹胀减轻，大便通畅，质软，纳食尚少。再以和中理脾，清化湿热。

槟榔 10g，枳实 10g，黑白丑 5g（炒），焦三仙各 10g，陈皮 5g，半夏 10g，莱菔子 10g，砂仁 3g，鸡内金 5g，香橼皮 10g，佛手片 5g。6 剂。

由于气候、饮食、情志等影响；胃病表现往往变化多端，其病机或为寒热错杂，或为夹湿、夹瘀、夹痰，凡此种种，治疗不可拘执于一法一方。此案胃痛已达数年之久，初诊以气滞为主，治以理气通降兼以活血，药用苏梗、枳壳、香附、荜澄茄、金铃子理气，其性平和，理气而不伤正，行气而不温燥，丹参、元胡活血止痛，乌贼骨、瓦楞化瘀制酸，酒军降气活血，麻仁润肠通便以助酒军之降。药后即应，胃痛减轻，但见湿热又生，遂以藿香、佩兰、厚朴、半夏、陈皮理气化湿，二丑、麻仁、枳壳、槟榔润肠通腑，金铃子、元胡调气活血，使腑气通，脾气健而湿热化，诸症悉减。前后两方均以理气通降为主，但前方偏重和血，后方偏重化湿，各得其所。

五、噎膈

噎膈是指饮食吞咽受阻或食入即吐的病证。噎即噎塞，指吞咽时梗噎不顺；膈为格拒，或食入即吐。本病病位在于食道，与胃、肝、脾有密切关系。胃属阳土，性喜润恶燥，其气以通降为顺，职司受纳，腐熟水谷。噎膈的发生除食管梗噎格拒外，还有胃失和降，受纳失司，不能腐熟水谷的症状。其发病过程是逐步演变的，早期多以气逆痰阻为主，渐至血瘀，病久则见阴津耗损或气虚阳微。

本病辨证，首先分辨虚实。初病多实，继则转实为虚。总之，在临床上气滞、血瘀、痰凝的产生与肝、脾、肾等脏功能失调有关，故常见虚实相兼的病理变化。治疗上早中期多以理气活血、化痰散结为主，兼以滋阴润燥；晚期多以温补脾肾、养血滋阴为主，兼开郁化痰。

（一）具体治法

1. 疏肝理气法 情志不遂，忧思怫郁，木失条达，气结不行，阻于谷道，气机升降失常而致肝胃气滞证候。症见吞咽时梗噎不顺，病情随情绪波动而起伏，脘部痞胀，常及两胁，嗳气频频，舌苔薄白，脉象弦细。若肝气郁结，血气不畅，冲任失调，可见月经不调，经前乳房作胀。治当疏肝解郁，理气通降。

苏梗 10g，陈皮 10g，香附 10g，郁金 10g，柴胡 10g，白芍 10g，绿萼梅 10g，枳壳 10g，香橼皮 10g。

胸闷加旋覆花 10g（包），三七粉 2g（冲）；恶心呕吐加公丁香 6g，砂仁 3g；心烦易怒加栀子 10g，丹皮 10g；两胁胀痛加金铃子 10g，元胡 6g；心烦失眠加合欢皮 10g，夜交藤 10g。

2. 开郁化痰法 忧思伤脾，脾伤则气结，气结则湿聚痰生，痰气交阻，胃气不降，食管受阻，故饮食难下，而成噎膈。症见吞咽梗阻，胸膈痞闷，嗳气呃逆，或呕吐痰涎及食物，口干咽燥，大便艰涩，舌红苔薄腻或黄，脉弦细而滑。治以开郁润燥，化痰畅膈。

海浮石 10g（先下），清半夏 10g，瓜蒌 15g，苏梗 10g，茯苓 10g，郁金 10g，香橼皮 10g，佛手 6g。

逆气上冲者加旋覆花 10g（包），代赭石 15g（先下）；呕吐甚者加刀豆子 10g，丁香 6g；便秘甚者加槟榔 10g，酒军 3g；口臭苔黄加黄连 3g，竹茹 6g；胃脘痛甚加金铃子 10g，元胡 6g。

3. 清热通降法　胃为阳腑，宜通宜降。若外感六淫或饮食不节，使气机郁滞，郁久化热化火，炼津生痰，阻于谷道，通降失司而致胃中积热，腑气不通之噎膈。症见食不能入，食入即吐，咽下梗噎不顺，有烧灼感，渴欲冷饮，大便干结，舌红苔黄，脉象滑数。治以清热通腑降火。

黄芩 10g，黄连 3g，酒军 3g，枳壳 10g，苏梗 10g，橘皮 10g，槟榔 10g，山栀 10g。

咽梗作痛加山豆根 6g；患食道癌者加半枝莲 15g，白花蛇舌草 15g；泛酸加瓦楞子 10g，乌贼骨 10g；热盛伤津，口渴口干者加芦根 20g，花粉 10g。

4. 苦辛通降法　寒邪犯胃，胃阳被遏，气闭热自内生，或寒热气邪相搏，结于胃脘，气机阻滞，升降失常，谷道不畅而致寒热错杂证。症见吞咽困难，食入即吐，脘痞灼痛，吞酸嘈杂，纳食欠佳，腹泻便稀，舌红苔薄白，脉象弦细。当以寒热并调，苦辛通降。

黄连 3g，山栀 10g，清半夏 10g，陈皮 10g，苏梗 10g，香附 10g，木香 6g，生姜 3 片。

舌苔黄腻者加薏苡仁 15g，藿香 10g；气虚者加太子参 15g，炙甘草 3g；大便稀溏加扁豆 15g，茯苓 10g；失眠多梦加丹参 10g，炒枣仁 10g；恶心呕吐加竹茹 6g。

5. 活血通络法　肝郁日久，血随气滞，失于流畅，积瘀不化，瘀血内结，阻于食管，发为噎膈。症见胸膈疼痛，固定不移，食不得下，甚至饮水困难，伴有肌肤枯燥，大便干结，舌暗，有瘀点，脉细涩。治以活血化瘀，通络利膈。运用活血药，当权衡正气盛衰，正虚时宜补或攻补兼用。

金铃子 10g，元胡 6g，赤白芍各 10g，当归 10g，丹参 10g，枳壳 10g，郁金 10g，桃仁 10g。

瘀血甚，伴痛者，加蒲黄 10g，炒五灵脂 10g；嗜酒者加葛花 10g，枳椇子 10g；胸痛，胸闷甚，加三七粉 2g（冲），旋覆花 10g（包）；气短乏力加功劳叶 10g，仙鹤草 10g；痰盛者加贝母 10g，瓜蒌 15g；纳呆食少加鸡内金 6g，焦三仙各 10g。

6. 养阴清热法 过饮酒浆，酒热耗津，或过食辛辣炙煿，耗伤津液，或房劳过度，肾精亏耗，阴亏液涸。阳燥于上，不能濡润，上则食管干涩，饮食难下，吞咽时梗塞疼痛，口干咽燥，五心烦热，下则大肠燥结，大便干燥。舌红干少苔，脉象弦细数，为阴虚内热之征象。治以滋养津液，清热散结。

芦根 20g，石斛 10g，麦冬 10g，沙参 10g，乌梅 3g，山豆根 6g，陈皮 10g，砂仁 3g，白芍 10g，丹皮 10g。

胃脘胀满加香橼皮 10g，佛手 6g；阴亏便秘加火麻仁 10g，当归 10g；气短懒言，倦怠，加太子参 10g，黄精 10g；呕吐者加生姜 3 片，清半夏 10g；脘闷纳呆加谷麦芽各 10g，藿梗 10g。

7. 益气温阳法 寒温失宜，损伤脾胃，或病久脾肾两亏，脾气虚则难以运化，肾阳衰则难以温化，气虚阳微不能化津，故泛吐清涎，饮食难下，形成噎膈。脾肾阳衰，气化功能失调，寒湿停滞，故面色㿠白，形寒气短，面浮肢肿，脘腹胀满，舌胖苔薄白，脉细弱或沉细。治以益气温阳，温补脾肾。

黄芪 10g，党参 10g，肉桂 3g，茯苓 10g，白术 10g，炙甘草 3g，沉香 6g，枳壳 10g。

嗳气呃逆加旋覆花 10g（包），代赭石 15g（先下）；泛吐清涎甚加吴茱萸 2g，生姜 3 片；便溏加山药 10g，荷叶

10g；五更泄泻加补骨脂 10g，肉豆蔻 6g；少腹胀满加乌药 6g，小茴香 6g；畏寒肢冷甚者加淡附片 5g，炮姜 3g。

（二）治疗用药特点

1. 关于养阴润燥药的运用　本病属于本虚标实之证，初期以标实为主，虽有气结、痰阻、血瘀的不同，但均有不同程度的阴津耗伤；晚期本虚为主，尚有津亏、血耗、阴损及阳等不同阶段，因此治疗总以滋阴润燥、和胃通降贯穿始终。根据阴津不足是否有热象，而分别应用甘寒养阴或甘平养阴的治法。甘寒养阴法适用于热结灼津，胃阴亏耗，而有热象者，其症可见口渴咽干，食难咽下，舌红少苔，脉象细数等，常用药物有知母、石膏、芦根、元参、生地等。甘平养阴法适用于热邪伤阴耗气，阴液不足而寒热征象不明显者，症见口渴咽干，纳食欠佳，神疲乏力，舌红苔薄，脉弦细等，常用药物有玉竹、沙参、扁豆、百合等。

2. 关于通便药的运用　噎膈病人常因肠传导功能失常，而发生大便秘结。究其原因，不外气结津液不布，不能下输大肠，或热结灼津，肠胃积热，或阴伤肠燥，或阳气不足，肠道传化无力。故在治疗上则应阳结者清之，阴结者温之，气滞者疏导之，津亏者滋润之。若热积肠胃，耗伤津液，肠道干涩而便秘者，常用酒军、槟榔、枳壳、芦荟等；若气滞不舒，大肠气机郁滞，通降失司，传导失职，糟粕内停而成气秘者，药用大腹皮、槟榔、沉香等；若病久体弱，老年及妇人阴血亏虚，肠燥便秘者，药用当归、火麻仁、熟地、黑芝麻等；若阳气不足，阴寒内生，肠道传化乏力而致阴结者，药用肉苁蓉、当归、牛膝等。

（三）病案举例

病案 1

张某，女性，49 岁。饮食吞咽困难 6 个月，曾在某医院经纤维胃镜检查，提示为浅表性胃炎。患者吞咽时梗噎不顺，脘部痞胀，时有胃痛，嗳气频作，病情随情绪变化而起伏，大便不爽。舌红苔薄白，脉弦细。证属胃气壅滞，阻于谷道，通降失司。治以理气和胃通降。

苏梗 10g，香附 10g，陈皮 10g，香橼皮 10g，佛手 6g，清半夏 10g，枳壳 10g，槟榔 10g，金铃子 10g，元胡 6g，全瓜蒌 15g。

经服上方 7 剂，吞咽梗噎减轻，脘痞胀满渐消。继以上方加减治疗，经服 20 余剂，病情缓解，饮食正常。

病案 2

孙某，女性，57 岁。患者饮食难下，吞咽梗塞 3 个月。伴有胸膈痞闷，胸骨后疼痛，嗳气呃逆，时有恶心呕吐，咽干灼痛，气短乏力。曾到我院就诊，经纤维胃镜检查，提示为"慢性萎缩性胃炎、食管炎"。舌红苔薄黄，脉弦细。证属气痰夹火交阻，当以化痰理气，清火利膈。

海浮石 10g（先下），山豆根 6g，清半夏 10g，苏子梗各 6g，瓜蒌 15g，香附 10g，香橼皮 10g，佛手 6g，黄芩 10g，山栀 10g，芦根 15g。

上方加减连服 20 余剂，病情缓解，饮食正常，胃脘胀满亦减。

六、腹痛

腹痛是指胃脘以下、耻骨毛际以上的部位发生疼痛的病证。腹部内有肝、胆、脾、肾、大小肠、膀胱等脏器，为手足三阴、手足阳明、足少阳、冲、任、带等经脉循行之处。腹痛主要为外感时邪、饮食不节、情志失调及素体阳虚等因素导致气机郁滞、脉络痹阻或经络失养、气血运行不畅行所致。本病究其病因病理，则有气滞、血瘀、寒凝、热结、食滞、痰湿、虫积等。辨其部位，则痛在脐上属太阴脾，痛在脐周多为虫病。审其性质，则虚痛喜按，实痛拒按；饱则痛为实，饥则痛为虚；有形而痛多实，无形而痛多虚；得热痛减者为寒，得寒痛减者为热；腹部疼痛，时聚时散，痛无定处者为气滞；腹痛如刺如割，固定不移，痛有定处者为血瘀；脐腹疼痛，时发时止者为虫积。

腹痛之辨证，应区别脏腑经络所属，气血痰食所在。一般实证腹痛宜散寒祛邪，泄热通腑，理气化瘀，清热化湿，消食导滞。虚寒腹痛宜温中补虚。总以通降为主旨，临证时又当灵活运用。

（一）具体治法

1. 疏肝理气法　本法适用于情志怫郁，疏泄失职，气机郁滞，腑气不通所致肝气郁滞之腹痛。气机升降失调则脘腹胀痛，攻窜不定，痛无定处。嗳气或矢气后则气机稍得疏通，故腹痛酌减。遇恼怒则气郁更甚，故痛加剧。肝布两胁，少腹为足厥阴经所经过，气滞则痛引两胁或及少腹。舌红苔薄白，脉弦细。当以疏肝止痛，疏肝理气为法。

柴胡 10g，白芍 10g，香附 10g，陈皮 10g，枳壳 10g，厚朴 6g，金铃子 10g，元胡 6g，绿萼梅 10g。

胸闷加旋覆花 10g（包），郁金 10g；大便秘结加槟榔 10g，酒军 3g；心烦易怒加栀子 10g，丹皮 6g；泛酸加马尾连 6g，吴茱萸 1.5g；腹痛便溏加白术 10g，扁豆 10g；腹胀加木香 6g，砂仁 3g（后下）。

2. 化瘀通降法 腹痛日久，病久入络，瘀血停滞，痹阻脉络，气血运行不畅，而导致腹痛经久不愈，痛势较剧，状如针刺，痛处固定不移，拒按，腹部胀满，面色晦暗，唇黯，舌质青紫，脉弦涩。当以活血止痛，化瘀通降为法。

金铃子 10g，元胡 6g，炒五灵脂 10g，制乳没各 1.5g，香附 10g，赤白芍各 10g，大腹皮 10g，陈皮 10g。

嗜酒所伤加枳椇子 10g，葛花 10g；胁下癥积加三棱 6g，莪术 6g；纳差食少加焦三仙各 10g，鸡内金 6g；脘闷苔腻加藿香 10g，佩兰 10g；痛引少腹加小茴香 6g，乌药 6g。

3. 泄热通腑法 平素嗜食辛辣厚味，或积滞郁久化热，则实热积滞结于肠胃而致肠胃积热之证。热结于内，腑气不通，不通则痛，故腹痛拒按，胀满不舒。热邪伤津，胃肠传导功能失常，故大便秘结，口干咽燥。热逼津液外泄，故手足汗出。热灼津液，不能上承，故烦渴多饮。舌红苔黄少津，脉弦数或滑数，均为燥实内结，热盛伤津之征。当以泄热通腑为法。

黄芩 10g，黄连 3g，酒军 3g，厚朴 6g，枳壳 10g，槟榔 10g，元胡 6g，金铃子 10g。

腹部胀满加莱菔子 10g，大腹皮 10g；恶心呕吐加竹茹 6g，清半夏 10g；腹部拘急加白芍 10g，甘草 6g；头部疼痛加菊花 10g，川芎 10g。

4. 散寒止痛法 寒为阴邪，其性收引，寒邪入侵，阳气不运，脉络气血被阻，故腹痛急暴，冷则加重，得暖痛减；阳气不达四末，故手足不温，甚则畏寒喜暖；口不渴，小便清利，苔薄白，脉沉紧或弦紧，均为里寒之象。治当温中散寒，理气止痛。

良姜 10g，香附 10g，乌药 6g，肉桂 3g，砂仁 3g（后下），干姜 3g，木香 6g，枳壳 10g。

少腹冷痛加小茴香 6g，川楝子 10g；便溏加茯苓 10g，山药 10g；腹痛及胁加绿萼梅 10g，八月札 10g；女子痛经加艾叶 6g，当归 10g。

5. 清热化湿法　外受暑湿之邪或过食厚味醇酒，湿热内留，郁滞肠中，腑气不通，故腹痛拒按，腹满纳呆，口渴不欲饮，大便溏滞而后重，尿黄，舌苔黄腻，脉濡数或滑数。当以清化湿热，理气通降为法。

马尾连 6g，厚朴 6g，苍术 6g，藿香 10g，佩兰 10g，茯苓 10g，枳壳 10g，香附 10g。

尿黄口渴加车前子 10g（包），块滑石 10g；便溏肛门灼热加葛根 10g，黄芩 10g；恶心呕吐加竹茹 6g，橘皮 10g；湿热津伤口干加芦根 15g。

6. 消食导滞法　由于暴饮暴食或饱食太过，或误服不洁之物而致饮食停滞胃肠，伤及脾胃，运化失常，形成食滞内停之证。《医学正传》谓："食积郁结于肠胃，皆能令人腹痛。"食滞为有形之邪，故脘腹胀满腹痛而拒按；宿食不化，浊气上逆故恶食，嗳腐吞酸；食滞中焦，升降失司，运化无权，故腹痛而泻，泻则食积减轻，故泻后痛减；宿食燥结，腑气不行，故便秘。舌苔厚腻，脉象滑实为食积之征。治以消食导滞，理气通降为法。

鸡内金 6g，香橼皮 10g，枳壳 10g，槟榔 10g，陈皮 10g，莱菔子 10g，焦三仙各 10g，清半夏 10g。

食积化热加连翘 10g，酒军 3g；脘腹胀满加木香 6g，砂仁 3g（后下）；腹痛较重加金铃子 10g，元胡 6g；口干脉细加芦根 15g，石斛 10g；虫积内阻加川楝子 10g，鹤虱 10g。

7. 温中补虚法 素体阳虚或寒湿停滞，渐致脾阳衰惫，不能温养脏腑，而形成中虚脏寒之证。脾阳受伤，内失温养，脏腑经脉血运不畅，故腹痛绵绵，时作时止。遇热、得食或休息，则助正以胜邪，故腹痛稍减。遇冷逢饥或劳累则伤正以助邪，故腹痛更甚。脾阳不振，运化无权，故大便溏薄，神疲乏力。中阳不足，表阳不固，故怯寒肢冷。舌淡胖，脉沉细，均为脾胃虚寒之象。当以温补散寒，辛甘通阳为法。

黄芪 10g，桂枝 6g，白芍 3g，炙甘草 3g，党参 10g，陈皮 10g，当归 6g，金铃子 10g。

四肢不温加熟附片 6g，肉桂 3g；脘腹坠痛加升麻 6g；大便清稀加炮姜 1.5g，山药 10g；少腹冷痛拘急加小茴香 6g，乌药 6g，肉桂 3g；心烦不寐加炒枣仁 10g，夜交藤 15g。

（二）治疗用药特点

1. 通降药在腹痛治疗上的运用 治疗腹痛多以通腑为基本治则。但临证时又必须根据病情，灵活配伍运用。理气轻剂用枳壳、大腹皮、陈皮，重剂用槟榔、瓜蒌、酒军、元明粉。对腹痛的虚实兼夹者，先治其标，使脾胃运化功能恢复，再酌用益气健脾之品。如脾虚兼气滞，先用香附、陈皮、枳壳、大腹皮等行气通腑，后酌加党参、黄芪、炙甘草顾本补虚；脾虚夹有食滞，则先用鸡内金、陈皮、莱菔子、焦三仙等消导化积，再加白术、党参等消中兼补。即用补法时注意补中兼通，切忌壅补。

2. 化瘀药在腹痛治疗中的应用 腹痛日久，由气及血，往往有血瘀之征。如疼痛固定，出现刺痛，甚至有"积"、"癥"之象，因此活血化瘀亦常使用。一般血瘀轻证用赤芍、丹皮、红花、桃仁等，血瘀较甚者用制乳没、穿山甲、三棱、莪术、炒五灵脂等。

（三）病案举例

病案1

陆某，34岁，女性。右下腹疼痛反复发作两个月，近1周加重。患者曾在某医院检查，怀疑"慢性阑尾炎"。近日仍右下腹疼痛，呈窜痛，矢气后减轻，伴腹胀，恶心欲吐，纳食减少，两胁胀满，大便干燥，月经量少，身体消瘦。舌红苔薄黄，脉弦细。此乃肝气郁滞，腑气不通，治以疏肝理气，通腑止痛为法。

柴胡10g，白芍10g，香附10g，枳壳10g，大腹皮10g，香橼皮10g，金铃子10g，元胡6g，酒军3g，炒黑白丑各5g，山楂10g。

经服7剂，腹痛减轻，大便通畅。继以上方加减连服10余剂，腹痛消失，腹胀、恶心消除，饮食正常，诸症悉平。

病案2

彭某，女，30岁。1976年7月8日初诊。半年前开始自感腹胀腹痛，时有泄泻，继则低烧不除，少腹痛胀，白带量多而稠。遂进某医院治疗，住院月余，单用西药抗痨、消炎等药物治疗效果不显。低烧不退，腹痛加剧，具有腹水体征，颜面萎黄，神疲肢软，五心烦热，睡眠不宁，口干思饮，饮而不多，夜间盗汗，纳谷无味，小便深黄，大便日1~2次。舌质红，苔黄腻，脉象弦细。生育史：孕4次，人工流产1次，正产3胎。月经史：$14\frac{3\sim4}{28\sim30}$天。当时妇检：阴道脓性分泌物，宫颈中度糜烂，宫体后倾，稍大，质中，活动。病理活体组织检查报告：结核性子宫内膜炎。血沉：23mm/h。腹水培养、腹水化验：结核杆菌生长，为浑浊液体，白细胞 3.0×10^9/L，中性粒细胞0.35，淋巴细胞0.65。西医诊断：结核性腹膜炎合并结核性子宫内膜炎。

【辨证】 肝郁气滞，湿热蕴结。

【立法】 疏肝清热。

【方药】 柴胡15g，黄芩10g，百部12g，枳实15g，当归10g，香附10g，酒大黄5g，大腹子皮各10g，延胡索3g。

二诊：服上方20剂，腹胀明显消退，痛减，纳谷稍增，但低烧未退，守方加地骨皮再进。

柴胡15g，黄芩10g，百部12g，枳实15g，当归10g，香附10g，酒大黄5g，大腹子皮各10g，元胡3g，地骨皮10g。

三诊：又服上方20剂，低烧近平，精神较佳，腹水消失，腹胀痛近除，食饮增加。继续守方增减，或以健脾益气，或以养血活血，调治8个月，诸症基本控制，已上班工作。

腹痛一证，涉及范围较广。本例是以腹胀、腹痛、腹水并有潮热为主症，经过西医检查，诊断为结核性腹膜炎合并结核性子宫内膜炎，治用各种抗痨、消炎等药物，未见明显效果，低烧长期不退，腹胀，腹痛，非但不减，反而加重。

并产生了腹水，病情比较复杂。根据患者长期低烧，我认为责之在肝，长期低烧绵绵，能劫伤阴津，肝郁不达，横逆犯胃，又可导致肠胃通降功能失常，使气滞水液停积，而发生以上各症。故用大柴胡汤之意加减治之。方中柴胡、黄芩疏泄肝中郁热以除低烧，大黄、枳实、大腹子皮通腑攻积、行气逐水，当归、元胡索配合香附既养血又活血，并能理气止痛，百部抗痨除热。药后腹水逐渐消去，腹胀、腹痛很快消失，低热消退。由此可见柴胡剂对结核性病变确有良好效果。日本《皇汉医学丛书》中，对大小柴胡汤加减用治肺结核、肠结核、淋巴结核等亦有记载。本例的临床实践，也说明了它的有效性。

七、泄泻

泄泻的病名较为纷杂，有按病因分类者，如湿泻、寒泻、暑泻、食泻、热泻等；有按粪便性状分类者，如飧泻、鹜泻、溏泄、濡泻等；亦有按脏腑分类者，如胃泻、小肠泻、大肠泻、脾泻、肾泻等。一般以急性和慢性为纲分类，于临床较为实用。泄泻的外因，风寒、暑、湿、食、湿是基本病因，故有"无湿不成泻"之说；泄泻的内因，关连脾、肝、肾，而以脾为关键。肝之疏泄太过，肾之温煦不及，无不通过脾，"泄泻之本，无不由于脾胃"。一般急性多实，治以祛邪为主，或燥湿，或分利，或温散，或清化，或消导，或调气；慢性多虚实互见，寒热错杂，须谨审病机，细查寒热虚实，注意相互联系及转化，或健脾，或温肾，或升提，或固涩。

（一）具体治法

1. 燥湿运脾法 寒湿之邪侵犯肠胃，脾为湿困，运化失常，升降失司，清浊不分，水湿并走大肠，症见大便清稀；胃肠气机阻滞则见腹痛；舌苔白腻，脉濡，为寒湿较重之象。治以燥湿运脾法。

苍术 10g，厚朴 6g，茯苓 10g，陈皮 10g，白术 10g，肉桂 3g，木香 10g，藿香 10g，苡仁 15g，砂仁 3g。

胸闷加蔻仁 3g；恶寒发热加苏叶 6g；食滞加大腹皮 10g，焦三仙各 10g。

2. 芳香化湿法 暑湿外侵，或素体脾虚，过食生冷，湿浊内生，以致肠胃不和，升清降浊失职，症见身重头痛，胸脘满闷，恶心呕吐，肠鸣泄泻，口淡，苔白腻。治以芳香化湿法。

藿香 10g，佩兰 10g，半夏 10g，苏梗 10g，荷叶 6g，茯苓 10g，陈皮 10g，苍术 10g。

食滞加神曲 10g；头痛加白芷 6g，葛根 10g，苏叶 6g；气滞加大腹皮 10g；小便短赤加通草 5g，滑石 15g；兼热加黄连 3g，黄芩 10g。

3. 清热利湿法 湿热伤及肠胃，以致传化失常，湿热下注，发生泄泻。症见腹痛即泻，泻下急如水注，肛门灼热，粪色黄褐而臭，心烦口渴，小便短赤，苔黄腻，脉濡数。治以清热利湿法。

葛根 10g，黄连 3g，黄芩 10g，荷叶 6g，白芍 10g，陈皮 10g，焦三仙各 10g，块滑石 10g。

小便不利加车前子 10g（包），通草 10g；湿重加苍术 10g；热重加银花炭 10g。

4. 消食导滞法 饮食不节，食阻肠胃，传化失常，症见脘腹痞满，腹痛肠鸣，嗳腐酸臭，泻下不消化食物。治以消食导滞，通因通用之法。

连翘 10g，莱菔子 10g，神曲 10g，炒山楂 10g，酒军 3g，槟榔 10g，大腹皮 10g，胡黄连 6g，茯苓 10g，半夏 10g。

5. 健脾化湿法 若脾气虚弱，运化无权，升降失常，则大便时溏时泻，水谷不化，稍进油腻食物，便次即多，并见倦怠无力，面色萎黄等化源不足之象。治以健脾化湿法。

党参 10g，白术 10g，山药 10g，扁豆 15g，茯苓 15g，陈皮 10g，炮姜 6g，肉桂 3g，莲子肉 10g，砂仁 3g。

食滞加山楂 10g，鸡内金 6g；气滞加木香 10g。

6. 抑肝扶脾法 脾胃的升降与肝气疏泄关系密切。若精神刺激、情绪紧张等因素，使肝气郁结，横逆犯脾，则脾失健运，气机不调，腹痛即泄，泻后痛止。泄泻与精神因素有关是辨证要点。治以抑肝扶脾法。

白术 10g，白芍 10g，陈皮 10g，防风 6g，山药 10g，扁豆 15g，茯苓 15g，莲子肉 10g，甘草 3g。

脾虚明显加党参 10g；肝气郁结明显加木香 10g，枳壳 10g；挟热加黄芩 10g。

7. 疏理消导法 暴泻属实，久泻属虚，这是指一般而言。由于至虚之处，常是容邪之所，故久泻容易出现虚中挟滞之证，或湿热未净，或气机壅滞，或入络留瘀，或湿浊不化，此时不宜补脾止泻，以免"闭门留寇"。董老善用疏理消导一法，"陈莝去而肠胃清"。

酒军 3g，槟榔 10g，大腹皮 10g，枳壳 10g，木香 10g，焦三仙各 10g。

湿滞明显加白术 10g，薏苡仁 10g；湿热未净加黄连 3g；瘀滞加蒲黄 10g，五灵脂 10g；食滞加炒莱菔子 10g，炒山楂 10g。

8. 温清并用法 慢性泄泻以虚寒多见，但又往往出现阳气已虚，湿热未净，形成寒热错杂之象。症见形寒肢冷，腹痛遇冷加剧，便下粘液或脓血，口苦，苔黄，脉沉细等。

炮姜 6g，肉桂 5g，木香 10g，山药 10g，扁豆 15g，黄连 3g，陈皮 10g，白术 10g，茯苓 15g。

热重加白头翁 10g，银花炭 10g；寒重加补骨脂 10g；气滞加槟榔 10g；挟瘀加酒军 3g。

9. 升清降浊法 久泻而致脾胃升降功能失调，清浊相干。症见大便稀薄，或如鸭粪，或见完谷不化，脘腹痞满，纳差，苔腻。泄泻与脘痞同时并见是辨证要点；治以升清降浊法。

柴胡 10g，升麻 3g，葛根 10g，荷叶 10g，白术 10g，陈皮 10g，木香 10g。

脾虚明显加党参 10g，腹胀明显加槟榔 10g，食滞加大腹皮 15g，兼热加黄连 10g，兼寒加炮姜 5g。

10. 燥湿相济法 久泻不止，水谷下流，脾阴虚亏。症见泻下不止，体瘦口干，舌红少津，苔剥脱。治以燥湿相济法，燥而不伤阴，滋阴而不碍脾。

白术 10g，薏米 15g，山药 10g，扁豆 15g，莲子肉 10g，陈皮 10g，石斛 10g，沙参 15g，五味子 6g，茯苓 10g。

11. 温补脾肾法 脾虚泄泻久则及肾，肾阳虚衰，脾失温煦，脾肾阳气不足，不能腐熟水谷。症见五更阴气极盛之时，即出现肠鸣腹泻，泻后痛减，腰酸畏寒，形寒肢冷，舌淡苔白，脉象沉细。

补骨脂 10g，益智仁 10g，乌药 6g，炒白术 10g，肉桂 5g，肉豆蔻 10g，陈皮炭 10g，木香 10g，炮姜 5g。

肾阳虚明显加附子 15g；脾气虚明显加黄芪 20g；滑脱不禁加五味子 15g，赤石脂 10g，诃子肉 6g。

（二）治疗用药特点

1. 温清并用　温清并用是治疗慢性泄泻的突出特点。湿为阴邪，易伤阳气。慢性泄泻患者，几无例外地具有脾肾阳气不足，温煦运化无力的病机。但慢性泄泻的病机是比较复杂的，往往出现阳气已伤，湿热未净，肾关不固，洞泄不止，而又升降失调，积滞化热，或素体阳虚，复感湿热之邪等寒热错杂的局面。对此采用温清并用之法，每以肉桂、炮姜与黄连、酒军合用，以肉桂、炮姜鼓动阳气，黄连与酒军清化湿热，祛瘀生新，用药独具特色。

2. 注意清理　六腑传化物而不藏，以通为用。董建华教授认为，慢性泄泻虽然多有虚寒的表现，但正虚邪恋的病情是经常出现的，因此不主张早用、纯用收涩之剂，而注意清理。即使运用补法，也补中兼泻，使之补而不腻，涩而不滞。理气常用大腹皮、槟榔、木香、厚朴；消食常用神曲、山楂、麦芽；燥湿常用苍术、白术、茯苓、薏米；化瘀常用五灵脂、蒲黄、酒军；清利湿热常用黄连、黄芩、酒军、车前子。

（三）病案举例

病案

王某，男，36 岁。腹泻反复发作 5 年，近两月加重，大便每日 3～4 次，为粘液便，偶有脓血，大便不畅，有下坠感，脐周冷痛，胃脘痞满，嗳气则舒，纳差，少气懒言，舌淡，苔薄黄，脉沉细弱。此为中气不足，升降失常，寒热错杂，本虚标实之证。过用补气，虑其太升；纯用清理，恐其气陷。拟升清降浊，温清并用；标本兼顾之法。

黄芪 15g，党参 10g，柴胡 5g，升麻 3g，煨姜 5g，白术 10g，枳壳 10g，当归 10g，酒军 3g，大腹皮 10g，陈皮 10g。

上方服 6 剂，下坠感减轻，腹胀消失，大便仍稀。原方去酒军，加木香 10g，调治月余，大便成形，腹泻已愈。

八、痢疾

痢疾是以大便次数增多，便下脓血赤白，伴里急后重、腹痛为特征的疾病。《灵枢》谓之肠澼、赤沃，又名滞下，仲景谓之下利。

本病多由夏秋暑湿蕴结，留滞肠腑，平时伏而不作，或因恣纵口腹，或进啖腐秽不洁之物，生冷瓜果，或复感暑热之邪，使肠腑湿热之邪萌动，蒸变气血，肠腑气血受阻，迟滞而为痢。湿热之邪侵犯血分，肠络受损则赤，干于气分则白，气血分同病，则赤白相兼。并根据赤和白的多少，区别其重在血分还是重在气分，热重于湿，还是湿重于热。初病后重里急，痢下赤白，腹痛急迫，多为实证；病久白多赤少，或纯白无赤，或溏便中夹有白色粘液、白胨，伴食少神倦，面色萎黄，腹中隐痛绵绵，多虚中挟实，如休息痢。此病病程缠绵，顽固难愈。董老认为其因有四：①久痢正虚，正气无力祛邪，邪气不尽；②初病肠腑之湿毒未能涤尽；③痢止后恣食厚味辛辣，口腹不慎；④少数被医所误，邪未祛尽而收涩温补过早。

治疗上疏涤肠胃和清肠化湿之苦寒燥剂宜适时适量，反对过剂。因为一能损伤脾胃，冰遏其邪，可能后遗慢性久痢；二能消灼阴津，使肠枯血燥，脓血难除，而致病程迁衍；三可以使热从寒化，由湿热痢衍生寒湿痢或虚寒久痢。并切忌收涩调补过早，以致邪滞不尽，拖延成休息痢或慢性久痢。疫毒痢和噤口痢为痢之重证，而休息痢为临床较棘手者，阴虚痢则易生变，可以演变成危重之候。必须细加辨析，权衡邪正虚实，细心处方用药，让病势向好的方面转化。切勿操之过急，孟浪用药。对久痢正虚者，宜清补而勿用温补，以防炉灰复燃，湿热再起。对体弱衰老之人或久痢虚寒，清阳下陷，邪滞已尽者，则升补以外，可兼用涩法。

　　董老治痢，法正而纯，处方用药，自有个人独到之经验和心得。他推崇顾松园的治痢四忌，即忌温补，忌大下，忌发汗，忌利小便。反对一见痢便用抗生素。他认为中医治痢有其特点和优势，既无毒副作用又少后遗症。只要辨证确切，治法切中病机，方药圆通灵变，绝大多数是可以获满意效果的。

（一）具体治法

　　1. 清肠化湿法　外感暑热、湿热，或为饮食生冷所伤，或肠胃本有积滞，复为湿热之邪所伤，湿热蒸变于肠，气血壅滞，则化为脓血；气滞湿热互结，下迫于广肠，传导失司，故痢下不畅，后重窘迫；火热之性急迫，气血不和，故为腹痛里急，肛门灼热感；或见尿少赤，苔黄腻，脉滑数等湿热之象。治当清肠化湿，调气和血，尤需重视导滞疏涤。

　　川连 3g，黄芩 10g，银花 10g，木香 6g，槟榔 10g，生军 6g（后下），白芍 10g，枳壳 10g。

　　便下赤多白少，加白头翁 10g，黄柏 10g，地榆炭 10g，侧柏炭 15g；痢下赤积，加生地 10g，丹皮 10g；白头翁 10g，秦皮 10g；便下白多赤少，去银花，加苍术 10g，川朴 6g，生苡仁 15g；呕恶者，加清半夏 10g，生姜 2 片；腹痛里急，加当归 6~10g，赤芍 10g，肉桂 2g；夹滞或食积，加山楂 10g，神曲 10g，莱菔子 10g；暑日患痢，苔腻身困，纳差脘痞，加川朴 10g，扁豆花 10g，清豆卷 10g，藿香 10g；尿少不畅或尿赤，加车前子 10g（包），通草 6g，块滑石 10g；口渴加芦根 20g，生地 10g；湿热余邪不尽，肠腑不清，可改香连丸 3g，一日 3 次，或并用木香槟榔丸 6g，一日 2 次；湿热疫毒上蒙，扰乱神明，加犀角 0.6g（分冲），元参 10g，菖蒲 6g，另用神犀丹适量化服。

2. 逆流挽舟法 痢疾初起，外感风寒，肠胃失和，影响肠胃气血，壅变为患，则见恶寒，头痛，身酸，便下稀溏，夹有粘液白胨，或痢下白多赤少，可伴腹痛，里急后重。治以疏表和里，逆流挽舟，使肠胃之邪从表出之。若外感湿热之邪，侵犯太阳阳明，二阳相并，或胃肠素有湿热，复感暑热、湿热之邪，以致外有表证，里有湿热，肠胃不和，下痢，身热，苔黄腻等症并见，则治以清肠化湿解表。

风寒湿致痢，初起兼表者：荆芥 10g，防风 10g，羌活 10g，枳壳 10g，桂枝 6g，藿香 10g，木香 6g，槟榔 10g。

身酸痛较重，加独活 10g，桑枝 10g，萆薢、晚蚕砂各 10g；苔厚腻，湿重加苍术 10g，茯苓 15g，川朴 6g，佩兰 10g；腹胀腹痛，加肉桂 3g，大腹皮 10g，陈皮 6g；夹有食滞，加神曲 10g，山楂 10g，莱菔子 10g；滞下不爽加酒军 3g，或再加全瓜蒌 15g。

湿热致痢，初起兼表者：葛根 10g，黄连 3g，黄芩 3g，槟榔 10g，枳壳 10g，白芍 10g，木香 6g。

表热明显，见身热头痛，加清豆卷 10g，银花 10g，防风 6g；里急后重，脓血便较著，加酒军 3g，当归 6g，厚朴 6g，银花 10g；舌红口干，加生地 10g，石斛 10g。

3. 燥脾除湿法 寒湿侵及肠胃，气机被阻，津血凝滞，运化失常，大肠传导失司，以致腹痛里急，痢下不畅，白多赤少或白黏胨，可伴脘痞纳呆，口淡尿清，苔白腻，脉濡或濡缓。若素体阳虚或寒湿久留肠腑，阴邪损伤阳气，或误用、久用苦寒伤阳，可致虚寒痢或休息痢。

苍术 10g，川朴 6g，茯苓 10g，桂枝 5g（或肉桂 3g），陈皮 10g，法半夏 10g，木香 10g，槟榔 10g，炮姜炭 5g。

里急后重甚，加枳壳 10g，酒军 3g；白色粘液多，加草蔻 6g，砂仁 3g（后下），炒苡仁 15g；尿少而涩，加泽泻 10g，车前子 10g（包），猪苓 10g；泛恶加生姜 2 片，藿香 10g，白蔻 6g，或玉枢丹内服；头痛身酸，加葛根 10g，白芷 10g，防风 10g；腹胀肠鸣，加大腹皮 10g，苏梗 10g，生姜 2 片；暑天感受寒湿，下痢呕恶，另加纯阳正气丸适量化服。

4. 和中泄浊法 此法多用于噤口痢，老人多见，痢而呕恶不食。老人或脾胃久病，或素体中虚，一遇湿热疫毒内攻，或因久痢而致脾胃虚弱，虚不受纳，运化失司，胃气上逆，发为呕吐不食。治法要分虚实寒热。

实证、热证：黄连 3g，清半夏 10g，炒竹茹 6g，茯苓 10g，石菖蒲 6g，陈皮 6g，荷叶 1 角，制军 6g，生姜 2 片。

仍呕不能食，加焦谷芽 10g，另用玉枢丹以适量汤药化服，并针刺内关、足三里，以加强止呕；脉虚细软，加别直参 6g 另煎服；呕吐频繁，胃阴耗伤，见舌红绛干，少苔或无苔，加西洋参 6g（另煎服），生地 10g，石斛 10g，麦冬

10g，芦根 12g；脏腑积滞重，去制军加生军 3～5g。

虚证、寒证：党参 10g（或红参 3～5g 另煎），炒白术 10g，山药 10g，茯苓 10g，莲子肉 10g，法半夏 10g，石菖蒲 6g，生姜 2 片。

呕恶甚，加苏叶 5g，砂仁 3g（后下），干姜 6g；腹部冷痛，加肉桂 3g，补骨脂 10g，干姜 6g；饮食不进，加别直参（或红参）6g 另煎服；苔腻，加藿香 10g，佩兰 10g，砂仁 3g（后下）；汗出肢冷，改用熟附片 6g，干姜 6g，红参 6g（另煎）；里急后重加酒军 3g，木香 6g，槟榔 10g。

5. 健脾益气法 本法多用于休息痢或久痢之属于脾虚者，或脾胃素虚，或饮食不忌，止涩过早所致。

痢证初发之时，治疗不当或不彻底，以致痢久迁延难愈，耗伤脾胃之气，而湿热积滞不净，致大肠传导失司，或发或不发，乍作乍止，多虚实并见。久病伤脾，以脾胃气虚，运化失司为本，湿热或寒湿壅积肠胃，气血失调为标。病情稳定不发时，或便稀有粘液，或便干附有少量白色粘液，或便干如羊粪，或先干后溏，多伴纳差神疲等脾虚证。每因饮食、劳倦、外邪、情志诱发。发作时，或表现为湿热痢，痢下赤白脓血，里急后重；或表现为寒湿痰积痢，便下白脓粘液，口淡苔腻，脘痞胸闷，纳呆泛恶，便下粘液不爽，腹痛拘急等。

不发作时，健脾益气为主：党参 10g，炒白术 10g，茯苓 10g，炙甘草 3g，木香 6g，砂仁 3g（后下），白扁豆 12g，炒苡仁 15g。

兼脾阳虚，大便无滞涩不畅，加煨肉豆蔻 10g，炮姜炭 6g；腹有隐痛，加熟附片 6g，肉桂 3g；兼肾阳虚，腰酸怕冷，加补骨脂 10g，熟附片 6g；兼肝邪乘脾，见便前腹痛，腹痛欲泻，泻后痛减等症，加白芍 10g，陈皮 10g，防风 6g；兼纳少神萎，面色萎黄，加山药 15g，肉桂 3g，莲子肉 10g；大便不爽或滞涩，加全瓜蒌 15g，槟榔 10g，当归 10g，枳壳 10g；舌偏红，便溏，加乌梅炭 6g，川连 3g；气短乏力，加功劳叶 10g，仙鹤草 15g。

发作时，则或表现为肠腑湿热，或表现为寒湿困脾，宜分别采用清热导滞、调气和血和燥脾除湿法治之。

6. 益气升提法 久痢正虚，或素禀脾胃阳亏，湿从寒化，寒湿进一步损伤脾阳，或久进寒凉，加之饮食不节伤脾，可引起脾胃虚寒。寒湿滞留肠腑，故见下痢溏黏白冻，腹部有冷感或隐痛，每因受凉或进食不慎而诱发。脾虚既久，清气不升，虚陷之气下迫大肠，故见肛门坠胀，便下不爽，少腹胀满，可伴头晕乏力，食少神萎，甚则脱肛，舌淡苔白脉细等症。治当健脾益气升清法。

炙黄芪 15g，党参 10g，炒白术 10g，淮山药 15g，炒苡仁 15g，木香 6g，砂仁 3g，干荷叶 6g，煨干葛 10g。

脾虚夹湿，苔腻，加桂枝 6g，苏叶 6g，生姜 2 片；腹中肠鸣辘辘，苔腻，加茯苓 15g，升麻 6g，柴胡 10g；脱肛加升麻 6g，枳壳 10g；腹中隐痛，加肉桂 3g，当归 10g，白芍 10g；夹有积滞，腹胀痛拒按，大便不爽，加酒军 3g，枳壳 10g，山楂 10g；气短乏力，加功劳叶 10g，仙鹤草 15g。

7. 平肝健脾法 久痢或休息痢，脾气已伤，复为情志所伤，忧思郁怒，而致肝木失疏，甚或乘虚肝木来犯，以致肝郁脾虚，木土不和。症见痢下粘液稀便，乍作乍止，脘腹窜痛气胀，有时连及两胁，腹痛便前明显，痛则欲便，便后痛减，每因情绪紧张而诱发，治当疏肝实脾。

炒白术 10g，白芍 10g，陈皮 10g，防风 6g，柴胡 10g，

茯苓 15g，山药 15g，枳壳 10g。

肝郁气胀，窜痛明显，加香附 10g，青皮 10g，砂仁 3g（后下）；腹中里急较重，加木瓜 10g，川楝子 10g，甘草 5g；脾虚证明显，舌淡白，纳少神萎，加党参 10g，炒苡仁 15g，白扁豆 12g；腹中有冷感，加炮姜炭 6g，肉桂 3g，煨肉豆蔻 10g；少腹胀坠，加乌药 6g，砂仁 3g（后下），沉香 3g；便溏或有白黏冻，加乌梅炭 6g，炮姜炭 6g，炒苡仁 15g；寐差加合欢皮 10g，夜交藤 15g，炒枣仁 10g；纳差加砂仁 3g（后下），木香 6g，焦楂曲各 10g。

8. 寒热并用法 久痢脾阳、脾气亏虚，运化失司，寒湿内恋，湿蕴化热，以致下痢次频，或夹脓血，或夹粘液。肠腑湿热未清，故肛门有灼热感，腹痛里急或便下臭秽不爽。正虚邪实，寒热并见，治当寒热并用，温脾清肠兼施。

川连 3g，熟附片 6g，炒白术 10g，炮姜炭 6g，山药 15g，木香 6g，砂仁 3g（后下）。

肠腑湿热偏重，里急后重，脓血便较急迫，加黄柏 10g，白头翁 10g，银花 10g；脾肾虚寒，腹有冷感疼痛，加肉桂 3g，煨肉豆蔻 10g，补骨脂 10g；夹湿苔厚腻，加白扁豆 12g，苍术 10g，炒苡仁 15g；滞下不爽，加酒军 3g，槟榔 10g，枳壳 10g；腹痛里急，加当归 10g，白芍 10g，肉桂 3g；腹胀，加乌药 6g，陈皮 10g，小茴香 6g。

9. 养血清肠法 此法多用于阴虚久痢。

久痢湿热伤阴，或阴虚之质，邪从热化，暗伤精血，或过用苦燥之剂，可致痢下脓血赤白，久久难愈，血色多暗而黏稠，虚坐努责，里急腹痛，常伴形瘦低热，虚羸少气，五心烦热，口干舌红或绛，少苔或无苔或花剥苔，脉细或细数。

生熟地各 10g，川连 3g，阿胶 10g（烊），银花炭 10g，赤芍 10g，黄芩 10g，生地榆 10g，侧柏叶 15g。

伴低热加地骨皮 10g，秦皮 10g，银柴胡 10g，麦冬 10g；便意较频，加乌梅炭 6g，山药 10g；肛门灼热感或尿黄，加黄柏 10g，白头翁 10g，樗白皮 10g；后重者加酒军 3g，槟榔 10g，枳壳 10g；纳少神疲加太子参 15g，功劳叶 10g，黄精 20g；虚坐努责，肛门下坠，加升麻 5g，干荷叶 6g，生黄芪 15g；不敢进凉食，加炮姜炭 6g，肉桂 3g；便下血多加墨旱莲 10g，荷叶炭 6g，丹皮 10g；偏热再加白头翁 10g；偏寒加炮姜炭 6g，赤石脂 10g；腹中隐痛拘急，加白芍 10g，当归 10g，桂枝 3g，甘草 3g；下痢日久，滑脱难禁，加煨诃子 10g，乌梅炭 6g，石榴皮 10g。

10. 温肾固涩法 久痢正虚，由脾及肾，以致命门火衰。肾为胃关，肾阳亏虚，不能助腐熟水谷，关门不固，温煦失职则五更泻痢，或晨起夜间作泻，甚则滑脱不禁，痢下无度，便下完谷或清稀，或夹白色粘液。多伴腹中怕冷，四肢不温，腰酸，面白无华。当以温肾固涩为法。

煨肉豆蔻 10g，党参 10g，炒白术 10g，肉桂 3g，木香 6g，煨诃子 10g，白芍 10g，罂粟壳 6g，当归 10g。

滑泄难禁，便清稀或完谷，加炮姜炭 6g，赤石脂 10g；便脓血难止，加赤石脂 10g，石榴皮 10g，煅龙牡各 20g；腹痛加熟附片 6g，干姜 6g；少腹胀满，去白芍，加乌药 6g，小茴香 6g，沉香 3g；头晕腹胀下坠，虚坐努责，或有脱肛，去白芍，加炙黄芪 15g，升麻 6g，干荷叶 6g；畏寒肢冷，脉沉，加吴茱萸 1.5g，熟附片 6g。

11. 酸苦热法 肠腑湿热久蕴，久病脾气、脾阳亏虚，或肝郁化热，与湿相合，湿热因结肝脾，症见痢下脓血反复不止，或腹中怕冷，或腹痛气胀。寒热虚实并见，治以酸苦热同用法。

乌梅炭 6g，肉桂 3g，党参 10g，炮姜炭 6g，黄连 3g，炒黄柏 10g，当归 15g，白芍 10g。

寒象明显，腹痛有冷感，便下多粘液，舌淡，加熟附片 6g，川椒 5g，细辛 3g；腹痛肠鸣，加木香 6g，砂仁 3g（后下），陈皮 6g；脓血多，去肉桂，加白头翁 10g，秦皮 10g，银花炭 6g；脾虚纳少苔腻，去当归、黄柏，加白扁豆 15g，山药 15g，砂仁 3g（后下），苡仁 15g，茯苓 15g。

（二）治疗用药特点

1. 关子虚实并用　董老认为，痢疾当分暴痢、久痢。急者属热属实，湿热壅结肠腑最为多见；久痢虚实兼夹最为常见，纯虚者则较少。而虚实兼夹最多见脾虚夹湿夹滞，当然还有夹瘀夹气的，也有阴虚夹湿热的。这是因为久痢无论湿热还是寒湿，均可伤脾，在脾虚的基础上，或因受邪，或因饮食不节或不洁，或因肝气、情绪不调，均可在脾虚基础上产生实邪，导致痢证反复不止。病机多表现为脾运不健，湿热或寒湿逗留肠腑，气血失调。这种情况下，董老在用药时，多虑及苦寒清热易伤脾，而过于甘温补脾，则甘能助湿，温能助热，故用药取平，以平取胜。如补气健脾多用太子参、白扁豆、苡仁、莲子肉、山药，并加功劳叶、仙鹤草，既能清虚中之热，又能益气扶正。行气则用少量木香、砂仁、枳实、槟榔。偏热者用黄连或马尾连、银花炭，寒湿者加苍术、川朴、清半夏、茯苓。使补中配以疏导，务使肠胃积蕴去除，中气运化之力才能振作。若脾气下陷，虚坐努责不出，头眩目胀坠者，加黄芪、党参、升麻、柴胡、干荷叶、葛根补气升清，使清补结合，升降并用，以调整胃肠功能，增强脾运，对休息痢往往可获得较满意疗效。若肠腑寒热互见，则用药寒热并用，如黄连配炮姜炭，银花炭、白头翁配肉桂等，对慢性久痢之寒热错杂用之颇效。

2. 对"滞"的用药见解　急性菌痢，湿热积滞，滞迫肠腑，气血交阻，故见后重里急，痢下脓血。而慢性久痢，便中夹有脓血粘液，总也还是有"滞"，是虚中兼滞。这种滞或为湿热内蕴、气血不和，或为食滞、宿滞，或两者相兼，如湿阻气滞、食滞互结等。董老认为，必须去其滞，脓血积蕴才能去除，所谓"泻随利减"。滞而不去，病不易根除，即使暂时好了，还要复发，形成慢性久痢或休息痢。因此，治痢时刻要注意去滞。去滞的方法有多种，实滞首推大黄，次用枳壳、槟榔，因为这二味能行气破滞，"行气则后重自除"。至于食滞、宿滞，轻症多用焦三仙、莱菔子、枳术丸，重症才取大黄、小承气汤、木香槟榔丸。疏导化滞在所必用。

在用大黄通下去滞时，急性菌痢，肠腑湿热为主者多用生军，使峻下而急去其滞，往往可起立竿见影之效。而对病程较长或慢性久痢或虚人兼滞，症见滞下不爽或里急后重者，多用酒军。认为大黄酒制，既能下其湿热积滞，又借酒性辛热之性，开发肠胃郁结，宣通气血，体弱者和病气较衰者用3g，体较强，滞较重，病气较盛者用6g，配合枳、朴、槟榔，调气以破滞，往往可收到较好的效果。他认为，休息痢一是可能在病初发时，积滞未涤尽，蕴伏肠间；另外，要注意有没有在脾虚的基础上产生新的积滞，如大便臭秽或酸臭，或矢气频臭，或嗳腐，或腹胀阵痛。轻则配用香连丸、枳实导滞丸清热化滞，重则用承气汤、木香槟榔丸以清热导滞,只有积滞包括湿、热、积、瘀、痰、气等去尽方可议补,实滞不去,补可留邪止涩,邪更难尽,则留寇为患。"痢无止法"不可不引为借鉴。

(三)病案举例

病案 1

侯某,女,54 岁。1960 年 7 月 9 日开始腹痛泄泻,继而便脓血,日行三四次,于本单位医务室服合霉素两天病情好转即停药。7 月 16 日又开始腹泻便脓血,腹痛里急后重,恶寒发热,故于 7 月 18 日住某医院治疗。查体:营养欠佳,消瘦,神清,两眼凹陷,腹软无压痛,血压 10.7/8kPa。大便化验:脓血便,红细胞(++++),白细胞(++)。西医诊断:急性菌痢。予以合霉素、四环素及输液等,效果不显。7 月 23 日应邀会诊。

诊见:腹痛,里急后重,大便脓血,日三四次,肛门有下坠感,左下腹部压痛。舌质光而红,且有裂纹无苔,脉细无力。

【辨证】热痢缠绵不止,阴津耗伤。

【立法】清热解毒,化滞止痢。

【方药】葛根芩连汤加减:煨葛根 10g,黄芩 6g,香连丸 6g(包煎),银花炭 10g,白头翁 10g,白芍 10g,陈皮 5g,荷叶 1 角,神曲 10g。3 剂。

二诊:药后大便脓血明显减少,里急后重、腹痛等症也减轻,精神食欲均有好转,口干思饮,肢体倦怠,舌上布薄白苔,质仍红,脉细数。邪有退化,但阴液未复。宗原方加减。

香连丸 5g(包煎),白芍 10g,当归 10g,生地炭 10g,

银花 10g，石斛 10g，花粉 10g，黄芩 5g，扁豆衣 10g，荷叶 1 角，神曲 10g。3 剂。

服上药后诸恙均退，大便常规化验正常。临床治愈出院。

葛根芩连汤，原为治伤寒表证未解，医反误下，邪陷阳明致成协热下利的方剂。在临床上以此方加味治热痢，常取得较好效果。本例西医诊断为急性菌痢，从其具体症状来分析，属于中医暑热挟湿，侵犯肠道而致的热痢。因其病时迁延，热久伤阴，故下痢赤白的同时，兼见舌红无苔等症，治疗首用葛根芩连汤加味清解肠道热毒，兼化暑湿，再诊时增入养阴生津之味，是以热毒得解，阴液得复而病愈出院。

病案 2

魏某，女，24 岁。1977 年 8 月 20 日初诊。泄痢 1 个月，初起腹痛绕脐，里急后里，大便溏薄，日三五次，有粘液，不发热，泛恶纳呆，神疲消瘦。舌质红，苔薄黄，脉象濡滑。大便化验：糊状便，白细胞 0~2，红细胞 2~4。反复用消炎止痢药对症处理未获效果。

【辨证】湿热交阻，肠有积滞。

【立法】清热解毒，理气导滞。

【方药】葛根芩连汤加减：葛根 10g，黄芩 10g，黄连 2.5g，木香 10g，神曲 10g，山楂 10g，银花炭 10g，藿香 10g，佩兰 10g，扁豆 12g，荷叶 10g。3 剂。

8 月 23 日二诊：药后大便粘液减少，里急后重亦轻，大便化验（-），舌质红苔薄黄，脉细滑。上方去藿香、佩兰、扁豆、荷叶，加茯苓、苦参、白芍、甘草再进。

葛根 10g，黄芩 10g，黄连 2.5g，木香 10g，神曲 10g，山楂 10g，银花炭 10g，茯苓 10g，苦参 10g，白芍 10g，甘

草 5g。

8月29日三诊：上药服6剂，里急后重已除，大便成形，日一二次，有时嗳气，不泛酸。舌苔薄黄，脉细滑。当和胃理气，清除余热。

苏梗 10g，香附 10g，陈皮 10g，木香 10g，黄连叶 10g，黄芩 10g，白芍 12g，甘草 3g，莱菔子 10g（炒）。5剂。

9月3日四诊：嗳气已止，大便正常，上方加健脾养胃之品。

苏梗 10g，香附 10g，陈皮 10g，木香 10g，黄连叶 10g，黄芩 10g，白芍 12g，甘草 3g，莱菔子 10g（炒），扁豆 10g，山药 10g，苡仁 12g。

又进 3 剂痊愈。

夏令泄痢，多为湿热交阻，积滞不清所致。湿为阴邪，其性黏滞，与食热交阻，常缠绵难治。本案病程已月余，但湿热积滞未清，故采用葛根黄芩连汤加减，药以葛根解肌清热，黄芩、黄连苦寒燥湿，清热止痢，加银花、扁豆、荷叶以清热祛暑，藿香、佩兰化浊以祛湿，山楂、神曲以导滞，使湿热得以分消，待湿热积滞清除后，再以健脾和胃之剂收功。本病之所以迁延月余不愈，就是因过早误用止涩剂闭门留寇所致。

病案 3

侯某，女，38 岁。1960 年 7 月 2 日初诊。昨晚开始腹痛下痢，红白相杂，夜间痢下 3~4 次，阵阵腹痛，里急后重，痛则欲便，头痛形寒，身重不适，胸闷，纳呆。舌苔薄腻，脉象濡数。

【辨证】湿热内阻，风寒外袭。

【立法】疏表化湿，清热止痢。

【方药】荆芥 6g，藿香 10g，厚朴 5g，苏叶 10g，木香 6g，槟榔 6g，银花炭 10g，炒白芍 6g，焦山楂 10g。

服上方 3 剂，表解痢止，诸症消失。

初夏热甚，贪食生冷，湿热积滞互阻肠道，故见腹痛下痢；夜露当风，风寒袭表，故头痛、身重、畏寒。法以疏表化滞，表里同治而收功。

病案 4

黄某，男，9 个月。其母代述：患儿下痢发热 10 余天不退，泄痢日十几次，并伴呕吐，嗜睡，于 8 月 31 日入某医院治疗。入院大便检查：脓球（＋＋），诊为菌痢。经用庆大霉素等药而大便次数减少，但高烧不退（稽留在 38℃左右），晚间尤剧，9 月 7 日应邀会诊。诊见患儿消瘦，痛苦面容，啼哭多泪，腹胀，口不干，尿黄。舌质红，苔黄厚腻，指纹浮滞。大便化验检查：脓球（＋）。血常规检查：白细胞 $15.0 \times 10^9/L$，中性粒细胞 0.76，淋巴细胞 0.20，单核细胞 0.02，杆状细胞 0.02。胸透（－）。

【辨证】肠胃湿热，阻滞不解。

【立法】清热解毒，芳化和中。

【方药】银花 10g，连翘 10g，藿香 6g，佩兰 6g，神曲 6g，滑石 10g，黄芩 5g，荷叶 5g。3 剂。

9 月 14 日二诊：药后热退，便呈糊状，腹胀未消，查大便脓球（＋）。原方加槟榔行气导滞。

银花 10g，连翘 10g，藿香 6g，佩兰 6g，神曲 6g，滑石 10g，黄芩 5g，荷叶 5g，槟榔 5g。

又服 2 剂，大便基本正常，消化好，大便复查（－），精神佳，出院，嘱以饮食调整。

痢疾之证，古称"滞下"，多为暑湿挟积所致。本病热在气分，湿热结阻肠胃，用从治之法，清热解毒，芳香化湿，行气导滞而收效。

病案5

陈某，男，46岁。1960年7月14日初诊。下痢9天，便夹脓血，形似腐肉，便前腹痛，便后痛减，里急后重，日十数次，饮食尚佳。舌质红，苔腻，脉象弦滑。

【辨证】湿热蕴于肠道，伤及血络。

【立法】行气和血，清热解毒。

【方药】芍药汤加减：白芍10g，黄芩10g，黄连3g，肉桂2.5g，槟榔10g，马齿苋30g。3剂。

复诊：药后脓血便止，腹痛明显减轻，惟觉口渴，此胃津受伤，以原法出入。

白芍10g，石斛10g，藿梗5g，甘草1.5g，黄芩6g，荷梗10g。

又服3剂痊愈。

病案6

柳某，男，19岁。突然发烧，阵发腹痛，大便脓血，色暗量少，次数不多，于1960年8月20日住某医院。查体：体温39.6℃，大便常规有脓球。血常规检查：白细胞9.5×10⁹/L。血压8/6.7kPa。初步诊断：中毒性痢疾？曾用合霉素、输液等疗效不显，近日症状加重。于8月25日应邀会诊。

诊见：高热（体温39℃），神昏谵语，烦躁不安，大便脓血，赤多白少，腹痛拒按，面赤目红，小便短亦，舌光绛无津，脉数。

【辨证】热毒蕴结，邪入营血。

【立法】清营解毒，益气生津。

【方药】犀角地黄汤加味：犀角 2.5g（研冲），生地 30g，丹皮 10g，石斛 30g，银花炭 10g，赤白芍各 6g，西洋参 5g，荷叶 10g，青蒿 10g，连翘 10g，芦根 30g。

8 月 30 日二诊：服上方 3 剂，配合输液、抗休克等措施，身热已退至 37.3℃，神志亦清，惟仍烦渴喜凉饮，大便呈咖啡色血样便，舌质红绛转红，血压 17.3/9.33kPa。津液已生，病势已入坦途。效不更法，在养阴清热生津的同时，加强凉血止血。

生地炭 15g，银花炭 10g，丹皮炭 10g，当归炭 10g，茜草 10g，竹叶 10g，生石膏 15g，生白芍 10g，石斛 12g，天花粉 10g，白头翁 30g。

另用西洋参 6g，煎汤代水，时时饮之。

上方服 3 剂，热清渴解，血痢亦止，脉舌转平。经中西结合治疗，临床治愈出院。

夏秋交际，湿热熏蒸，若外受湿热疫毒之气，内伤饮食生冷，损伤脾胃肠道，每易发为痢疾。丹溪云："时疫作痢，一方一家之内，上下传染相似。"所以，本病常为夏秋季节流行病之一。例 5 赤痢 9 天，腹痛里急后重，日十数次，舌红苔腻，邪气盛无疑。患者饮食佳，脉弦滑，表明正气实。虽然病程近 10 天，但邪正俱实，故仍采用芍药汤加减，以清热化湿，行气和血而获效。例 6，因为暑热疫毒充斥内外，而呈现表里俱热，在外见高热面赤目红；热入营血，故见神昏谵语，烦躁不安；热盛伤津，而见舌绛无津，尿短而赤；热毒内陷肠道，故见便脓血而腹痛。治以犀角地黄汤清血热而解疫毒，加银花、荷叶、青蒿、连翘、芦根而增清热解毒透表之功，加石斛滋养胃阴，更入西洋参固正气而复津液。经中西药治疗症状清除。两例虽同为痢疾，但证情有所不同，治法也迥然有别，因而收效均较满意。

九、便血

便血为大便下血，有远血、近血之分。远血多来自胃及小肠，血色多为紫黯或黑色；近血多来自大肠，血色多为鲜红。辨证当注意分清远血、近血，以明确其出血部位。

根据古人提出止血以祛瘀、宁血、补虚为治疗原则，临床常用祛湿热、化瘀血、补中气、温阳等治疗方法。

（一）具体治法

1. 祛瘀和胃法　胃痛日久，气病及血，血脉阻滞，流行不畅，血不循经而致便血，症见大便色黑，胃脘刺痛而胀，痛处固定不移，舌黯，脉沉细而涩。治当祛瘀和胃。

炒五灵脂10g，蒲黄炭10g，白芍10g，甘草5g，三七粉3g（冲），香附10g，枳壳10g。

泛酸加煅瓦楞10g，乌贼骨10g；烧心嘈杂加黄连3g，吴茱萸1.5g；腑热便秘加酒军3g，槟榔10g；胃痛甚加金铃子10g，元胡6g。

2. 清热化湿法　湿热蕴结日久，传其手阳明大肠经，湿热下注，阴络灼伤而致便血，症见便血鲜红，先血后便或先便后血，大便不爽，苔黄腻，脉濡细而数。治宜清热化湿。

藿香10g，佩兰10g，黄芩10g，葛根10g，槐花10g，地榆10g，木香10g，槟榔10g（炒），荷叶10g。

便下脓血加黄连3g，白头翁10g；大便秘结加酒军3g；口干口渴加芦根20g，块滑石10g；腹痛加白芍10g，甘草3g。

3. 清热化瘀法 湿热蕴结大肠，腑气不利，气血凝滞，血不随经，症见便血，血鲜紫相混，或有脓血，大便不畅，舌质有瘀斑，苔薄黄或黄腻，脉滑数而涩。治当清热化瘀。

黄连 3g，酒军 3g，丹皮 6g，赤芍 10g，槟榔 10g，当归 10g，枳实 10g。

大便秽浊而黯加败酱草 15g，红藤 15g；腹痛加元胡 5g；食积纳呆加焦三仙各 10g；下腹有肿块加桃仁 10g，红花 5g。

4. 益气摄血法 劳倦过度，损伤脾气，脾胃气虚，气失统摄，血无所归，脱陷妄行，症见便血量较多，色紫黯，面色不华，神疲乏力，舌质淡，脉细。治当益气摄血法。

人参 15g，黄芪 10g，炙甘草 3g，伏龙肝 15g，白术 6g，阿胶 10g，生地 10g，三七粉 3g（冲），炮姜炭 3g，升麻 15g。

面白肢凉加附片 10g；心悸寐少加酸枣仁 10g，龙眼肉 10g；汗出不止加生龙牡各 20g；口干少津加麦冬 10g，花粉 15g。

5. 温中清下法 病久正虚，湿热留滞，中焦虚寒，下焦有热。症见大便时有鲜血或脓血，肠鸣，腹冷，舌淡苔黄，脉沉细。治以温中清下法。

炮姜 3g，肉桂 3g，扁豆 15g，山药 10g，白头翁 10g，黄连 3g，荷叶 6g，木香 5g，陈皮 6g。

气短乏力加党参 10g，炙甘草 3g；腹痛加白芍 10g，甘草 3g；便溏加茯苓 10g，白术 6g；大便次数多加肉豆蔻 10g。

（二）治疗用药特点

1. 止血药的使用　在治疗便血的处方中，止血药往往占有一定的比例，然引起便血的原因不同，止血药的使用亦有区别。脾胃虚寒便血，常用温中摄血的伏龙肝、炮姜或炮姜炭及升阳止血的荷叶；湿热下注便血，用凉血止血的地榆、槐花、侧柏叶；血瘀便血，用散瘀止血的蒲黄炭、炒五灵脂、三七粉等。血热易妄行，血寒易成瘀，故温经收涩止血与温阳益气药配伍时，当注意不可过于温燥，应少佐寒凉之品以制之；凉血止血药与清热泻火药配伍，亦注意不可过于寒凉，应少佐温燥之品以防之。

2. 关于调气药的使用　便血一证，常表现有气滞、气虚、气陷之不同，气滞则血瘀，气虚则血溢，气陷则血脱，所以有"善治血者，不求有形之血，而求无形之气"的说法，气行血畅，气盛血归，气升血止。所以，治疗便血常用调气之品以助止血。补气药常用党参、炙甘草、白术、扁豆山药，行气药常用槟榔、枳壳、香橼皮、香附、木香、青陈皮、佛手等，提升药常用升麻、荷叶等，使气血条达，而致和平。

十、胁痛

胁痛是以一侧或两侧胁痛为主要表现的一种病证。肝居胁下，其经脉布于两胁；胆附于肝，其脉循于胁。胁痛的发生主要是由肝胆的病变引起的。所以古代不少医学家认为，胁痛之病责于肝胆，如张景岳说：胁痛之病本属肝胆二经，二经之脉皆循胁故也。

由于脏腑相关，互相影响，胁痛之病多牵及脾胃，影响心肾，甚至波及肺与大肠。临床所见胁痛与五脏相关。胁痛之病临床甚为多见，凡西医诊断慢性肝炎、肺炎、胆管炎、胆囊结石、胆管结石、急慢性胰腺炎引起的胁痛，以及肋间神经痛和外伤引起的胁痛，均可按上述胁痛的理论辨证论治。

肝属木，性喜条达，职司疏泄，胆为中清之腑。情志不遂、寒温不适、饮食失节等使疏泄失司，初则肝胆郁阻，气滞为病，继则波及于血，成气滞血瘀之证，日久可致阴亏阳损成为虚证。肝胆与脾胃相连，互为影响，肝病可及脾，肝气可犯胃，土壅也能导致木郁，所以肝胆郁阻，脾胃不和常常同时并见。

治疗胁痛一定要抓住肝郁气滞的病机，注意气滞血瘀，湿热蕴阻，肝病及脾，肝气犯胃或土壅木郁之兼并，选方多以柴胡剂为主，随证加减用药。但肝胆阴虚的胁痛痛久不愈常取一贯煎加减以滋阴疏肝。

（一）具体治法

1. 疏肝理气法 肝郁气滞而见两胁胀满或胀痛，善太息或口苦，常与情志变化有关，舌淡红，苔薄白，或有情志抑郁，乳房胀痛，胃脘胀满疼痛，食少，纳呆，心烦，头晕。治以疏肝理气。

柴胡 10g，白芍 10g，香附 10g，枳壳 10g，苏梗 10g，青陈皮各 6g，郁金 10g，香橼皮 10g，佛手 6g。

大便秘结加槟榔 10g，酒军 3g；腹部胀满加大腹皮 10g，首乌 6g；头晕目眩明显加菊花 10g，钩藤 10g；口苦心烦重者加山栀 10g，黄芩 10g；脘腹痞闷，舌苔黄腻，加藿香 10g，佩兰 10g，黄连 3g；大便稀溏加茯苓 10g，苡仁

15g。

2. 抑肝降逆法 肝气上逆，见两胁胀满或胀痛，以胀为主，口苦，善太息，嗳气频作，恶心呕吐，急躁易怒，心烦不安，舌红苔白，脉弦。或见胃脘气逆上冲，胃脘胀满疼痛，大便不爽，少腹痛胀，头晕目眩，食少纳呆。治以抑肝降逆。

旋覆花 10g（后下），代赭石 20g（先下），白芍 15g，广郁金 10g，川楝子 10g，清半夏 15g，香附 10g，枳壳 10g，香橼皮 10g。

胃脘冷痛加荜澄茄 10g，苏梗 10g；胃脘痞闷，舌苔白腻，加藿香、佩兰各 10g，苍术 10g；口苦甚，舌苔黄腻，加黄连 3g，厚朴 6g，栀子 10g；心烦易怒甚者，加栀子 10g，丹皮 10g。

3. 疏肝利胆，清热利湿法 肝胆湿热，证见两胁胀满疼痛，口苦，口臭，善太息，目黄，舌红，苔黄腻，脉弦细；或脘腹胀满，食少纳呆，厌食油腻，小便黄赤，大便如陶土，或有发热。

柴胡 10g，白芍 10g，枳实 10g，半夏 10g，黄芩 10g，酒军 3g，茵陈 15g，栀子 10g，槟榔 10g，郁金 10g，黄连 3g。

胆道结石加鸡内金 10g，金钱草 30g，海金沙 20g（包）；腑热便秘甚者加生军 10g，元明粉 10g（冲）；小便黄赤加块滑石 10g，通草 6g，车前子 10g（包）。

4. 疏肝理脾法 肝郁脾虚，证见两胁胀满或胀痛，善太息，或口苦，口中黏腻，脘痞腹胀，大便粘腻不爽或大便稀溏，舌苔白腻，脉弦细；或周身乏力，头重身困，食少纳呆，妇女白带多而稠。治宜疏肝理脾。

柴胡 10g，香附 10g，枳壳 10g，青陈皮各 10g，苍术 10g，厚朴 6g，藿香 10g，佩兰 10g，茯苓 10g，薏苡仁 15g。

湿渐化热，白腻苔变为黄腻者，加黄芩 10g，黄连 3g；食少纳呆加木香 6g，砂仁 3g，焦三仙各 10g；大便不爽加槟榔 10g，木香 6g；小便黄赤加车前子 10g（包），通草 6g。

5. 疏肝健脾法　肝郁脾虚，证见两胁疼痛，食少腹胀便溏，面色苍白，疲惫劳累后加重，或舌淡苔白，脉沉弦无力，倦怠，气短懒言。治以疏肝健脾。

柴胡 10g，白芍 10g，太子参 10g，白术 10g，茯苓 10g，炙甘草 5g，黄芪 10g，山药 10g，陈皮 10g。

恶心欲吐加半夏 10g，生姜 2 片；胃脘冷痛加良姜 10g，香附 10g；食少纳呆加木香 6g，砂仁 3g。

6. 疏肝养血止痛法　肝郁血虚，证见两胁疼痛，头晕心悸，面色无华或苍黄；或见月经量少，善太息，胸闷，口燥咽干，舌淡而干瘦，脉细弦。治宜疏肝养血止痛。

柴胡 10g，白芍 15g，当归 10g，生熟地各 10g，川芎 10g，丹参 15g，茯苓 10g，白术 10g，香附 10g。

胁痛明显加金铃子 10g，元胡 6g；失眠多梦加炒枣仁，10g，生龙牡各 15g。

7. 疏肝化瘀通络法　肝郁血瘀重证，症见两胁刺痛，昼轻夜重，痛处固定，日久不食，善太息，舌质紫暗或有瘀斑，脉弦细；或面色晦暗，肌肤甲错，或有癥瘕痞块，妇女月经不调，经色紫暗，有块，或痛经、经闭。当用疏肝化瘀通络法。

金铃子 10g，元胡 6g，生蒲黄 10g，炒五灵脂 10g，炙刺猬皮 6g，炒九香虫 6g，三棱 6g，莪术 6g，赤白芍各 10g，香附 10g。

面色无华，头晕气短，加黄芪 15g，当归 6g；心烦易怒，目赤，加龙胆草 10g，栀子 10g；脘痞苔腻，加藿香10g，佩兰 10g，厚朴 6g。

8. 滋肾柔肝解郁止痛法 阴虚肝郁（肝肾阴虚）证，症见两胁隐隐作痛，善太息，口干咽干，舌红少苔，脉弦细数；或见心烦失眠，手足心热，头晕目眩，腰膝酸软，耳鸣盗汗。治宜滋补肝肾。

白芍 15g，生熟地各 10g，首乌 10g，枸杞 10g，当归10g，川楝子 10g，乌梅 3g，炒枣仁 10g，郁金 10g，元胡6g。

烦躁易怒，口苦甚者，加栀子 10g，丹皮 6g；失眠甚者加珍珠母 20g（先下），炒枣仁 10g；情志抑郁甚者加绿萼梅10g，八月札 10g。

9. 温阳解郁法 阳虚肝郁证（肝脾阳虚），症见两胁疼痛或不温，善太息，或胁痛连及少腹，畏寒肢冷，周身乏力，形体消瘦，神疲气短、面色发黑，舌淡暗苔白，脉弦细或脉沉弦；或见腰脊冷痛，大便溏薄，小便清长，胃脘不温，喜温喜按。治宜温阳解郁。

黄芪 10g，桂枝 6g，熟附子 6g，吴茱萸 3g，白术 10g，干姜 6g，炙甘草 3g，白芍 10g，柴胡 6g，香附 10g，元胡6g，枳壳 10g。

少腹冷痛加乌药 6g，小茴香 6g；泄泻如水加茯苓 15g，泽泻 10g；胃脘冷痛加荜澄茄 10g，苏梗 10g。

（二）治疗用药特点

1. 疏肝理气与抑肝降逆 胁痛多肝郁气滞之证，董老临床多以疏肝解郁为主，常用柴胡、香附、川楝子、郁金、青皮、陈皮等。但有少数病人不表现为肝郁气滞而表现为肝胆气逆之证，董老称为肝经气火上逆，此时多采用抑肝降逆的旋覆花、代赭石、广郁金、半夏，并根据肝易化火伤阴的特点，加一些清热养阴、酸柔缓肝之品如白芍、乌梅、栀子、丹皮、白蒺藜、钩藤等，符合《内经》所说："肝欲散，急食辛以散之，用辛补之……肝苦急，急食甘以缓之，酸以收之"。

2. 重在祛邪，少佐扶正 胁痛初为肝郁气滞，日久气郁化火，生湿成痰致瘀，治疗重在祛邪。如气郁化火多用吴茱萸、黄连、金铃子、元胡等，湿困脾胃多用藿香、佩兰、苍术、厚朴、苡仁、砂仁等，湿热内蕴多用茵陈、栀子、酒军、黄芩、芦根等，聚湿成痰多用陈皮、半夏、枳实、茯苓、瓜蒌等，气滞血瘀多用赤芍、丹参、桃仁、元胡、蒲黄、灵脂、三棱、莪术等。胁痛扶正药董老多用于肝郁兼有脾虚和阴虚，脾虚多用太子参、白术、黄芪、山药、茯苓等；阴虚，多为肝肾阴虚，多用白芍、生地、熟地、枸杞、炒枣仁、首乌、山药、山萸肉等。

3. 理气活血，贯穿始终 胁痛病机不离气血，辨证用药自始至终理气活血。肝郁气滞者理气为主，辅以活血；肝郁血瘀者则以活血为主，辅以理气；虚证无论阴虚，还是阳虚，都要配以理气活血。对于理气药，阴虚气滞常用酸味理气之品，如香橼皮、佛手、绿萼梅、八月札；阳虚气滞者常用辛味理气药，如香附、青皮、陈皮、厚朴花等。对于活血药，阴虚有热者多用凉血活血之品，如丹皮、丹参、赤芍等；阳虚生寒者多用温经活血之品，如当归、川芎、片姜黄、莪术、三棱等。总之，辨证用药，丝丝入扣，切中病机。

附：胁痛的病理及其治疗

（一）胁痛为病，责于肝胆

胁痛是以一侧或两侧胁肋疼痛为主要表现的一种病证，也是临床上比较常见的一种自觉症状。《内经》对本病记载甚详，如"肝病者，两胁下痛引少腹，令人善怒"（《素问·脏气法时论》）；"肝胀者，胁下满而痛引小腹"（《灵枢·胀论》）；"邪客于足少阳之络，令人胁痛不得息，咳而汗出"（《素问·缪刺论》）；"胆胀者；胁下痛胀，口中苦，善太息"（《灵枢·胀论》）。肝居胁下，其经脉布于两胁，胆附于肝，其脉循于胁，胁痛的发生主要是由于肝胆的病变引起的。所以古代不少医家认为，胁痛之病，责于肝胆，如张景岳说："胁痛之病本属肝胆二经，二经之脉皆循胁肋故也"（《景岳全书·胁痛》）。

（二）病起多因，不外寒热瘀三种

引起胁痛的病因，是多方面的，但《内经》认为，胁痛虽起因众多，不外于寒、热、瘀三种。

"寒气客于厥阴之脉，厥阴之脉者，络阴器，系于肝，寒气客于脉中，则血泣脉急，故胁肋与少腹相引痛矣"（《素问·举痛论》）。"肝热病者，小便先黄，腹痛，多卧身热。热争则狂言及惊，胁满痛，手足躁，不得安卧"（《素问·刺热论》）。

"邪在肝，则两胁中痛，寒中，恶血在内，行善掣，节时肿。"（《灵枢·五邪》）肝属木，性刚强，喜条达，恶抑郁，职司疏泄；胆为中清之腑。若情志失调，寒温不适，致使肝胆郁阻，疏泄失司，均可导致胁痛。按照《内经》关于寒、热、瘀诸因导致胁痛的理论，我在临床上常把胁痛归纳为肝郁气滞、肝脉瘀阻和肝胆湿热三类。

1. 肝郁气滞　情志抑郁，暴怒伤肝，悲哀气结，肝失条达，疏泄不利，气阻络痹，而致胁痛。诚如《金匮翼·胁痛统论·肝郁胁痛》上说的："肝郁胁痛者，悲哀恼怒，郁伤肝络。"《杂病源流犀烛·肝病源流》也说："气郁，由大怒气逆，或谋虑不决，皆令肝火动甚，以致肤胁肋痛。"肝郁气滞胁痛的主要见症是：胁肋疼痛，以胀痛为主，疼痛常随情志变动而增减，并常伴食欲减少，嗳气恶心，苔薄，脉弦等候。治宜疏肝理气，方用柴胡疏肝散加减。用柴胡疏肝，配香附、枳壳理气，川芎活血，芍药、甘草缓急止痛。胁痛甚者，酌增青皮、郁金、金铃子、元胡，以增强理气通络止痛之作用；若肝气横逆，脾运失常，证见胁痛而肠鸣腹泻者，可入防风、扁豆、苍术、苡米以泻肝健脾止泻；如兼胃失和降，证见胁痛而恶心呕吐者，可加旋覆花、代赭石、半夏、生姜、枳实、竹茹以和胃止呕。

【病案】　杨某，女，46岁。1971年7月22日初诊。右上腹及胁肋阵阵疼痛，牵及右背及肩胛已有6天，常泛恶，入某医院住院，西医诊断为胆囊炎，用消炎止痛药无效，应邀会诊。诊时：右上腹及胁肋疼痛颇剧，按之更甚，伴有嗳气恶心，甚则呕吐，食欲减退，小便色黄。舌质红而少苔，脉象细弦。

病系肝郁气滞，横逆犯胃，胃失和降。治宜疏肝理气，和胃止呕。处方：

柴胡10g，黄芩10g，白芍12g，元胡6g，竹茹10g，枳壳10g，青陈皮各6g。

1977 年 7 月 25 日二诊：服上方 3 剂，右上腹及胁肋痛均有减轻，已不牵引肩背，恶心亦少，自觉背胸脘痞闷。气滞稍减，肝胃未和；再以原方去竹茹，加川楝子、香附子、郁金各 10g，续进。

1977 年 7 月 28 日三诊：服上方 3 剂，痛解思食，恶心已止，胸脘痞闷已除，精神亦振，舌红转淡，布有薄白苔。效不更方，去元胡、川楝子，再服 6 剂，痊愈出院。

患者以右上腹及胁肋痛为主症，究其原因是由于肝胆二经之气与火易于窜动。嗳气、呕逆、满闷，此乃肝气犯胃。故以疏肝理气为主，佐以和胃止呕，肝胆得以疏泄，胃降络和其痛即止，他症亦除。

2. 肝脉瘀阻 气为血帅，血为气母。气行血亦行，气滞血亦滞。气郁日久，血行不畅，肝脉瘀阻，瘀血停积，胁络不畅，出现胁痛。强力负重，跌损受伤，瘀血停留，胁络被阻，都可导致胁痛。《金匮翼·胁痛统论·污血胁痛》："污血胁痛者，凡跌扑损伤，污必归胁下故也。"此即"久病在络，气血皆室"的意思。气滞与血瘀，是互相影响的，气滞可导致血瘀，血瘀亦可导致气滞，二者既能先后出现，亦可同时存在。那么如何区分呢？张景岳讲得清楚，他说："察其有形无形，可知之矣。盖血积有形而不移，或坚硬而拒按；气痛流行而无迹，或倏聚倏散"（《景岳全书·胁痛》）。气滞胁痛多以胀痛为主，且痛无定处，游走无常，血瘀胁痛多以刺痛为主，且痛有定处，入夜尤甚，或胁肋下见癥块，舌质紫暗，并有瘀点，脉象沉涩。胀则气滞，刺痛则血瘀，这是区分二者的要领。治疗血瘀胁痛，应以疏肝理气解郁，化瘀活络止痛为法。可用柴胡疏肝散合金铃子散加减主之。

【病案】 姜某，女，23 岁。1977 年 8 月 17 日初诊。右胁痛，已有 2 年，近年尤重，甚则牵引后背肩胛，痛如针刺，纳呆，食后脘胀，不呕不呃，肢倦乏力，伴有偏头痛，二便正常，经来量多错后，色暗带有血块。肝功能检查正常，胆囊造影未见异常。舌质红，有瘀点，苔薄而白。脉急弦细。病系肝郁气滞日久，肝脉瘀阻作痛。治宜疏肝理气解郁，化瘀活络止痛。处方：柴胡 10g，白芍 10g，郁金 5g，香附 10g，川楝子 10g，元胡 5g，甘草 3g，丹参 12g，生牡蛎 12g（先下），青陈皮各 5g，枳壳 10g。

1977 年 9 月 2 日二诊：服药 6 剂，胁背痛明显减轻，偏头痛亦有好转，惟食后脘胀未解。再以前方去甘草，加焦三仙各 10g 为治。上方续进 6 剂，病痊愈。2 月后随访，未曾复发。

患者胁痛如刺，舌有瘀点，此乃血瘀胁痛的主症。关于偏头痛的发作，亦为肝经气火上扰所致。因此，着重于疏肝理气解郁，化瘀活络止痛。方宗柴胡疏肝散合金铃子散出入，佐以通络止痛化瘀之丹参、郁金、生牡蛎等味，药对病机，故两年沉疴，仅服药十余剂而收全功。

3. 肝胆湿热　　外邪内侵，或饮食失调，以致湿热蕴积于肝胆，脉络失和，疏泄失司，也可以引起胁痛。主要见症是：胁痛阵阵，寒热往来，胸闷纳呆，口苦咽干，恶心呕吐，目赤或黄，躯体色黄，小便短赤，大便干结，舌苔黄腻，脉弦数。治宜疏泄肝胆，清热通腑。方用大柴胡汤随症加减。柴胡疏肝，可透达少阳之邪外出；黄芩清泄少阳，清热除烦；大黄泻热通肠，行瘀破积。三药配伍，能解蕴积于肝胆之湿热。白芍柔肝止痛，枳实破气消积，与诸药配合，能除胁痛苦满、心烦和寒热往来之症。半夏、生姜可和胃降逆止呕。因此，用大柴胡汤随症加减，治湿热蕴结于肝胆之胁痛，效果较为理想。

【病案】 胡某，女，29 岁。1977 年 8 月 30 日初诊。患者阵发性右胁疼痛 2 年余。初起每年疼痛 2~3 次，近 1 年中每月疼痛 1~2 次，痛甚如绞，难以忍受，伴有恶寒发热，呕吐苦酸水液，曾住院治疗，疑为慢性胆囊炎、胆石症，未做胆囊造影，经消炎止痛处理后疼痛缓解。近日病又复发，右胁疼痛，波及胃脘，有时嗳气或呕吐恶心，纳差，神疲，口苦咽干，大便干结，三四日一次，小便短赤。舌尖红，苔根黄腻，脉象弦细。病属肝胆湿热，失于疏泄，阳明燥屎内结，腑行不畅。治宜疏肝泄胆，清热通腑。

处方：柴胡 12g，黄芩 10g，白芍 12g，枳实 10g，茯苓 12g，金钱草 30g，栀子 10g，大黄 10g，生姜 10g，当归 10g。

1977 年 9 月 6 日二诊：服上药 6 剂，右胁疼痛减轻，嗳气呕吐亦除，腑气已通，初硬后溏，每日 1 次，胃已不痛，但有胀满感，小便仍黄，舌尖红，苔转薄白，脉弦细。查肝功能正常。再以原方增删，减大黄之量，去栀子、生姜，加大腹子皮各 10g，车前子 12g。

1977 年 9 月 23 日三诊：服上方 5 剂后，疼痛基本消失，胃脘胀满亦有减轻。自觉上方有效未来就诊，又照原方服 6 剂后，右胁痛止，胃胀近消，惟纳谷不香，神疲乏力，大便溏薄。去大腹皮、大黄、金钱草，减柴胡，入山药、扁豆各 15g，神曲 10g，以健脾胃，巩固疗效。上药又进 6 剂，诸症痊愈，3 个月后随访病未复发。

本证胁痛，伴有寒热、口苦咽干、脘痛、纳呆、便结、尿赤、苔黄腻等候，都是由于肝胆湿热蕴结引起的。其中寒热、口苦咽干等为少阳证，胃脘胀痛、呕恶纳呆、大便秘结、小便短赤、舌苔黄腻等为阳明腑实证。故用大柴胡汤加减，以疏利肝胆，清热通腑，入茯苓、金钱草、栀子以清利湿热，加当归配合白芍以养血和营止痛。这样的内通外攘，湿热清，肝疏利，气血畅，故诸症均消，疗效颇佳。

（三）混淆之候，必须详加细别

"心病者，胸中痛，胁支满，胁下痛，膺背肩胛间痛，两臂内痛"。(《素问·脏气法时论》)《内经》上讲的这一种由于心血瘀阻所引起的胁痛，同肝胆病变引起的胁痛，容易混淆，必须详细辨别。根据我自己的临床体会，我认为二者的区别有这样四点。

1.二者都有胁痛和胸痛的病症，但前者多以胸痛为主，后者多以胁痛为主。

2.前者常伴心悸、气短、面青、唇爪青紫等心经病症状；后者往往伴有纳呆、呕恶等脾胃病症状。

3.前者疼痛，往往呈阵发性，常与气候变化有关；后者疼痛每因情志变动而增减。

4.前者胸痛，常沿左臂手少阴及手太阴经放射；后者胁痛往往牵引少腹为多见。

总之，只要抓住胸痛还是胁痛这一主症，同时详细审察其他症状，二者是完全可以区别的。

十一、鼓胀

鼓胀以腹部胀大，皮色苍黄，甚则腹皮青筋暴露，四肢不肿或微肿为主要临床指征。此病或由酒食不节，或由情志内伤，或由虫毒感染，或由黄疸、积聚等病演化而成。病理关键在于肝、脾、肾受损，气、血、水瘀积腹内。临床辨证，首当析虚实，次则明标本。是病治法，古今甚多，然撮其要，仍不外补、泻两端，而以标本揉合其间。

（一）具体治法

1. 理气利水通络法　本法适用于实胀类型。实胀的临床表现，病程较短，体质偏实，腹大胀满，切之稍坚，胁下痞胀或疼痛，纳少嗳气，小便短少，苔白腻，脉弦滑。病机主要为气机阻滞，水蓄腹内，血行不畅。治疗原则为理气利水通络。

柴胡10g，川芎10g，香附10g，白芍10g，车前子10g（包煎），郁金10g。

腹大胀满，按之如囊裹水，怯寒便溏，为兼寒湿困脾，加熟附子6g，草果10g，干姜6g；腹大坚满拒按，烦热口苦，溲赤便结，舌苔黄腻，为湿郁化热，湿热互结，加块滑石10g，炒黄芩10g，黄连3g，茵陈10g，制大黄5g，抽葫芦15g；腹皮青筋怒张，胁腹攻痛，面色暗黑，头颈胸部红点赤缕，舌紫暗或有瘀斑，为血瘀肝脾较甚，加丹参10g，当归6g，红花10g，桃仁10g；肝脾肿大加鳖甲10g，穿山甲10g，干蟾皮6g，将军干2只。

2. 补气利水通络法　本法适用于虚胀类型。虚胀的临床表现，病程较长，体质偏虚，腹大胀满，面色萎黄，神疲乏力，苔薄腻，舌质㿠胖有齿痕，脉沉细弱。病机主要为气虚水阻血瘀。治疗原则为补气利水通络。

黄芪10g，党参10g，茯苓10g，陈皮10g，柴胡10g，白芍10g，郁金10g。

腹大胀满，朝宽暮急，肢冷浮肿，面色㿠白，为脾肾阳虚，加熟附子6g，肉桂3g，桂枝6g，干姜6g；形体消瘦，面色黧黑，唇紫口燥，五心烦热，小溲短赤，为病久阳损及阴，肝肾阴虚，或湿热内盛，热伤阴液，肝肾阴虚，加生地10g，元参10g，石斛10g，芦根15g，沙丹参各10g；齿鼻衄血，加丹皮10g，茜草炭10g，藕节炭10g；五心烦热较甚，去柴胡，加银柴胡10g，地骨皮10g。

（二）治疗用药特点

1. 治肝为关键　鼓胀病机，虽涉及肝、脾、肾，然究其病根在肝，故治疗中时时不可忘治肝。肝气郁滞，气滞则血瘀，气滞则湿阻，可见气、血、水病理中，疏肝理气为关键一环。无论实胀、虚胀，柴胡、枳壳、香附、郁金之类理气行滞之品，概可贯穿其间，灵活运用。肝为刚脏，肝病日久，体阴必损，故疏肝之中，切记柔肝，白芍、绿萼梅荸，可资选用。

2. 掌握标本缓急　病有新久，标本有缓急。鼓胀一病，其标乃气、血、水瘀积，其本乃肝、脾、肾受损。故理气、活血、利水之时，宜参养肝、健脾、助肾之品，反之亦然。尤其是水去鼓消，培本扶正，防止病复更为重要。又气、血、水中，亦有偏气、偏血、偏水之差；肝、脾、肾间，亦存偏肝、偏脾、偏肾之异。类此情况，仍当细分其标中之标、本中之本，而后施治，方中肯綮。

（三）病案举例

病案

王某，男，44岁。罹慢性肝炎10余年，1年前出现腹水。就诊时腹大胀满，肝脏萎缩，脾脏中度肿大，神疲乏力，小溲短黄，口干不欲饮，心烦郁闷，舌暗红，苔黄腻，脉沉细弦。证属气虚水停，湿热伤津，夹有瘀滞。治当补气利水通络，兼以清热养阴。

黄芪 10g，党参 10g，茯苓 10g，陈皮 10g，柴胡 10g，赤白芍各 10g，郁金 10g，干蟾皮 6g，将军干 2 只，抽葫芦 15g，车前子 10g（包煎），芦根 20g。

服 7 剂后，精神增进，腹胀稍宽。守方义加减治疗两个月，水消胀平，诸症悉退。继治月余后，超声波示脾脏基本恢复正常，实验室检查血浆蛋白趋于正常，白细胞、红细胞、血小板均从疗前之降低而复常。

附：从水血相关理论谈肝性腹水的病机及治法

肝性腹水属鼓胀范畴，其形成过程与气、血、水三者息息相关，故气滞、血瘀、水停相互影响，形成水鼓病互为因果的恶性病理循环，从而水得瘀血而愈聚，瘀血得水而愈痼，水瘀交阻而导致肝性腹水的发展。本文试从水血相关理论探讨肝性腹水的病机及治法。

（一）水血相关理论的源流

水和血是构成人体的基本物质，也是脏腑组织器官进行生命活动的物质基础。《灵枢·邪客》曰："营气者，泌其津液，注之于脉而为血。"《灵枢·痈疽》谓："津液和调，变化而赤为血。"说明津液是血的物质基础和重要组成部分，血中一部分渗出脉外，津液气化，其清者注之于脉，与营气相合，以化为血，可谓血中有津，津随血行。《灵枢·刺节真邪》说："血道不通，日大不休，俯仰不便，趋翔不能，此病荣然有水。"表明血滞脉络可成水病，且两者互为因果，故《内经》奠定了水血相关的基础理论。

《金匮要略·水气病》谓:"经为血,血不利则为水。""血分者,因血而病水也,水分者,水病而及血也"。说明水与血在发病中的相互影响。在治疗邪水与血瘀交结而成的癥积中,桂枝茯苓丸和鳖甲煎丸都是仲景活血利水法的具体运用。仲景在《金匮要略·妇人杂病》中曰:"……水与血俱结在血室也,大黄甘遂汤主之。"对水血互结证,开创了逐水行瘀之先河。

血与水(津液)生理上密切相关,病理上多见水瘀互阻。李东垣说:"水入于脉,其血乃成。"说明血液渗出脉外,即为津液,津液又循脉络回流于脏腑。这种"阴与阳原无间隔,血与水本不相离"的生理关系决定了二者在发病中必然相互影响。《杂病源流犀烛·肿胀源流》云:"血肿一证,尤为其害,其为状,四肢浮肿,皮间肉必有红痕赤缕,皆由血溢离经,留滞于中,水与湿相比,因变为水也。"《医碥·肿胀》在论述两者关系时说:"……有先病血结而后气滞……有先病血结而水随蓄者,须求其本而治之。"清代唐宗海以善治血证著称于世,其对水血相关论述最为全面,强调了水血有"相为倚伏""互相维系"的生理特点,认为"水病而不离乎血""血病而不离乎水",论述了水血在病理上相互因果关系,即水停则血瘀,血瘀易水停。此正是一些慢性疾病迁延难愈的重要因素。唐氏在治则上提出了"治水即以治血,治血即以治水"。水与血在生理病理上的内在联系亦与气密切相关,相互为用,相互转化,交互为病。

(二)从水血相关探讨肝性腹水的病机及治法

本病病机为本虚标实,一般发病初期多为肝脾失调,气滞血瘀水停,病程日久,可显肝肾阴虚或脾肾阳虚。故由于发病时期不同，历代医家对其有不同认识。本文仅从水血相关理论论述之。

水血相互依存，交互为病。本病病位在肝及脾肾。肝为刚脏，体阴用阳，以血为本，主疏泄条达，调节血、水代谢。肝失疏泄，气机不畅，血瘀则经脉被阻，以致三焦不利，水液不行，聚而成鼓。《灵枢·水胀》曰："鼓胀者腹胀身皆大，……色苍黄，腹筋起，此其候也。"《金匮要略·水气病》谓："肝水者腹大，不能自转侧，胁下腹痛，时时津液微生……"说明鼓胀病在水而源于血，血瘀成癥所致。《丹溪心法》的广茂溃坚汤治疗腹有积块胀满，又有全身肿胀。然肝性腹水与全身性水肿如何鉴别呢？《医学心悟》谓："水肿鼓胀，何以别之？答曰：目窠与足先肿，后腹大者，水也；先腹大，后四肢肿者，胀也。然水肿亦有兼胀者，胀亦有兼水者，须按其先后多寡而治之"。指出两者区别在于，腹水与四肢肿的先后出现次序不同。《格致余论·鼓胀论》中的"气化浊血瘀郁而为热"、《兰室秘藏》论述胀满的"寒湿郁遏"都说明鼓胀病机虽有水湿停滞、脉络瘀阻，但要分清寒热之别。水停、血瘀之初则与肝、脾、肾功能失调有关，而后又影响肝、脾、肾的功能。肝气愈郁，血气凝集隧道，因而壅塞。血行不畅，水液渐积渐多。在血瘀与鼓胀形成关系上，喻昌《医门法律·胀病论》认为："凡有癥瘕积聚痞块，即是胀病之根。日积月累，腹大如箕，腹大如瓮，是名单腹胀"。鼓胀为肝、脾、肾相互失调而致，但瘀血作为脏腑功能失常的病理产物，又是继发性致病因素。而水液潴留又无时不阻滞气机，瘀阻血脉，气、血、水在发病中相互影响，如《血证论》说："水病可累血，血病可累气"，终至气滞、血瘀、水停腹中，正如喻昌《医门法律》所述：

"胀病亦不外水裹、气结、血瘀"。李梴《医学入门》在描述肝性腹水的发病病变和原委时说："凡胀初起是气，气不走则阻塞血行，血不行久则成水。"明确论述了气水血互结而致水鼓。但临床要辨清脏腑阳虚阴虚之异，否则虚者愈虚，气血水壅结腹中，水湿不化，实者愈实。故本虚标实，寒热错杂乃本病主要病机特点，而血瘀水裹似为本病主要病理产物。

本病症可见腹大胀满，按之如囊裹水，腹上青筋暴露，偏于血瘀则胁腹刺痛，面色黯黑，颈胸出现红缕赤痕，肌肤甲错，舌有瘀斑，脉弦细涩；偏于水停则腹部坚满，摇动有水声，按之如囊裹水，甚则下肢水肿；偏于湿热则脘腹撑急，烦热口苦，尿赤便秘，舌苔黄腻，脉弦滑数；偏于寒湿则脘腹痞胀，得热稍舒，下肢浮肿，舌苔白腻；偏于阳虚（脾肾）则腹大胀满，入暮尤甚，面色萎黄，脘痞纳呆，肢冷神疲，水肿舌淡，脉沉细弦；偏阴虚（肝肾）则面色晦滞，口燥心烦，形体消瘦，舌红少津，脉弦细数。

对本病的治疗，遵照"治病求本"之原则，根据气滞、血瘀、水裹、虚损之轻重不同，辨证治疗，灵活变通。本文从水血相关理论，提出活血利水法为主，佐健脾行气，用《证治准绳》调营饮加减治之，以赤芍、当归、川芎活血化瘀，莪术、元胡散血破血，茯苓、车前子、葶苈子、桑白皮行水利尿，桔梗、枳壳调畅气机，益母草、水红花子化瘀通络利水。若兼湿热加黄芩、知母、茵陈清利湿热，兼寒湿加白术、苡仁、干姜运水湿，兼脾肾阳虚加炮附子、干姜、白术温补脾肾，兼肝肾阴虚加生地、枸杞子、玉竹滋养肝肾。总之治疗本病要谨守病机，勿忘其本，注意攻补缓急，不宜攻伐过猛，同时应注意调摄。这样才能使机体气机条达，血行通畅，水液代谢正常，从而切断水鼓病脏腑气机失调而致血瘀水停之间的恶性病理循环，达到胀消水除之目的。

杂病论治

一、理气法的临床应用

气，是人体一切生命活动的动力。人体内各种脏腑的正常功能活动，都要依赖气的推动，所以很早以前，就有"人之有生，全赖于气的说法"。气的生成，来源于脾肺，其疏泄在肝，纳藏于肾，但十二经皆禀气于胃，古人认为"有胃气则生，无胃气则死"。气分的病变，同脾、肺、肝、肾、胃的关系是极密切的。

气，周流全身，运行不息，以通畅为顺，所谓"气顺则平，气逆则病"。一旦因情志不遂，或因阴寒凝聚，痰饮阻滞，脏腑的气机不畅，气的运行发生障碍，就会出现各种气分病。临床上一般分为气虚、气滞和气逆三类。

理气法，就是运用具有行气、降气和补气的药物，治疗气虚、气滞和气逆的一种常用方法。气逆者应以降气为法，气滞者应当解郁理气，气虚者治宜补气。完整地讲理气法，它应该包括补气、行气和降气，但因补气一法已归入于补益法中，所以现在通常讲的理气法，仅指行气和降气二法。

行气法，适用于脏腑的气机不畅，气的运行发生障碍而出现气滞的病证。气滞较常见的有肺气阻滞、脾胃气滞和肝气郁滞等。气滞的共同症状，一般是胸、胁、腹诸部胀满、疼痛。肺气阻滞则证见胸满，胸痛，气促，痰多；脾胃气滞则证见腹部胀满，疼痛，消化不良；肝气郁滞则见情志不舒，胁腹胀满疼痛。妇人痛经，月经不调，经行乳胀等。

行气法在临床上应用，又可以具体地分为疏肝理气、和胃理气、理气导滞和行气化瘀等法。

降气法，又称顺气法或降逆下气法，是治疗肺胃之气上逆的方法。肺气、胃气都以下行为顺，若不能下降反而上逆，则出现气逆病变。如肺气上逆，证见咳嗽、哮喘、痰多气促；胃气上逆，则见呃逆、呕吐等症。

临床上由于病情错综复杂，经常伴见这样和那样的一些兼证，所以在具体运用理气法时，又必须根据辨证施治的原则，针对具体的病情，适当配合其他的治法，灵活应用。只有这样，才能收到良好的疗效。

下面，联系一些具体的医案、谈一谈我在临床上应用理气法的一点粗浅体会。

（一）疏肝理气法

疏肝理气法是治疗肝气郁滞的常用方法。肝喜条达，而主疏泄，若情志不舒，肝失条达，疏泄不行，气机失常，就会导致肝气郁滞，出现胸膈痞闷，两胁及小腹胀痛等症。这就要用疏肝理气法来治疗，调畅气机，解郁散结。

肝藏血，心主血，肝气郁滞，气滞血亦滞，肝血不足必然会影响到心脏；肝气太旺，横逆犯胃，又会形成肝脾不和或肝胃不和。所以疏肝理气法，不仅能治肝气郁结，配合其他的方法，还能治疗由肝气郁结引起的其他脏腑的气滞郁结的疾病。

1.胁痛 【病案】姜某，女，23岁。初诊：1977年8月19日。右胁疼痛，已2年余，近年以来痛势渐重，痛甚牵引后背肩胛，偶有针刺痛感，纳呆，食后脘胀，不吐不呃，肢倦乏力，伴偏头痛，二便正常，月经量多错后，色暗并有血块。肝功能检查正常，胆囊造影亦未见异常。舌质红，尖有瘀点，苔薄白，脉弦细。此乃肝郁气滞，久则血瘀，脉络不畅。治宜疏肝理气解郁，和络止痛。

处方：柴胡 10g，白芍 10g，郁金 5g，香附 10g，川楝子 10g，元胡 5g，甘草 6g，丹参 12g，生牡蛎 12g（先煎），青陈皮各 5g，枳壳 10g。6 剂。

9 月 2 日二诊：药后胁背疼痛明显减轻，偏头痛亦见好转，唯食后脘胀未除，前方加减，去甘草，加焦三仙。

柴胡 10g，白芍 10g，郁金 5g，川楝子 10g，元胡 5g，丹参 12g，生牡蛎 12g（先煎），青陈皮各 5g，枳壳 10g，焦山楂 10g，焦麦芽 10g，焦神曲 10g。

服 6 剂症除病愈，2 个月后随访，未发。

本案气郁日久，肝脉瘀阻作痛，故痛如针刺，舌有瘀点，为气滞血瘀之胁痛；偏头痛亦为肝经气火上扰所致。因此，方用柴胡疏肝散合金铃子散出入，佐以丹参、郁金、牡蛎等品，疏理肝气解郁，和络止痛。因方药得法，两年沉疴，只服药 10 余剂，就取得了显著的疗效。

2. 经行乳胀【病案】常某，女，27 岁。初诊：1977 年 10 月 21 日。患者自 14 岁月经初潮后，经水时常错后，有时七八个月一次，行经时乳房作胀，后经用黄体酮等药月经可来，但经量少，不用药时，则又数月一行。1 年前左乳房长一小结块，如弹子大，疑为肿瘤而切除。经病理活检为乳腺增生。过数月后，右乳又生一小结块，但未手术。近年来少腹自觉发凉，每次行经乳房作胀，少腹胀痛，经水量少色暗。现闭经 40 余天未行。舌质红苔薄白，脉细而弦。证属肝郁气滞，宫寒血阻。治宜疏肝理气，化瘀祛寒。

处方：酒当归 10g，赤白芍各 5g，红花 5g，桃仁 10g，香附 10g，陈皮、橘叶各 5g，泽兰 10g，绿萼梅 5g，桂枝 5g，柴胡 10g，白蒺藜 10g。3 剂。

10 月 24 日二诊：药后少腹发凉已减，乳房仍胀，方以原法出入。

酒当归 10g，肉桂 10g，红花 5g，艾叶 5g，香附 10g，绿萼梅 5g，赤白芍各 5g，泽兰 10g，茺蔚子 10g，白蒺藜 10g，橘皮、橘叶各 5g。3 剂。

10 月 28 日三诊：服上方第 1 剂经水即来，经色鲜红，少腹痛亦大减，乳房胀痛已除，仍以上法出入。

艾叶 5g，香附 10g，当归 10g，白芍 10g，苏梗 10g，青陈皮各 5g，生地 10g，佛手 5g，绿萼梅 6g，川楝子 10g。3 剂。

11 月 2 日四诊：经水已净，因要返回外地工作，复开初诊之方，嘱其每月临经之前，服药数剂，以疏达肝气，调理月经。半年后追访，月经基本正常，乳房、少腹已无胀痛，乳中结块消散。

本案起于肝气郁结，冲任虚寒，故见经期错后，经行乳房作胀；因气郁寒凝，日久未解，以致气血凝聚，故出现乳房结块，少腹发凉胀痛，经量少而色暗等症。治以疏肝解郁，理气活血，温通经脉，化瘀祛寒，使肝郁转舒，寒凝得解，从而使经水得下，经量增多，胀痛得除，他症亦渐消失，疗效甚好。

3. 胃痛 【病案】居某，男，42 岁。初诊：1977 年 9 月 8 日。多年以来时有胃脘疼痛，近 20 余天痛势加剧，呈阵发性，空腹痛甚，反射肩背，呕吐苦酸，口渴干苦，纳差，大便干结，小便色黄。经某医院钡餐检查，诊断为十二指肠球部溃疡。已经中西药医治 2 周，疼痛未见缓解。舌边紫，中心苔黄腻，脉弦。病乃肝胃不和，气血瘀阻。法当疏肝理气，化瘀止痛。

处方：金铃子 10g，元胡 5g，乌贼骨 10g，黄连 2.5g，吴茱萸 1.5g，炒五灵脂 10g，香附 10g，煅瓦楞 12g，枳壳 10g，青陈皮各 5g，佛手 5g。6 剂。

9 月 14 日二诊：药后胃痛略有减轻，泛吐酸水已少，但痛甚时仍反射至后背。宗原意加重化瘀止痛之品。

金铃子 10g，黄连 3g，吴茱萸 1.5g，炙刺猬皮 5g，九香虫 5g，煅瓦楞 12g，炒五灵脂 10g，香附 10g，乌贼骨 10g，陈皮 5g，三七粉 3g（冲）。6 剂。

另用乌贼骨 120g，象贝母 60g，三七粉 15g，炙刺猬皮 30g，九香虫 30g，共研细末，日服 3 次，每次 3g，开水冲服。

10 月 16 日随访：前方连服 18 剂，末药仍在续服。胃痛消失，饮食正常，病已痊愈。

祖国医学认为，脾胃功能是否正常，与肝气是否疏泄直接有关。土壅木郁或肝气犯胃，都可以引起肝脾不和或肝胃不和而发胃痛。本案胃痛，系因肝胃不和，气血瘀阻所致，故方用左金丸清肝解郁以止酸，用金铃子散以疏理肝气而止痛，再入乌贼骨伍瓦楞子止血软坚以通血脉，五灵脂、香附以化瘀止痛。后又以乌贝散加三七活血化瘀，刺猬皮、九香虫行瘀止痛，使病情很快转愈。

4. 心悸 【病案】陈某，女 37 岁。初诊：1976 年 7 月 13 日。两月之前，始觉胸闷，心悸易惊，气短汗出，偶感心前区疼痛，情绪紧张易发，伴见周身乏力，头晕，肢颤，手脚寒冷。心电图检查：T 波倒置。心得安药物试验阳性。其他检查均属正常。西医诊为心神经官能症，服心得安、谷维素等西药略效，服温胆、归脾等方收效不显。舌质淡，苔薄黄而腻脉细数。证属肝郁气滞，血行不畅，心神不宁。治宜疏肝理气，重镇心神。

处方：旋覆花10（包），郁金10g，陈皮5g，佛手6g，川芎10g，珍珠母30g（先煎），龙齿30g（先煎），炙甘草30g，党参10g，车前子10g（包）。

二诊：服上方20剂，心悸未发，心前区闷痛亦减，神疲，头昏仍存，纳差。守前方加谷麦芽以化食开胃。

旋覆花10g（包），郁金10g，陈皮8.5g，佛手6g，川芎10g，当归10g，珍珠母30g（先煎），龙齿30g（先煎），党参10g，车前子10g（包），炙甘草30g，谷麦芽各30g。

三诊：上方又服20余剂，精神转佳，心悸、自汗、乏力诸症均平，食欲亦增，惟睡眠较差，心电图检查已正常。宗上方加养血安神之品以巩固疗效。随访年余，症情未发。

本案西医诊断为心神经官能症，是常见的心血管功能失调的疾病。从其临床表现来看，病位在心，但关键在肝。肝主疏泄，条达气机，肝藏血，对人体血液循环有调节作用，肝体阴而用阳，肝阴不足而致肝阳上亢，故出现头晕、肢颤、心悸等症状；血汗同源，汗为心液，肝血不足则心虚，心虚则汗出过多，血虚则气亦虚，故气短心悸，汗多肢冷。用药宜侧重柔肝解郁，佐以重镇心神，方用陈皮、郁金、佛手、旋覆花疏肝理气，使肝气条达，畅行无阻；气行血亦行，故配当归、川芎活血养血，用党参、炙草益气生血，以助理气；又用珍珠母、龙齿重镇肝阳以安心神，车前子导引郁热以下行，故药后收效较好。前用归脾、温胆诸方，收效甚小何故？究其原因，就是没有抓住肝郁气滞这个关键性病理。

5. 腹痛 【病案】彭某，女，30 岁。初诊：1976 年 7 月 8 日。半年前始感腹胀腹痛，有时泄泻，继则低烧不退，少腹痛胀，白带量多而稠，遂进某医院住院治疗。住院月余，单用西药抗痨、消炎等药物治疗，效果不显，低烧仍不退，腹胀痛加剧。

生育史：孕 4 次，人流 1 次，正产 3 胎。月经史：$14\frac{3\sim4}{28\sim30}$天。妇检：阴道脓性分泌物，宫颈中度糜烂，宫体后倾，稍大，质中活动。病理活体组织检查报告：结核性子宫内膜炎。血沉：23mm/h；腹水培养、腹水化验：生长结核杆菌，浑浊液体。西医诊断：结核性腹膜炎合并结核性子宫内膜炎。

诊见：有腹水体征，颜面萎黄，神疲肢软，心烦热，睡眠不宁，口干思饮，饮而不多，夜间盗汗，纳谷无味，小便深黄，大便日一二次。舌质红，苔黄腻，脉弦细。证属肝郁气滞，湿热蕴结。治宜疏肝理气，清热祛湿。

处方：柴胡 15g，黄芩 10g，百部 12g，枳实 15g，当归 10g，香附 10g，酒大黄 5g，大腹子皮各 10g，元胡 3g。

复诊：上方连服 20 剂，腹胀显著消退，腹痛亦减，纳谷稍增，惟低烧尚存。守原方加地骨皮。

三诊：上方又进 20 剂，低烧渐平，精神较佳，腹水消失，少腹胀痛近除，饮食增加。续主原方加减，调治 8 个月，诸症渐消，已上班工作。

本案西医诊断为结核性腹膜炎合并结核性子宫内膜炎，用各种抗痨、消炎等药物，不仅未见好转，而且低烧长期不退，腹胀腹痛不但不减反而加重，并产生了腹水，病情比较复杂。我认为，长期低烧，常能劫伤肝阴，本病主要责之在肝。肝郁失条达，横逆犯胃，肠胃通功能失常，致使气滞水液停积，故证见腹水、腹胀、腹痛等症。治宜疏肝理气，清热祛湿，方用当归、元胡配合香附，既能理气止痛，又能养血活血；柴胡、黄芩能泄肝中郁热以退低烧；大黄、枳实、大腹皮子既能通腑攻积，又能行气逐水；百部能抗痨除热。故药后腹渐消，腹胀、腹痛、低烧诸症也很快解除。

6.脾虚泄泻 【病案】马某，女，42岁。患者于1973年夏过食油腻突发腹泻，当时愈，1974年又犯，并伴腹痛，腹胀，多气，大便日行二三次，有时泄清水便，有时粪便含粘液和脓血。大便化验（－），培养（－）。乙状结肠镜检查：结肠充血。腹部平片检查：慢性结肠炎。用过多种消炎止泻西药，也用过温补肾阳、酸敛收涩等中药，腹泻腹胀仍复发作不止。

初诊：1977年8月17日。颜面苍黄，消瘦神疲，腹部膨胀，矢气则舒，每日溏便二三次，纳差口干，肝脾未触及，心肺无异常。舌质淡，苔薄黄，脉沉细而迟。证属久泄伤脾，脾虚肝乘，胃失和降。治宜健脾和胃，佐以疏肝。

处方：炒白术10g，枳壳10g，扁豆12g，大腹皮10g，神曲10g，砂仁2.5g，柴胡5g，白芍10g，木香6g，陈皮5g，藿香10g。6剂。

8月25日二诊：药后腹胀减轻，胸胁通畅，宗原方去柴胡、藿香，加党参、山药。

炒白术10g，枳壳10g，扁豆12g，大腹皮10g，神曲10g，砂仁2.5g，白芍10g，木香6g，陈皮5g，党参5g，山药10g。6剂。

8月31日三诊：便仍稀，但次数已减，日1次，口干亦瘥，腹胀、纳呆、倦怠如旧，脾虚胃弱未见好转，宗原意健脾益胃，佐以消导开胃。

党参 10g，炒白术 5g，扁豆 12g，炒山楂 10g，陈皮 10g，炒枳壳 10g，大腹皮 10g，莲子肉 6g。6 剂。

9 月 6 日四诊：大便初结后溏，日行 1 次，睡眠不实，宗上方去山楂、枳壳、莲肉，加砂仁、苡仁、茯苓。

党参 10g，炒白术 5g，扁豆 12g，山药 10g，木香 5g，神曲 10g，陈皮 10g，香橼皮 10g，白芍 10g，炙甘草 6g，焦山楂 10g，焦麦芽 10g，焦神曲 10g。6 剂。

五诊：进温脾和中，调肝理气之剂后，胃痛已止，腹胀亦减，冷气已消，饮食亦增。舌尖红，苔微黄，脉细，以健脾和中收功。

砂仁 5g，木香 6g，陈皮 10g，半夏 10g，太子参 10g，大腹皮 10g，香橼皮 10g，佛手片 5g，鸡内金 5g，焦山楂 10g，焦麦芽 10g，焦神曲 10g。6 剂。

9 月 18 日六诊：腹胀已减，大便成形，食纳增加，精神体力均已好转。宗上法，嘱注意饮食调理，以巩固疗效。

本案患者并非脾肾阳虚，固摄无权，乃脾胃升降失司，清浊相干，并伴脾虚肝乘，故前医用温补肾阳、酸敛收涩等法，均未见效。我抓住脾胃虚弱，脾虚肝乘这一主要病机，在健脾和胃的基础上，培土抑木，佐以疏肝理气，使横逆之肝气迅速得平。然后又着重健脾益胃而稍佐消导，使水谷得化，积滞得清，肠道通畅。因而为时 4 年之多的脾虚泄泻，逐渐转好而愈。

（二）和胃理气法

和胃理气法是治疗气与痰湿阻滞中脘的方法，我常用此法治疗脾胃气滞的各种疾病，每每收到良好的疗效。

1. 胃痛 【*病案*】李某，女，37岁。初诊：1977年4月14日。脘腹胀痛，烧心而不吐酸，自觉腹中冒凉气，大便时干时稀，舌质尖红苔薄黄，脉沉细而弦。西医诊断："胃窦炎"。此证系脾胃不和，脾弱胃强，肝木相乘，气滞不畅所致。治宜调肝理气，和胃运脾。

处方：苏梗10g，香附10g，金铃子10g，香橼皮10g，佛手5g，大腹皮10g，莱菔子（炒）10g，砂仁5g，白芍10g，甘草6g。

二诊：服上方3剂，胃痛减轻，腹中凉气感差，大便通畅，舌尖仍红，苔薄黄。乃胃中蕴热未清，宗上方加竹茹再进。

三诊：又感腹胀，腹中冷气复起，困倦嗜卧，舌脉如前，知其不仅脾虚，阳气亦为不足，拟上方出入。

桂枝5g，良姜10g，苏梗10g，香附10g，陈皮10g，白术10g，砂仁5g，香橼皮10g，白芍10g，炙甘草6g，焦山楂10g，焦麦芽10g，焦神曲10g。6剂。

四诊：进温脾和中，调肝理气之剂后，胃痛已止，腹胀亦减，冷气已消，饮食亦增。舌尖红，苔微黄，脉细。以健脾和中收功。

砂仁5g，木香6g，陈皮10g，半夏10g，太子参10g，大腹皮10g，香橼皮10g，佛手片5g，鸡内金5g，焦山楂10g，焦麦芽10g，焦神曲10g。6剂。

本例患者胃痛兼胀，是气滞不行所致；烧心，舌尖红苔薄黄，是胃中有郁热；大便干稀不调，胃中自觉冷气窜动，脉见沉细，乃脾虚不运。脾虚胃强，脾胃不和，则土虚木乘。治从调整理肝气，和胃健胃入手，方用香附、金铃子理肝气，用苏梗、砂仁、香橼皮、佛手片、大腹皮理胃气，莱菔子消食导滞，白芍、甘草和中止痛。不通则痛，气顺则平。药进 3 剂，气机通畅，胃痛即减。再诊时症有反复，伴见困倦嗜睡，乃属脾阳不振，故治疗时除以良附丸、香苏饮化裁外，加桂枝与白芍相配，取其建中之意，又用炙甘草、白术以理中焦，使脾气得运，阳气得展，肝气得平，痛止冷消。最后以香砂六君子汤而收全功。

2. 脾虚泄泻 【病案】韩某，男，37 岁。初诊：1977 年 11 月 2 日。腹泻 1 年余，日三四次，有时带有粘液，腹胀不适，常有肠鸣，近来夜间亦拉稀便。在某医院乙状结肠镜检查：肠粘膜充血，水肿，未见溃病及息肉。便检：不消化物；培养：未找到致病菌。舌质暗少苔，脉细略滑。脾胃虚寒，气滞湿阻。治宜健脾渗湿，理气和胃。

处方：党参 10，白术 10g，山药 10g，莲子肉 10g，木香 6g，砂仁 5g，炮姜 2.5g，车前子 10g，茯苓 12g，石榴皮 10g。

11 月 6 日二诊：服上方 3 剂，腹泻已止，腹胀、肠鸣尚存，以原法去石榴皮之酸敛，加陈皮、枳壳理气以除胀。

三诊：药后肠鸣大减，腹胀亦消。拟保和丸、人参健脾丸交替服用半月，巩固疗效。

脾胃虚寒，运纳不健，脾气下陷，水谷不化，故久泄不愈；寒湿内阻，升降失调，故腹隐痛而肠鸣。药用参、术、姜、山药补脾胃，益中气，配合石榴皮酸涩收敛，茯苓、车前子淡渗利湿，故服药 3 剂，泄泻基本控制。后因腹胀肠鸣不减，故去石榴皮，除其酸敛滞气，入陈皮、枳壳、大腹皮以加强理气宽中，配合补气之品，补中有通，符合脾胃的生理特点，故收效较速。

（三）理气导滞法

对于气滞而兼有食滞或积滞的，我常用理气导滞法配合其他方法治疗，疗效颇佳。

1. 胃痛 【病案】唐某，女，46岁。初诊：1977年7月9日。1年前因饮食失节而胃痛，屡经中西药治疗，一直未能控制。就诊时胃痛较剧，闷胀不舒，拒按，嗳气，四肢倦怠，食欲不振，口干而苦，大便干结，矢气甚多，带多色黄，尿黄灼热。钡餐检查：慢性胃炎。舌质红，苔腻，中心稍黑，脉细滑而数。湿热壅滞脾胃，升降失司。治宜清热化湿，理气导滞。

处方：苏梗10g，香附10g，陈皮10g，黄连2.5g，黄芩10g，大黄6g，砂仁5g，枳壳10g，大腹皮10g，桑枝15g，神曲10g。

7月16日二诊：服上方6剂，腑气通畅，大便转溏，胃痛大减，嗳气亦除，略思饮食，苔尽化，黄苔明显减少，上方去大黄再进。

7月25日三诊：易饥思食，纳谷较香，胃脘疼痛已除，继以五味异功散加鸡内金以善其后。随访1年，痛未发作。

本病属湿热积滞中脘，胃失和降。气贵流通，故在清热化湿之时，着重理气导滞。根据我在长期临床中的体会，疏通肠胃气滞以香苏饮为最佳，该方不湿不燥，不寒不凉，既无芳香太过之弊，且有流畅气机之功。因患者兼湿热积滞，胃以通为补，故合大黄黄连黄芩泻心汤，并重用大黄，加枳壳、腹皮、砂仁目的还在加强导滞的作用。桑枝不仅能疏通经络，而且还能条达肝气。这样，药证相符，故只二诊而取效。

2.痢疾 【病案】魏某，女，24岁。初诊：1977年8月20日。腹痛绕脐，泄痢月余，里急后重，大便溏薄，日三五行，粪呈粘液样，泛恶纳呆，神疲消瘦，不发烧。大便化验：糊状便，白细胞0~2个，红细胞2~4个。屡用消炎止痢药物，对症处理，均未见效。舌质红，苔薄黄，脉濡滑。湿热交阻，肠有积滞。治宜清热解毒，理气导滞。

处方：葛根10g，黄芩10g，黄连2.5g，木香10g，神曲10g，山楂10g，银花炭10g，藿香10g，佩兰10g，扁豆12g，荷叶10g。3剂。

二诊：8月23日。药后大便粘液减少，里急后重亦轻，大便化验（－），舌尖红，苔薄黄，脉细滑。宗上方去藿香、佩兰、荷叶，加茯苓、苦参、白芍、甘草。

8月29日三诊：上方服6剂后，里急后重已除，大便成形，日一二次，有时嗳气，不泛酸，舌苔薄黄，脉细滑。当和胃理气，清除余热。

苏梗10g，香附10g，陈皮10g，木香10g，黄连叶10g，黄芩10g，白芍12g，甘草3g，莱菔子10g（炒）。5剂。

9月3日四诊：嗳气已止，大便正常。守上方加健脾养胃之品。

苏梗10g，香附10g，陈皮10g，木香10g，黄连叶10g，黄芩10g，白芍12g，甘草3g，莱菔子（炒）10g，扁豆10g，山药10g，苡仁12g。服3剂痊愈。

夏令滞痢，多为湿热交阻，积滞不清所致。湿为阴邪，其性粘滞，与食热交阻，常缠绵不去。本案病已月余，湿热积滞不清，故先用葛根黄芩黄连汤加减，以葛根解肌清热，黄芩、黄连苦寒燥湿，清热止痢，以银花、扁豆、荷叶清热祛暑，藿香、佩兰化浊祛湿，山楂、神曲以导滞，使湿热得以分清。待湿热积滞消除后，继用香苏饮和胃理气为主，配合黄芩、黄连以清余热，所以效果甚好。

3. 积滞 【病案】高某，女，51岁。初诊：1977年8月29日。患者腹胀、小腹痛已年余，目前少腹胀痛拒按，自觉腹内似有结块，时聚时散，大便时而溏薄，时而干结如球，伴有头昏眼花，不思饮食，形体消瘦，颜面苍白，腹胀膨隆。乙状镜检查诊为乙状结肠炎。舌质红，苔薄白，脉弦细。证属肠道积滞，气机壅阻。治宜通利肠道，理气导滞。

处方：熟大黄6g，丹皮10g，败酱草15g，制香附10g，当归12g，赤芍15g，木香3g，瓜蒌15g，莱菔子10g，枳壳6g，甘草6g。

9月2日二诊：进前方后，大便日行十多次，肠内积滞已去，胃与腹部隐痛未除，苔白，脉沉细。当温运脾阳，收敛止泻。

炮姜5g，苍术10g，山药10g，石榴皮10g，木香6g，扁豆3g，罂粟壳5g，诃子肉5g，制香附10g，砂仁5g。6剂。

9月12日三诊：大便转调，他症均减，惟腹痛隐隐，守上方加白芍。

连服10剂，滞去症除。

肠道积滞，腑行不畅，日久由腑及脏，脾胃升降失常，发为本病。"六腑以通为顺"。据胃腑的生理病理，治疗以通因通用为法，先理气导滞通腑，方用大黄、瓜蒌、莱菔子、枳壳、木香通胃腑以导其滞，用香附、败酱草、当归、丹皮、赤芍以行气活血，化瘀解毒。待积滞消失，肠腑畅通后，又用苍术、炮姜温运脾阳，用扁豆、山药护养胃阴，香附、木香、砂仁以理气和胃，用石榴皮、罂粟壳、诃子肉以缓急止痛涩肠，从而使滞去病除。

（四）行气化瘀法

气滞日久不治或失治，就会引起血瘀，形成"气滞血瘀"，使局部的疼痛加剧（刺痛拒按），甚则成肿块或腐损肌肉，这就要用行气化瘀法为治。

1. 胃痛 【病案】胡某，女，24岁。初诊：1977年8月20日。胃脘疼痛，已有3年，钡餐检查诊断为十二指肠球部溃疡。近2月来胃脘疼痛频繁，痛无定处，喜暖喜按，有头昏，心悸，鼻衄，面色欠华，大便时结时稀，舌质淡红，苔薄白，脉细弱。证属脾胃虚，气血瘀阻，不通则痛。先以行气散寒，化瘀止痛为法。

处方：良姜10g，香附10g，川楝子10g，元胡5g，五灵脂10g，陈皮10g，枳壳10g，全瓜蒌12g，佛手5g，白芍10g，甘草6g。6剂。

9月1日二诊：药后脘痛好转，鼻衄已止，但畏寒肢冷，守上方，去瓜蒌，加桂枝。6剂。

9月14日三诊：胃痛已止，恶寒肢冷未除，且有心悸乏力，上方去枳壳、五灵脂，加黄芪、当归以补养其气血。

守方共服20余剂，痛止症除，症渐转愈。

本案胃痛3年，久病由胃及脾，由实转虚，气滞而成血瘀，故见腹痛喜按，疼痛频发；鼻衄，头昏，乃虚中挟实，气血瘀阻，郁火上冲所致。故先以良附丸合金铃子散行气散寒，泄肝化瘀；配合芍药甘草汤以缓急止痛，枳壳、瓜蒌下气通泄；陈皮、佛手以理气和胃。痛热缓解后，即取黄芪当归建中汤意，补气血，缓则治本，善后调理，故见效较速。

2. 肠痈 【病案1】某患者，初诊：1978年7月15日。

10多天前下痢，治愈初期下腹疼痛，近二三天右下腹起一包块如鸡蛋大，按之痛甚，行走艰难，大便秘结，饮食减少。西医诊断为急性阑尾炎。舌质紫暗，苔黄厚腻，脉象沉细。湿热瘀阻肠间。治宜行气化瘀，解毒导下。

处方：桃仁 10g，枳壳 10g，金铃子 10g，红藤 30g，赤芍 10g，银花 10g，生苡仁 15g，大黄 6g，丹皮 10g，元胡 5g，芒硝 3g。4 剂。

二诊：药后大便畅行，前两天大便夹有脓血样粘液，腹痛减轻，肿块渐消。守上方，去金铃子、元胡、芒硝。连服 6 剂，症消病愈。

【病案2】赵某，女，61 岁。初诊：1977 年 5 月 29 日。右下腹痛已有 4 天，有压痛和反跳痛，隐约可触到肿块。头两天伴见发烧及呕吐，纳差，大便正常，日行 1 次，口干，小便色黄。血化验检查：白细胞 15.6×10^9/L。西医诊断为急性阑尾炎。舌质红，苔边白中微黄，脉细数。湿热积滞，肠络不通。治宜清热解毒，行气活血。

处方：银花 12g，蒲公英 30g，败酱草 30g，红藤 30g，赤芍 10g，丹参 10g，桃仁 10g，丹皮 12g，元胡 12g，生大黄 5g。3 剂。

6 月 2 日二诊：药后腹痛消失，纳增，但仍觉下腹作胀。瘀滞已行，毒邪渐解，气滞未除，再用上方去桃仁、丹参、元胡、大黄，加乌药、青陈皮、枳壳加强理气。

6 月 10 日三诊：药后腹痛未犯，食欲增大，查腹平软，血检查正常，惟右下腹稍有轻度压痛，未触及肿块。嘱停药，注意饮食调理，巩固疗效。

以上二案，都是湿热结滞肠道，气血蕴积，聚而成痈。例2腹痛拒按，口干尿黄，舌红苔黄，脉数，属于热邪偏盛，故用银花、连翘、蒲公英、败酱草、大黄清理肠道之湿热蕴毒，以红藤、赤芍、丹皮、桃仁、丹参、元胡调气行血而治痈定痛，药后诸症消失，仅见下腹作胀，故用原方去桃仁、丹参、元胡一类行血药，加乌药、青陈皮、枳壳调理气机，从而使肠道湿热蕴毒得解，络道之阻滞得通，通则不痛，故药到病除。例 1 系肠道湿热未得尽除，药用银花解毒利湿，丹皮、赤芍、红藤、桃仁、元胡、枳壳行气化瘀，大黄攻下导滞，故药后痛减肿消。再诊时减去止痛导下之品，进一步清理肠道湿热蕴毒，效果良好。

（五）降逆下气法

肺主肃降，胃气以降为顺，若因寒、因热、因痰，或因肾不纳气，肺胃之气不降，而反上逆，这就需要降逆气和下气的药物，降肺胃之气，止呃逆，平喘嗽。但气逆的具体见证有虚、实、寒、热之分，所以降气法又有各种不同的配伍。如气逆而又正虚，当以降气与补虚并用；如气逆而兼痰热或寒饮，则降气须与清化或温化并用。所有这些，均应在同中求异，务使切合病情。

1. 湿痰咳喘　【病案】卢某，男，44 岁。初诊：1977 年 8 月 27 日。经常咳嗽、胸闷已 3 年余，无明显季节性，秋冬稍剧。经胸透等检查，诊断为慢性支气管炎，肺气肿。目前咳嗽，痰多清稀，时有黑色，咳剧则喘，胸闷，口不渴，无寒热，用止咳平喘药暂能收效，药停则复发。诊时两肺呼吸音减弱，心音弱，律齐。舌质红，苔白腻，脉细弦而滑。证属湿痰阻滞气机，脾失健运，肺失肃降。治宜燥湿化痰，降气平喘。

处方：法半夏 10g，陈皮 10g，茯苓 12g，款冬花 10g，白果 10g，葶苈子 10g，全瓜蒌 12g，枳壳 10g，薤白 10g，当归 10g，赤芍 10g。6 剂。

9 月 6 日二诊：药后咳嗽减轻，胸闷渐舒，仍多稀痰，守上方，去白果之收敛，加苏子、苏梗以宽胸降气。6 剂。

9 月 14 日三诊：咳痰减少，胸闷已除，但呼吸较粗，宗原意出入。

法半夏 10g，茯苓 10g，葶苈子 10g，杏仁 10g，川贝母 5g，枳壳 10g，苏子 10g，枇杷叶 10g，橘红 5g，神曲 10g，全瓜蒌 12g。6 剂。

9 月 20 日复查：咳嗽已止。随访月余未复发。

寒痰宜温，热痰宜清，湿痰宜燥，燥痰宜化，此系常法。本例系痰阻气滞，肺失肃降，故在燥湿化痰的同时，着重降气行气，否则，不加强理气则聚结之痰不易解开，止咳平喘虽暂有效，但痰窠之穴不能开，肺窍必然不利，则易于反复发作。因此方用燥湿化痰之二陈汤去甘草之甘缓，加瓜蒌、薤白、枳壳理气开胸，入冬花、白果、葶苈子祛痰定喘，使其气顺而痰解。久咳气滞，血必受阻，故佐以当归、赤芍活血。二诊时去白果之收敛，加苏子、苏梗以温肺行气，故胸闷消除，痰液减少。终以降气除痰，健脾和胃而善后，从而收效良好。

2. 吐酸 【*病案*】蔡某，女，29 岁。初诊：1977 年 10 月 9 日。泛吐酸水已有 4 年，秋冬天凉发作较甚，发时食入即吐，甚则呕吐大量酸苦水液，有时胃脘隐隐作痛。近来吐酸发作，精神疲惫，寐差梦多，面色青暗，舌质红苔薄白，脉弦细。此乃肝胃失和，郁火内生，中逆吐酸。治宜清肝和胃，理气降逆。

处方：马尾连 6g，吴茱萸 1.5g，香附 10g，陈皮 5g，竹茹 5g，煅瓦楞 12g，乌贼骨 10g，丁香 1.5g，神曲 10g，砂仁 2.5g，茯神 10g。

10 月 20 日二诊：服上方 11 剂，泛酸减少，胃脘微有隐痛，大便干，脉舌如前，宗原意出入。

马尾连 6g，吴茱萸 1.5g，香附 10g，陈皮 5g，竹茹 5g，枳壳 10g，全瓜蒌 12g，佛手片 5g，陈皮 5g，合欢皮 10g。6 剂。

11 月 4 日三诊：药后泛酸已止，适逢经水来潮，少腹不适，胁下隐隐胀痛。

柴胡 5g，香附 10g，金铃子 10g，甘草 6g，白芍 10g，合欢皮 10g，青陈皮各 5g，绿萼梅 6g，丹参 12g，炒枣仁 5g。6 剂。

11 月 10 日四诊：经水已净，前症均消，食纳欠佳，拟柴芍六君子汤善其后，以巩固疗效。

本例为肝胃失和，肝郁化火，胃失和降，上逆吐酸，胃气上逆。治疗上始以左金丸清肝泻火，配竹茹、陈皮清胃热以降逆气，用瓦楞、乌贼骨以制酸，少入丁香、砂仁和胃止吐。吐酸止后，再以疏肝理气之味，促其肝气条达，而使脘腹胀痛消除。最后用柴芍六君子汤舒肝气，调脾胃而收全功。

3. 虚喘 【病案】张某，男 66 岁。初诊：1977 年 8 月 17 日。咳嗽气喘已 10 年余，初起冬天发作较剧，近 2 年来夏日亦发，病情愈来愈重，非用西药镇咳定喘则不能解，反复发作，长期不得根治。近 2 周来，因感冒气喘又犯，咳吐少量白粘痰，动则喘急，心悸烦闷，口干欲饮，夜间不能平卧，纳差，面黄消瘦，易汗，腰酸痛，夜尿频。舌质红苔黄，脉沉滑略弦。胸透检查诊断为慢性支气管炎合并肺气肿。证属肺肾俱虚，气失摄纳。治宜益肾纳气平喘。

处方：生熟地各 12g，五味子 6g，冬虫夏草 5g，紫石英 30g（先煎），沉香末 1.5g（冲），杏仁 10g，元参 10g，麦冬 10g，茯神 10g，炙甘草 6g，砂仁 5g。6 剂。

8 月 23 日二诊：药后咳喘渐平，心悸烦闷，干渴诸症均减，尿黄口苦，自觉面部皮肤有蚁行感，守原方加车前子，服 6 剂。

8 月 29 日三诊：药后咳喘已止，亦能平卧，尿黄口苦解除，面部蚁行感消失，睡眠不实，时有心悸，黄苔已退，脉细滑。原方加减。

生熟地各 12g，五味子 6g，冬虫草 5g，紫石英 30g（先煎），沉香末 1.5g（冲），杏仁 10g，元参 10g，麦冬 10g，当归 10g，茯神 10g，炙甘草 6g，砂仁 5g。

9 月 13 日四诊：服上方 12 剂，诸症已消，咳喘未发，精神好转，胸宽舒畅，已能恢复一般工作。继用上方配作丸药，以巩固疗效。

本案患者，年老久喘，肺肾之气俱虚，尤其是肾失纳气之能，更兼水火不济，肾不纳气，上逆为喘。故在温肾养肺之中重用镇纳之味，方用地黄、冬虫草、五味子温肾纳气，元参、麦冬清金保肺，杏仁宣利肺气，紫石英、沉香重镇降气而平喘，当归、炙甘草、茯神安神，少佐砂仁醒胃，兼防地黄之腻滞，复诊时还加车前子利水祛痰。这样肺肾同治，仅诊 3 次，肺气得平，肾气得纳，诸症均消，久病痊愈。

临床应用理气法，还必须注意如下几个问题。

第一，要掌握情志所伤是气病发病的关键这个主要矛盾。"千般疢难，不越三条"，内因、外因和不内外因三种致病因素中，气病发病的主要原因，关键问题还是在于内因——七情所伤。《内经》指出："怒则气上，喜则气缓，悲则气消，恐则气下，寒则气收，炅则气泄，惊则气乱，劳则气耗，思则气结"。喜、怒、忧、思、悲、恐、惊等精神情志的变化，均可影响气的活动，使脏腑功能失调而发病，所以临床治疗时，除了必要的药物治疗，还要注意精神治疗，使患者精神舒畅，坚定信心，配合医务人员，利用药物的作用，去战胜病魔，这样就可以收到事半功倍的效果。

第二，要掌握气和血二者之间相生相存的辩证关系。在生理上，气以生血，血以养气，气为血帅，血为气母，气行血亦行，气和血是相生相成，互相依存的。在病理上，气病可以影响血病，血病也可以影响气病。气滞可以导致血滞，血滞也可以导致气滞。临床上既有血随气陷的病证，也有气随血脱的症状。所以，在治疗气滞的各种见症时，应该适当配合当归、赤芍、川芎、桃仁、红花等补血、活血和行血的药物。通则不痛，气血畅通，则胀痛自除。

第三，要掌握虚实的不同。一般而言，凡为虚证，则应在行气、降气药中，适当佐以党参、炙甘草等补气之品，益气生血，做到虚实并调。一方面扶正以祛邪；另一方面，防止行气降气药物损伤正气。如患者病属实证气阻、气滞，则可单用行气、降气之味，不必再加补气之品，以免愈补愈滞，愈补病情愈剧。

第四，要善于阳中求阴，注意保存阴津，避免耗气伤阴。理气法所用的药物，多属苦温辛燥，易于伤津耗气，因此，病人如兼有阴亏津少，应该慎用。我在临床上运用理气法时，特别是治疗胃脘气滞病变时，常以香苏饮为主，适当加入香橼皮和佛手片，再随症加减。该方不温不燥，不寒不凉，既无芳香太过之弊，又具流畅气机之功，阳中求阴，理气而不伤胃阴，行气而不耗阳气，每每收到良好的效果。

二、治疗心悸四法

董建华教授认为心悸证临床见症诸多，然不出虚实两端，而病因又可归为三种：一为精神因素，常与惊怒有关；二为浊邪因素，主要为痰、火、水、饮、瘀血作乱；三为体质因素，主要为心血不足、心失所养，肾阴亏损、虚火扰心，阳气不振、心脉痹阻。董老治疗心悸之法大抵可分"镇"、"养"、"化"、"温"四法。

（一）镇——镇心定悸法

多用于心胆素虚，又受惊恐引发之惊悸，也用于七情过激、恼怒气逆、心肝火旺所致之心悸。在心气虚衰，心阳欲脱，怔忡不止时，也常配用于益气、回阳、固脱剂中。凡用镇心定悸法，患者多有心悸，善惊易恐，或心中空虚，惕惕而动，坐卧不宁，不寐多梦等心神不宁见症。

常用药物为磁石、朱砂、琥珀、生铁落、生龙骨、生牡蛎、生龙齿、珍珠母、紫石英等。代表方剂为磁朱丸。

【病案】陈某，女性，37 岁，1976 年 6 月 13 日初诊。因心悸、易惊、胸闷 2 月而就诊。患者初始每于精神紧张之时，先觉心悸气短，心前区闷痛，后症情日益加重，继之出现头晕乏力，时自汗出，四肢欠温而颤抖，脉象细数，舌淡苔薄黄而腻。证属肝郁乘脾，心神不宁，故当镇心安神，兼顾肝脾。

处方：珍珠母 30g（先煎），生龙齿 30g（先煎），旋覆花（包煎）10g，郁金 10g，桂皮 5g，佛手 6g，川芎 10g，当归 10g，党参 10g，车前子（包煎）10g，炙甘草 3g。

上方连服 20 剂，心悸渐平，胸痹亦减，仍觉头昏，神疲纳差，故于上方加谷麦芽以开胃消食，充其化源，再服 20 余剂，诸症均安。嘱服养血安神之品以防复发。

（二）养——养血安神和养阴清火

1. 养血安神法　凡由思虑过度，劳伤心脾，或饮食不节，损伤脾胃，致化源不足，心血虚，或久病体弱，或失血过多而致之心悸，需用养血安神法。患者当有心悸头晕、面色少华、倦怠无力、舌淡苔薄、脉细或脉细而结代等见症。此法在用养血药的同时，多配用益气健脾之品。

常用药物为丹参、当归、白芍、何首乌、夜交藤、柏子仁、枣仁、党参、茯神等。代表剂为归脾汤、养心汤、炙甘草汤等。

2. 养阴清火法　凡久病体虚或热病伤阴而致心阴不足，或肾水亏耗之人，阴虚而火虚火上扰，或因肾水不足，心肾不交，心火妄动，心神不宁者所致之心悸，当用养阴清火法。患者当出现心烦而悸，少寐乱梦，头晕目眩，腰酸耳鸣，手足心热，舌红少苔，脉弦细或促结等症。

常用药物为生地、元参、丹参、黄连、阿胶、知母、旱莲草、女贞子、麦冬、五味子、山栀、连翘、莲子心等。代表方剂为黄连阿胶汤、朱砂安神丸、天王补心丹、知柏地黄丸等。

【病案】陈某，女性，30 岁，1977 年 8 月 19 日初诊。患者妊娠 8 月，近日时感心悸，动则益甚，头昏乏力，甚至卧床不起，又夜难成寐，饮食不馨，脉象细滑而数，心率 116 次 / 分钟，律齐，舌质黯有瘀斑，苔黄。证属妊娠后期，气血不足，心神失养，故心悸不宁，血脉不充则血行涩滞，舌质黯而有瘀斑。当从补养心脾入手，气血充则心神安。

处方：党参 10g，黄芪 12g，白术 5g，全当归 10g，甘草 5g，茯神 10g，远志 6g，龙眼肉 10g，生牡蛎 10g（先煎），竹叶 6g，莲子心 5g。

上方服 6 剂后，心悸即止，仍睡眠不实，于上方去莲子心，加莲子肉、生地，健脾养阴。又进 6 剂，诸症均愈。后足月分娩，母子安康。

（三）化——化痰清热和化瘀活血

1. 化痰清热法 凡脾胃受伤而健运失司，痰湿内生，蕴久化热；或情志不遂，肝气郁久化火，煎熬津液为痰；或阳盛之体，过食肥甘辛辣之人，亦每易生痰化热。痰热内停，扰动心神而致心悸，可用化痰清热法。患者当有心悸善惊、胸脘痞闷、烦躁痰盛、夜寐多梦、面赤口渴、苔黄腻、脉滑数促结等症。

常用药物为陈皮、半夏、胆南星、天竺黄、竹沥水、菖蒲、远志、郁金、苦参等。代表方剂为温胆汤、黄连温胆汤、导痰汤、小陷胸汤等。

2. 化瘀活血法 凡由风寒湿邪所致之痹证，邪气久羁，脉痹不已，内舍于心，则心血瘀阻；或心气不足，心阳不振，无力鼓动血行，亦致瘀血内停；以及缘于感受外邪或体内气、血、痰、水等运行失常所引起的气滞血瘀、气虚血瘀、热与血结、湿阻血聚、寒凝血滞、痰瘀互阻等均可导致心悸。凡有血瘀存在，即当采用化瘀活血法。临床所见为病程日久或久治不愈，心悸不宁，伴胸闷而痛，口唇、指甲紫绛而黯，唇、舌可见瘀斑、瘀点，脉涩结代等。

常用药物为桃仁、红花、丹皮、赤芍、丹参、生蒲黄、五灵脂、苏木、三七、琥珀等。代表方剂为失笑散、桃仁红花煎、血府逐瘀汤等。

【病案】徐某，男性，77 岁，1977 年 8 月 18 日初诊。患者夙有高血压病，血压高达 27.9/12.6kPa，近 1 年经常心悸胸闷，心电图支持冠心病诊断，遂求治于中医。刻下除心悸胸闷外，并见头昏而痛，心胸烦热，欲饮凉水，咯吐稠痰色黄。证属年过古稀，肝肾阴亏，阴血不充血脉而行涩，虚火煎熬津液为痰，痰瘀互阻，心神被扰，则心悸、胸痹乃成。治当育阴平肝，清化痰热以通络宁神。

处方：生地 12g，菊花 10g，生石决明 30g（先下），夏枯草 12g，地龙 10g，郁金 5g，元参 10g，全瓜蒌 18g，旋覆花 10g（包）。

药进 6 剂，心悸、胸闷、头昏略减，仍心烦灼热，咯痰不爽，故重用化痰清热之品。

处方：生地 12g，元参 10g，麦冬 10g，百合 10g，丹参 10g，生龙牡各 30g，山栀 10g，连翘 10g，全瓜蒌 12g，莲子心 3g，川贝母 5g。

此方出入连服 18 剂，诸症悉退，血压维持在 20/13.4kPa 左右，神爽纳香，可以外出散步。

（四）温——温通心阳和温阳行水

1. 温通心阳法 凡大病久病之后，阳气虚衰，不能温煦心脉，或胸阳不展，气机阻滞所致之心悸惕动，皆可用此法。患者当具有心中空虚，惕惕而动，面色苍白，胸闷气短，胸痛彻背，形寒肢冷，脉细弱或沉细、结代，舌淡苔薄白等症。

常用药物为桂枝、薤白、荜茇、白酒、人参、干姜、炮附片、肉桂心等。代表方剂为桂枝甘草汤、桂甘龙牡汤、瓜蒌薤白白酒汤等。

2. 温阳行水法　凡脾肾阳虚，不能蒸化水液，而致水饮内停，水饮之邪上逆，凌心犯肺，故症见心悸喘憋，当用温阳行水法。患者每有心悸眩晕，胸脘痞满，浮肿尿少，渴欲饮，甚或恶心，咯吐痰涎，苔白水滑，脉滑或结代等症。

常用药物为茯苓、泽泻、桂枝、白术、附片、猪苓等。代表方剂为苓桂术甘汤、五苓散、真武汤等。

【病案】陶某，男性，20岁，1977年8月30日初诊。两月来心悸胸闷，时发时止，症状不缓而来就诊。诊见面白少华，心悸气短，神疲乏力，四末欠温，动则易汗，呼吸不利，眠差多梦，脉沉细而缓，心率58次/分钟，舌质黯，苔薄白。患者禀赋素弱，时值盛夏，汗液大泄，阳气暴伤，故心失温养，治宜益气温阳，和血宁神。

处方：党参10g，黄芪10g，甘草6g，附片3g，桂枝3g，当归10g，丹参12g，川芎5g，炒赤芍10g，炒枣仁10g，龙齿（先煎），水煎服，日1剂。

连服6日，阳气渐复，心悸、气短、胸闷近平，多汗、失眠亦差。方又进6剂，精神大振，四肢转温。嘱其劳逸适度，饮食调养收其全功。

小结：董老根据多年经验，认为心悸各证型的特点是心气虚、心阳虚多见空虚而悸；心阴虚多见虚烦而悸；痰火扰心常见心悸烦躁，胸中烦热，少眠乱梦等；饮邪上犯多为悸而胸闷，喘憋水肿等；瘀血阻络之悸，则心悸惕惕，多兼心痛。心悸一证本虚者多，心气虚、心阳虚多伴有瘀血、水饮；心阴虚多兼虚火、痰火相兼作乱。因此，镇、养、化、温四法宜配合作用，谨守病机，灵活立法，是取得疗效的关键。

三、董建华从肃降论治喘证经验

喘证是临床常见的肺系疾病，多积年不愈，反复发作，极为顽固。董建华教授从事临床 50 余年，经验丰富，对于本病常从复杂的证候中辨清虚实两纲，多以肃降肺气为法进行治疗，颇具特色，疗效显著，兹择要介绍如下。

（一）清化痰热、肃肺通腑法

董氏认为肺居上焦，以清肃下降为顺，壅阻为逆。若湿痰郁久化热或肺热素盛，痰受热蒸，或素体痰湿内蕴，复感外邪化热，皆可导致痰热阻肺，肺失清肃，上逆而为喘息。又肺与大肠相表里，肺气不能肃降下行，易使肠腑传导失司，大便秘而难行。腑气不通，又可使肺气不利，喘息更甚。故董氏治喘注重肃肺通腑。本法适用于痰热阻滞肺胃，肠腑传导失职所致面红、胸闷炽热、痰黄而稠、大便干燥、舌苔黄腻、脉象滑数者。药用桑白皮、杏仁、瓜蒌、枳实、莱菔子、冬瓜子、生苡仁、川贝母、黄芩等。痰多粘稠加生蛤壳、海浮石，口渴咽干加芦根、花粉，腹胀腹满加枳壳、苏梗。

【病案】刘某，男性，60 岁。咳喘反复发作 5 年余，曾患肺结核病，经抗痨治疗已经钙化。近 1 年经常胸闷，呼吸不利，喘促微咳，咳痰黄稠，纳食尚可，大便秘结，小便不利。诊断为喘息性支气管炎，屡用消炎止咳平喘西药及宣肺化痰等中药，效果不显，仍胸闷，舌苔厚腻，脉象弦滑。证属痰热阻肺，腑气不畅。治以清化痰热，肃肺通腑。方用桑皮 10g，杏仁 10g，全瓜蒌 15g，清半夏 10g，生苡仁 10g，冬瓜子 12g，川贝末 1.5g（冲），枳实 10g，莱菔子 10g，黄芩 10g，百部 10g。经服 6 剂，咳嗽咳痰均减，大便通利，舌厚腻，再以原方加减续服十余剂，喘憋胸闷诸症减轻。

（二）肃肺降气、解痉活络法

外邪袭肺，经用宣散之法，则邪去喘平。若病邪逐步深入，肺金失于肃降，肺气郁闭而致咳喘之症。肺失肃降，必定引起相关脏腑气机失调，也可导致痰湿瘀血等病理产物内生。此法适用于肺气上逆，瘀血阻络所致喘憋气促、胸闷不舒、呼吸困难、面色唇甲青紫、舌质暗、脉弦细者，董氏常用苏子、杏仁、全蝎、川芎、地龙、枇杷叶、枳壳等。全蝎、川地龙为其经验用药；具有解痉活络平喘之功。若气滞痰盛加陈皮、清半夏、莱菔子，气郁化热加黄芩、桑白皮，伤及肺络、咳血咯血加白及、藕节、仙鹤草。

【病案】王某，女性，58 岁。喘憋、咳嗽反复发作 10 余年。近日咳喘发作，喘憋胸闷，不能平卧，呼吸短促，食纳欠佳，大便不畅，舌质暗，苔薄白，脉弦细。证属肺失清肃，瘀血阻络。治以肃肺降气，解痉活络。方用杏仁 10g，苏子 6g，川芎 10g，全蝎 3g，陈皮 5g，清半夏 10g，焦三仙各 10g，枳壳 10g，全瓜蒌 10g，枇杷叶 10g。经服 7 剂，喘憋气促减轻，再以原方出入，巩固疗效。

（三）燥湿化痰、降气平喘法

肺失肃降，不能通调水道，引起水液运行障碍，内聚而成痰湿，或素体痰湿偏盛，痰浊壅肺，肺气失降而见喘逆咳嗽，胸满窒闷，痰多色白而粘，咯吐不爽，舌苔白腻，脉滑。对于痰湿阻肺之喘，董氏运用燥湿化痰、降气平喘之法。药用陈皮、清半夏、茯苓、苏子、白芥子、瓜蒌、杏仁等。痰湿盛，胸闷纳呆明显加苍术、厚朴，喘急不能平卧加葶苈子、白果，脾气虚弱者加党参、白术。

【病案】某，男性，44岁。患者咳嗽、喘息反复发作3年余。经胸透等检查，诊断为："慢性支气管炎，肺气肿"，尤以秋冬发作明显。目前仍胸闷憋气，咳剧则喘促，痰多清稀，口不渴，无寒热。舌苔白腻，脉象细弦而滑。此乃痰湿阻滞气机，肺气失于肃降。治以燥湿化痰，降气平喘。方用陈皮 10g，清半夏 10g，茯苓 10g，瓜蒌 10g，葶苈子 10g，白果 10g，冬花 10g，枳壳 10g；杏仁 10g，厚朴 6g，紫菀 10g。经服 6 剂，胸闷喘息、咳嗽有所减轻，稀痰仍多。续用上方加减调治，终以降气化痰、健脾和胃而善后。

（四）敛肺补肾、降逆化痰法

肺与肾为金水之脏，久病肺虚及肾，肺之气阴亏耗，不能下济于肾，肺肾俱虚，耗气精伤，气失摄纳，上出于肺，逆气上冲而为喘。此喘特点为喘促日久，动则喘甚，呼多吸少，气不得续。本证多为久病年老体弱，反复频繁发作，病深及肾所致。若慢性喘证，复感外邪引起急性发作，常因痰浊壅阻肺气，而致"上盛下虚"之候。临床上董氏常运用敛肺补肾、培补摄纳、降逆化痰之法治疗虚喘，以麦味地黄丸敛肺滋阴、补肾纳气，加紫石英、沉香以重镇降气而平喘。痰多气涌，咳逆不得卧加葶苈子、贝母、瓜蒌，肾阳不足加淡附片、肉桂，肾阴亏损加冬虫夏草、女贞子，虚喘兼见胃胀加枳壳、莱菔子。

【病案】刘某，男性，65岁。喘促胸闷反复发作 5 年。

近日因气候寒冷而喘促，不能平卧，胸闷气短，喉中痰鸣，痰白而稠，腰膝酸软，下肢轻度浮肿，口唇暗紫。曾在某医院诊断为"老年性肺气肿"。舌苔薄少津，脉弦细。此乃肺肾俱虚，复感外邪，引动伏痰，气逆闭阻，为本虚标实之证，治当以敛肺补肾、降逆平喘之法。药用生熟地各 10g，麦冬 10g，五味子 6g，紫石英 30g（先煎），沉香 3g，全瓜蒌 10g，苏子 6g，杏仁 10g，山萸肉 6g，冬虫夏草 5g，砂仁 6g。经服 6 剂，喘势渐平，再以原方加减调治 2 周余，病情平稳。

四、董建华治疗老年病经验

老年病指老年人的特发疾病和常见疾病而言，如老年性痴呆、老年消渴病、老年慢性咳喘、老年胃痛、老年性便秘、老年胸痹、老年性眩晕等，这些疾病一般病程较长，气血同病，多脏受损，虚实夹杂，亦寒亦热，且并发症多，恢复较慢。无论西医治疗还是中医治疗，都有一定难度。董建华教授在治疗老年病方面积累了许多经验。现就其治法及用药上的经验简介于下。

（一）多通补而不纯补

老年病人因年老正虚，较青壮年更多见虚象。虚者当补，但由于正气虚，虚气留滞，或因虚而致脏腑功能活动迟缓或障碍，常使体内的代谢产物停留而形成新的致病因素，导致亦虚亦实，虚中夹实的病理状态。临床上虚的病理表现一般为脏腑之气血阴阳不足，实的病理表现一般为六腑、经脉、九窍等被气、瘀、痰、湿、水、食等病邪阻滞。所以，董老治疗老年病即使用补益法，也多通补并用，或先通后补，或通补兼施，且用药多清补、疏补之品，而不纯补、壅补、腻补。所谓"通"，非同于下法，而是泛指通降理气，活血化瘀，利湿化痰等能使病邪外出，气血通畅的治疗方法。而所谓"清补"，则是相对温补而言的具有补气作用又不温燥助火的一类补药或一种补法，如黄芪多用生的而极少用炙黄芪，参类多用太子参、西洋参而少用红参，或将补气药与清热药相配而用等。所谓"疏补"，则指在补益药中配伍理气疏导之品，防止壅气助邪或滋腻伤脾。如董老赞赏的黑膏散方中的生地配豆豉养阴而不碍邪，二至丸方中女贞子配旱莲草滋阴而不滋腻，异功散方中参、术、苓、草配陈皮，补气而不壅塞。我曾多次在暑天侍诊，见董老在暑湿交蒸之时治老年汗证仍不弃参、芪之辈。董老说，参、芪虽为补药，但暑热耗气伤津，故不可弃；加上参、芪与清豆卷、荷梗、块滑石、芦根、连翘、竹叶等清暑化湿之品配伍，既补且清，亦补亦疏，故无壅滞碍邪之虞。

那么，如何运用通补法呢？除上述用药特点外，还有以下三点原则。

1. 邪实标急，先通后补　通补之法，尤重通调气机。通调药的运用首分气血：气滞者，理气通降，药如苏梗、香附、陈皮、枳壳、香橼皮、佛手等；血瘀者，理气化瘀，药如川楝子、延胡索，或刺猬皮、九香虫，或炒五灵脂、制乳没。再分部位：如病在上焦，用广郁金、旋覆花、柴胡、绿萼梅等；病在中焦，多选陈皮、香橼皮、佛手等；病在下焦，则用乌药、小茴香、川楝子等。病在肝经，则用娑罗子、柴胡、香附等；病在脾胃，则用陈皮、香橼皮、大腹皮、苏梗、荷梗等；病在肺经，则用桑叶、桔梗、杏仁等；病在肠道，则用木香、槟榔、枳实等。三分温凉：如温而通滞，多用乌药、陈皮、木香、砂仁、苏梗、荜澄茄等；凉而通滞，常选枳实、川楝子、槟榔、荷梗、桑枝等。伤阳者，辛甘通阳，如饴糖配桂枝缓急止痛，大枣配生姜温中散寒；伤阴者，甘凉通润，如北沙参、麦冬、石斛、丹参等。

后补者，乃因邪去而正气未复，故当在邪实去后施以补法，以促进正气恢复，余邪尽去。对此，董老曾反复指出，先通后补之后补，不是指在病初先通，病末议补。后补不能拘于疾病的时日，因为临床上往往久病未必皆虚。例如，久病由气入络，可表现为瘀痛实证或血瘀气滞；久病脾虚，痰浊困之，或久病及脾，运化失司，气滞于中，水湿不化，或复加情志、饮食所伤，往往又兼气滞、痰湿、食滞等，表现为实证或虚实夹杂证。在治疗上，虽有脾虚，但若气滞明显，一味补气，就会滞气生满，导致滞痛、胀满等症加重；气虚夹滞，食积难化，如一味补气健脾，影响消导，反加胀痛；又加脾虚夹湿，或痰浊肺虚，虽病由脾虚不运所致，临证如不细察舌苔，急于进补图本，过用甘腻之品，则反可滋生脘痞腹胀，甚至厌食、泛恶。再如中焦脾胃气虚，兼见湿热未净，或胃火内炽，或胃阴不足而虚火内扰，或脾胃伏热内蕴又兼脾虚之象，这等虚实寒热错杂之证，不能只见其虚，忽视其实，只重其本，不顾其标。如误用补法，或甘腻滋湿恋热，邪不易撤；或益气生火，助长其热，所谓"气有余便是火"。因此，老年病即使虚证而须用补法，不仅要针对病因进行治疗，还要权衡标本缓急轻重，或先祛邪而后补虚，或补通兼用。如脾虚兼滞的腹胀，在老年人十分常见，董老总是先用香附、苏梗、陈皮、香橼皮、佛手、枳壳、大腹皮等理气通降，虚证明显才用党参、甘草补气。脾虚夹湿之证，他也总是先用藿香、佩兰、厚朴、清半夏、茯苓、通草、滑石等先化湿，脾虚明显才加山药、扁豆、薏苡仁等健脾运中；脾虚夹食之证，则先用鸡内金、枳壳、陈皮、莱菔子、制大黄、谷麦芽、胡黄连等消食化积，脾虚明显才加太子参、白术等补脾和中。

2. 虚中夹实，补必兼通　辨证以虚为主而夹有实邪，即使当补，也多清补、疏补，而非纯补、壅补、腻补。如治疗老年脾胃虚弱，中气不足，症见腹胀作坠，食后不化，形瘦纳少，或伴有内脏下垂等，用自拟加味补中益气汤。方中以党参、黄芪、白术、甘草益气升阳，配升麻、柴胡以助升提，当归补血，配陈皮、枳壳、香橼皮、佛手、大腹皮等助其通降，使补中有通，升中有降，脾阳升清，胃气降浊，虚实更替，壅塞自除。又如治疗脾胃阳虚之胃脘痛，症见胃脘冷痛或绵绵隐痛，喜温喜按，饥时痛甚，得食痛缓，舌淡，脉沉细等。此时肯定当温补脾胃阳气，但董老却常在黄芪建中汤中加高良姜、川楝子、延胡索、陈皮等通降理气之品，使其温阳不助火，补气不滞中。再如治疗胃阴不足之胃脘痛，症见胃脘灼痛或隐痛，口干纳少，大便干结，舌红少苔等，常用自己配制的加味益胃汤治疗。以沙参、麦冬、石斛甘凉濡润，养阴生津；生白芍、乌梅、生甘草酸甘化阴；酌配川楝子、香附、丹参行气和血而止痛。这种着眼于"通"和补必兼通的治疗思想，可以说是董老治疗老年病的一大特点。

3. 脏虚腑滞，补脏通腑　老年人多脏腑同病，且临床上以脏虚腑滞为特点。董老根据脏腑互为表里的生理病理关系，和"六腑以通为补"的理论，采取补脏通腑、脏腑同治的治疗大法。例如，肾气虚，不能助膀胱之气化功能，则见夜尿频多，小便不尽或不禁，淋沥不畅或尿细等症，他常拟补肾化气法，药如熟地、仙灵脾、桑寄生等补肾，配乌药、海螵蛸、茯苓、桂枝、通草等通气利水。脾气虚升清无力则胃气不降而壅滞，见脘痞，腹胀，食入更甚，日轻夜重等症，常在党参、黄芪、白术等益气健脾中配陈皮、苏梗、香橼皮、大腹皮等理气通降。脾气不升，胃失通降，往往使肠腑传导迟缓或腑气不通，见少气乏力，口淡食少，大便不通或秘结等症。董老常用补中益气汤加枳实、瓜蒌或肉苁蓉、当归、牛膝等品，使清升浊降。肝虚则胆失疏泄，见胁部胀满疼痛、呃逆、口苦、大便不爽等症，常取一贯煎合四逆散法，一方面养肝柔肝，另一方面疏理胆气，和胃降逆，肝胆胃同调。

应当指出，补脏通腑乃通补兼施的具体体现。但通滞之品，往往又能损伤人体正气，而补益之药，又往往有碍邪之虞。欲恰当运用，董老强调要注意三点：一是要辨明脏腑。不详问细审病位发生在何脏何腑，也不细究药物归何经，运用补法或通法缺乏针对性，盲目通补，则难以获得满意的疗效。董老说，临床运用通补法要做到两点：首先要掌握患者病变部位发于何脏何腑，该用什么样的补法和通法。正如《难经》所云："损其肺其，益其气；损其心者，调其营卫；损其脾者，调其饮食，适其寒温；损其肝者，缓其中；损其肾者，益其精。"这是一种补法。至于通法也要依病腑而异，如胃气壅滞可选陈皮、苏梗、香橼皮等；肠腑壅滞，则用大腹皮、枳实、厚朴等；胆腑气滞，多选柴胡、广郁金、香附、青皮、川楝子等；膀胱气化不利，则用车前子、泽泻、通草、猪苓等。二是要分清缓急。在复杂的证候中，存在着本末主次，轻重缓急的情况，应注意区分。例如，脾气虚弱的病人，出现了胃脘部胀满疼痛，如果满痛重，则当通降消满止痛为主而兼以健脾益气。如果脘腹隐隐而痛，大便稀溏等不重，则应以健脾益气为主而兼以通降胃气。老年胸痹病人常常出现胸痛加重的情况，此时即使心气虚仍然存在，但理气活血止痛又当为先或为主要治法。心主血，脉为血之府，待心脉瘀散，胸痛缓解，再补心气无碍。补脏还是通腑，何主何次，全在灵活掌握。三是要知开阖。补法是"阖"，通法是"开"。补在于补虚，通在于祛实。补法与通法之用于脏腑，也要根据脏腑生理特性。脏主藏精气，故主"阖"；腑主传化物，故主"开"。脏阖则精气得藏，腑开则废物才能及时排出体外。脏腑开阖适度，才能保持健康的生理状态。补通之于脏腑，实际上是助脏阖，促腑开。例如，脾虚胃滞，在参芪中加陈皮以开之；脾虚生湿，在四君子汤中入茯苓以泻之；肾虚有热，在六味地黄丸中用泽泻、茯苓、丹皮以清之导之。又如枳术丸通补并行，健脾理胃，都是开阖之意。如果不了解开阖的这种辩证关系，只补不通，益气则壅滞，养血则滋腻，反而会增加脾的运化负担；反之，只通不补，通泻太过则伤脾等脏之精气，致使腑气虽通，邪气虽去，但脏气损伤，虚弱难复，又可使腑气复滞。在此董老进一步指出，不仅补药的使用要掌握分寸，通药也当注意层次。以通肠腑为例，气滞轻者，枳壳、槟榔即可；较重者，可用枳实、厚朴或全瓜蒌、酒军；重者，再加少量元明粉。只有这样，才能避免过开而伤正。

（二）多治气而不忘血

气与血本有区别，就补法而言，气虚当补气，血虚当补血，阳虚当温阳，阴虚当滋阴。这是治病的基本原则，不容混淆，对于老年危急重症更为重要。不过，本文在此所说的治气不忘血，与上述分气血阴阳而分别施补的原则是根本不同的另一种概念。它并非气血不分，而是在明辨气与血、阴与阳的基础上，结合老年病多气血同病、阴阳互损和又虚又实、亦寒亦热的病理特点，采取的一种特殊治疗。如在补气药中加一些补血药，在补阳药中加一些补阴药。反之亦然，在补血药中加一些补气药，在补阴药中加一些补阳药，这是董老治疗老年病多气血同调的体现之一。例如，失血过多，导致严重贫血，或再生障碍性贫血，临床出现面色㿠白、心悸乏力、衄血或绝经后出血量多不止，头晕眼花等，长期服用补血药而效果不显者，多在大量滋阴养血药中（当归、熟地、阿胶、白芍、龟板、鳖甲、牡蛎等），加人参、黄芪、白术等补气之品，其疗效确实显著。这种配伍的药理作用，归纳起来有三：一是助生化之源，二能使血液再生，三补气可以摄血。当然，如果在补气药中加养血药，其作用归纳起来也有二：一是防益气药之温燥伤血；二是气虚不利生血，必有血虚，养血可以补血。常用于老年病的肾气丸，主治肾虚阳痿、小便滴沥不净或消渴、夜尿频多，其疗效甚佳。方中附、桂与熟地、山药、山茱萸配伍，具有从"阴中求阳"的意思。

治气不忘血，尚须分清是血热、血寒，还是血虚、血瘀。若是血热，多加丹皮、生地黄兼清血热。若是血寒，多加肉桂、干姜温经和血。若是血瘀，多根据情况分层次化瘀，如气虚血瘀，临床见胸闷气短，汗出乏力，胸前区疼痛，舌淡暗，则在党参、黄芪、白术、甘草中加赤芍、丹参、鬼箭羽、广郁金等益气活血；若是气滞血瘀，临床见胀满憋闷，疼痛且固定不移，或疼痛如刺，或大便色黑，舌暗瘀点，脉弦，常在四逆散中加活血化瘀之品。他治疗老年病十分喜欢运用具有理气活血双重作用的对药，常用的对药有：广郁金与旋覆花，理气活血，宽胸降逆，治疗胸闷憋气、呃逆等症；苏梗与香附，理气活血，通降和胃，治疗胃脘胀满伴疼痛等症；川楝子与延胡索，理气活血止痛，治疗胸胁胃脘腹部的胀满疼痛，痛处不移或如针刺等症；川芎与白芷，活血通络，治疗头部重痛或胀痛等症。董老对川芎、香附、延胡索有自己的看法，认为川芎是血中之气药，活血兼理气；香附为气中之血药，理气兼活血；元胡气血同调。所以他在治疗老年病时常常单用或与其他药同用。

董老不仅擅长调畅气机，在运用活血化瘀法治疗老年病时，也有独特之处，这一点主要体现在选药配伍上的层次性。以老年胸痹病为例，轻者广郁金、旋覆花；较重者，加桃仁、红花等；重者再加炒五灵脂、蒲黄炭。又如老年性胃痛，轻者川楝子、元胡，重者加制乳香、制没药，偏寒者用炒九香虫、炙刺猬皮，偏热者用丹参、丹皮或赤芍、桃仁。

（三）多清滋而不苦伐

老年人多肝旺之疾，如肝阳上亢之头晕、目眩、耳鸣，肝火上扰之头痛、目赤、急躁，风痰上扰之头晕、呕恶、舌浊，风痰中络之口眼歪斜、言语不利，甚至风痰中经则半身不遂，心肝火旺之失眠、多梦等。这些皆是肝之实证，属肝阳、肝火、肝风、风痰致病，证属标实而其本虚，乃肝肾阴虚，水不涵木所致，或肝火内灼日久，耗损阴血，也呈本虚标实之候。故治疗老人肝旺之疾，董老主张宜清滋而不宜苦伐，清肝滋阴，标本同治。若大苦大寒，寒虽清热但易损阳，苦能泻火也能燥阴，故宜慎用。

清肝，多用菊花、桑叶、钩藤、草决明、珍珠母之类；

滋阴，常用女贞子、旱莲草、生地、天麦冬等滋肾水，常用白芍、山茱萸、枸杞子等养肝阴。即使有肾阳不足，也慎用附子、肉桂之类，而是用血肉有情之品如鹿角胶，或用温补而不伤阴的肉苁蓉、锁阳、冬虫夏草等。董老认为，见肝旺之疾，须究阴之虚损。肝旺轻者，滋阴自能潜阳；肝旺重者，则清肝滋阴并用；肝阳化风，则清滋息风。对于龙胆草、木贼草等苦泻之品，即使用也应少量、短期使用，或中病即止，否则，肝旺难除，反伤脾阳，故当慎之。此外，肝气郁结，久而化火，或肝旺气逆，"气有余便是火"，故解郁即可泄火。叶天士云："泄厥阴以舒其用"，说明清肝有利于舒畅肝气。反之，清肝时若配伍舒肝的药又能提高疗效。苦能清热，辛能散郁，酸能敛阴，苦辛酸合用，清肝散郁而又不伤阴。疏散肝气，常用柴胡、枳壳、香附、绿萼梅等；敛肝阴，常用白芍、乌梅等。

清滋法为董老治疗老年人肝阳之疾的特点，也体现在治疗其他老年病上。如老年肺燥、肺热及肺虚所致咳嗽，因肺为娇脏，不耐寒热，尤其燥易伤肺，故治疗老年肺病，应十分注意慎苦燥之品，他常用桑叶、桑皮、炙枇杷叶、炙紫菀、炙款冬花及麦冬、沙参之类，清肺润肺，以顺其娇嫩恶燥之性。

五、董氏气血论在痛证治疗中的应用

董建华教授从事临床50余年，在各种痛证诊治方面积累了丰富的临床经验。气血是人体生命活动的重要物质基础，又是脏腑功能活动的产物。脏腑发生病变首先要影响气血的变化，而气血营运障碍是产生各种痛证的共同病理机制。如《本草求真·痛》谓："痛者，血气不通之意。"所以，董氏认为治疗痛证必须调和气血。

（一）治胃痛——理气化瘀，和胃通降

胃为多气多血之腑，以气血调畅为贵。若胃腑受邪，首先是胃气壅滞，其次肝气郁结，横逆犯胃，继则肝胃气逆。气滞日久，影响血行，必然会导致血瘀为患。董氏在诊治胃痛过程中善用气血辨证，并以理气化瘀、和胃通降为治疗胃痛的基本治法。如治居某，男性，42岁。多年来时有胃脘疼痛，近3周疼痛加剧，呈阵发性发作，痛甚则反射至肩背，空腹痛甚，呕吐酸苦水，口渴而干，口苦，纳差，小便黄，大便干。经用中西药物治疗两周，疼痛未见缓解。经某医院钡餐造影检查，诊断为十二指肠球部溃疡。舌边紫，中心苔黄腻，脉弦。证属：肝胃不和，气血瘀阻。治以理气化瘀，和胃通降。药用：金铃子10g，延胡索5g，香附、炒五灵脂、枳壳、乌贼骨各10g，黄连3g，吴茱萸1.5g，瓦楞子12g，青陈皮、佛手各5g。经服上方6剂，胃痛减轻，泛酸减少。原方加重化瘀止痛之品，如炙刺猬皮、炒九香虫、三七粉，续服10余剂后，胃痛消失，饮食正常。

（二）疗胁痛——疏肝理气，祛瘀通络

肝为将军之官，其性动而主疏泄。若情志抑郁或暴怒伤肝，皆使肝失条达，疏泄不利，气阻络痹。气郁日久，瘀血停留，阻塞胁络而致胁痛。如《临证指南医案·胁痛》谓："久病在络，气血皆窒。"董氏治疗胁痛常以疏肝理气、化瘀通络为基本治法。如治姜某，女性，23岁。右胁疼痛2年余，近日加重，患者胁痛甚则牵引后背肩胛，痛如针刺，伴有纳呆，食后腹胀，不呕不吐，肢倦乏力，头痛时作，二

便正常，月经量多错后，色暗，带有血块。肝功能检查正常，胆囊造影未见异常。舌质红，尖有瘀点，苔薄白，脉弦细。此乃肝郁滞日久，肝脉瘀阻作痛。治宜疏肝理气解郁，化瘀通络止痛。方用柴胡疏肝散合金铃子散加减。药用：柴胡、白芍、香附、川楝子、枳壳各 10g，延胡索、郁金、青陈皮各 5g，丹参 12g，生牡蛎（先下）12g，甘草 6g。服上方 6 剂，胁背痛显著减轻，惟食后脘胀未解，再以前方去甘草，加焦三仙治疗，续服 6 剂，痛止病愈。两月后随访，未曾复发。

（三）止痛经——理气活血，调和冲任

妇人以血为本，血赖气行，气血调和，则五脏安和，经脉通畅，冲任充盛。若情志不舒，肝郁气滞，气机不利，不能运血畅行，则血行受阻，冲任经脉不利，经血滞于胞中而发痛经。董氏认为治疗痛经以调理气血为法，但用药不宜过于辛燥耗散，以免伤气损血。要注意配合养肝滋肾之法，以益冲任之源，源盛则流自畅，则病自愈。如治马某，女性，30 岁。患者经前及经期小腹胀痛，伴经前胸闷，乳房胀痛，腰痛，大便不爽，月经不调，来之不畅，色暗质稠。舌红，苔薄白，脉细弦。证属冲任失调，气血阻滞。当以调经理气，养血化瘀，佐以补肾为法。药用：当归、益母草、白芍、香附、桑寄生、菟丝子、牛膝、金铃子各 10g，元胡 5g，青陈皮、绿萼梅各 10g。经服 6 剂，症状好转，经期腹痛减轻，月经通畅。续以前法调治，以善其后。

（四）蠲顽痹——化瘀通络，疏散邪滞

董氏认为痹证的病机主要是邪气阻痹经络，气血运行受

阻，关键在于"痹而不通"，正如《张氏医通》所说："痹证多由风寒湿气乘虚袭于经络，气血凝滞所致。"表现为筋骨、肌肉、关节的疼痛、酸楚、麻木等。痹证日久，气血周流不畅，而致血停为瘀，湿聚为痰，痰瘀互结，阻闭经络，则出现疼痛较剧、痛处固定、关节肿大、屈伸不利等顽痹之症。若单纯用散寒除湿祛风之药，难以取效，应重用活血通络，开通瘀痹，使气行血活，脉络通畅，外邪始得外解之机。董氏治疗顽痹在疏通基础上，以黄酒、麝香为引导。麝香通络散瘀，开关通窍，配黄酒通血脉以行药势。如治张某，男性，45岁。左臂外伤多年，麻木酸胀，疼痛不止，每遇阴冷则加重。舌质暗，苔薄白，脉弦细。当化瘀通络，宣通气机。药用：鸡血藤、赤芍、桃仁、红花、川芎、片姜黄、路路通、香附、当归各10g，制乳没各1.5g，桂皮5g，麝香0.15g（绢包），黄酒60g（与水同煎）。经服上方6剂，疼痛大减，守方调治，疼痛缓解。

（五）愈胸痹——宽胸理气，化瘀通脉

董氏认为胸痹即胸中气血闭阻塞滞而导致心脏功能失调的病症。《素问·脉要精微论》云："脉者，血之府也……涩则心痛"。根据胸痹所表现的胸膺部憋闷、疼痛时作、痛有定处这一共同临床表现，便可以确定气滞血瘀是胸痹的共同病机。无论是缘于老年气虚，还是寒凝痹阻、痰瘀互阻，均发生气血运行障碍，而引起胸痛。董氏治疗胸痹的基本治法为宽胸理气，活血止痛。常以瓜蒌、薤白、丹参、三七、广郁金、旋覆花为基本方药，随证加减化裁。若气滞胸痹较甚，可加枳壳、厚朴、檀香，血瘀疼痛甚者加制乳香、制没药、红花。如治徐某，女性，59岁。胸闷痛反复发作5年

余，近两个月加重。胸膺部阵发性疼痛，放射左肩背，伴憋气胸闷，劳累、生气后疼痛加重。心电图提示：心肌供血不足。西医诊断为冠心病。舌质淡暗，苔薄白，脉沉弦。此乃胸阳痹阻，心脉瘀滞。当以宽胸理气、化瘀止痛为法。药用：旋覆花（包）、郁金、丹参各10g，三七粉3g（冲服），瓜蒌15g，薤白、枳壳、赤芍各10g，炙甘草、檀香、苏子各5g。经服上方10余剂，胸闷痛明显减轻，憋气好转。再以益气活血，宽胸理气为法调治月余，病情缓解。

六、董建华治疗冠心病心绞痛的经验

董建华教授治疗冠心病心绞痛，不囿于西医的诊断及辨证分型的框架，而是细审明察，运用中医的思维方法，深入分析其病因病机，辨证立法，因人施药，因此能切中病机，较快缓解心绞痛。现将其临证经验整理归纳如下。

（一）析病机，疏调气机，化瘀通脉

胸背疼痛或满闷，是冠心病心绞痛的主要症状，其病因病机或寒凝胸中，胸阳失展，或忧思恼怒，气机郁滞，或饮食失节，聚湿生痰，或心脾两虚，心失所养，或肝肾亏虚，阳微阴弦。但气滞血瘀，不通则痛却是共性。董老治疗冠心病心绞痛，可一法独进，也可数法并用，但疏调气机，化瘀通脉则为基本治则，寓于各法之中，或通阳，或益气，或豁痰，或滋阴，或清火。行气药常以旋覆花、广郁金配伍，活血药多以三七、丹参用。旋覆花苦降辛散，温以宣通，广郁金苦寒泄降，行血中之气，两药合用，行气散郁，寒热相宜。丹参微寒凉血，祛瘀生新，三七甘缓温通，散瘀活血，二药合用，活血通脉，阴虚、阳虚均可应用。临证偏于阳虚

可伍用薤白、桂枝、降香、川芎等温性理气活血药；偏于阴虚可伍用赤芍、枳壳、金铃子、延胡索等凉性、平性理气活血药。如治牛某，女，59岁。患冠心病心绞痛1年余。发作频繁，胸痛掣背，有憋闷感。近两个月动则气急，倦怠无力，胃脘作胀，舌黯红，苔薄白，脉沉细。此为心气不足，气机不调，血行不畅。治当补益心气，疏调气机，活血通脉。药用：黄芪、党参各10g，甘草5g，旋覆花、广郁金、丹参各10g，三七粉3g，薤白10g，全瓜蒌20g，香橼、枳壳、佛手各10g。上方服6剂，倦怠好转，心绞痛次数减少，但夜间仍憋醒，原方去黄芪、党参、甘草，加金铃子、延胡索、桃仁、红花各10g，加减服20余剂，证平。

（二）顺生理，温通心阳，化痰散结

胸为清旷之地，宗气之源，血脉赖阳气鼓动，运行不息。胸阳之气，温则通，寒则凝，而痰为阴邪，其性粘滞，胸阳不振，则阴邪上乘，脉道阻遏，酿成是证。董老认为，冠心病心绞痛，心阳不振是常变，阴虚火旺是阶段性变化。因此，治疗宗旨要以温通为主，顺乎生理，使气血通畅，阳通营和，心绞痛才能得以缓解。常用药物：薤白、瓜蒌、桂枝、甘草。薤白、瓜蒌化痰通阳，行气止痛；桂枝、甘草温阳化气通脉，养阳之虚，即以逐阴。如治李某，男，58岁。素有冠心病史，半年前曾发生心肌梗死。近期胸闷气短，心前区闷痛，四肢欠温，舌黯红，苔薄白，脉沉细。心电图 T_1、T_{aVF} 倒置。此为心阳不振，瘀血内停。治以宽胸理气，通阳活血。药用：桂枝、甘草各5g，党参、薤白各10g，全瓜蒌20g，旋覆花、郁金、川芎各10g，丹参15g，降香、红花各10g。上方服6剂，四肢转温，心前区闷痛减轻，仍感心悸气短。原方去桂枝，加黄芪 10g，治疗月余，心绞痛完全缓解。

（三）审标本，补养心气，通补兼施

冠心病心绞痛虽然以疼痛为主症，气滞、血瘀、痰结是普遍存在的，易显标实；但本病均以年老体弱者多，因其脏腑功能失调，且经年累月，心气最先受累，心气不足，营运无力，血脉滞涩，以致瘀血、痰浊阻遏，心气不足虽是本源，易受掩盖。因此，临证董老注重补养心气，通补兼施。补亦有节，不以碍邪，通亦有度，不以伤正。标实明显者，可先通后补，疼痛缓解后，多通补兼施。常用药物：人参、黄芪、党参、丹参、三七粉、广郁金、旋覆花、檀香。益气、宽胸、通络，正本清源，疗效才能持久。如治张某，男，61 岁。冠心病 3 年。近期心悸头晕，动则加重，胸闷气短，咳嗽痰稠，心前区绞痛，心脏频发室性期前收缩，ST-T 改变。舌黯红，苔薄黄，脉结代。此乃心气不足，挟痰挟瘀。治以益气活血，宽胸化痰。药用：党参 10g，黄芪 15g，炙甘草 6g，丹参、红花、川芎、当归各 10g，全瓜蒌 15g，薤白、旋覆花、水牛角、生牡蛎各 10g。上方服 6 剂，胸闷已除，咳嗽已止，期前收缩依旧，仍感心悸气短，口干，舌红少津。遂予益气养阴活血之法。药用：人参须 3g，麦冬 10g，五味子 5g，石斛、黄芪各 10g，炙甘草 6g，三七粉 3g，丹参 15g，广郁金 10g，珍珠母 20g，全瓜蒌 15g。上方服 12 剂，心悸消失，心绞痛缓解，偶发期前收缩。

（四）善应变，滋阴清火，佐以温通

冠心病以心阳不振最为常见，但也有的患者由于忧思恼怒，暗耗心阴，虚火内炽，营阴瘀涩，心脉不畅，心前区刺痛。由于阴不敛阳，心神不宁，而出现心烦不寐，面红升火之象。此时，董老则予滋阴清火，巧配温通，使滋阴而不寒凝，温通而不助火。对于痰热内阻，肝火偏亢之证，亦在清热化痰，滋阴潜阳的同时，佐以温通之品，心绞痛才能尽快缓解。常用药：生地、天花粉、玄参、丹参、三七、广郁金、枣仁、檀香、赤芍等。如治朱某，男，62岁。冠心病4年。近期心悸气短，心前区疼痛，口干，频发期前收缩，睡眠不实，烦躁，心电图T波低平，舌红少津，脉细数。此为气阴两亏，脉络阻滞。治以益气养阴，活血通络。药用：人参须3g，麦冬10g，五味子15g，生地、石斛、黄芪各10g，甘草6g，三七粉3g，丹参15g，广郁金10g，珍珠母20g，沉香5g，佛手10g。上方服6剂，心悸明显好转，心绞痛发作次数减少，睡眠仍不安，原方去黄芪，加炒枣仁20g，合欢皮10g，加减连服月余，以资巩固。

七、董建华治疗尿路感染的临床经验

董老长期从事温热病研究，治验颇丰。他认为尿路感染初起，湿热之邪蕴结于下焦，正气未虚，多为实热证；慢性尿路感染，证情则甚为复杂，寒热虚实，标本缓急，要从整体上把握病机，始能提高疗效。如伤及肾阴，虚火扰于血分，此为阴虚有热；或湿热未净，脾肾阳气已伤，此为寒热错杂；亦有过服清利之剂，正气受损，转为虚寒证者。现将董老治验撷要介绍如下。

（一）清热泻火，利湿通淋

湿热蕴结于下焦，膀胱气化不利，证见小便频数，热涩刺痛，淋沥不畅，或发热口苦，或大便秘结，舌红，苔黄腻，脉数有力。此为实热之证，治以清热泻火，利湿通淋。常用处方：木通 5g，栀子、黄柏、萆薢、蚕砂各 10g，生甘草 5g，滑石 10g，酒军 5g，车前子 10g。加减：发热加银花、连翘各 10g，尿检见红细胞加白茅根 10g，小便淋沥不畅加香附 10g。

【病案】王某，女，28 岁。尿路感染 1 周，尿频尿急尿痛，甚则点滴而出，体温 37.8~38.5℃，腰痛，小腹拘急。尿常规：蛋白（+），红细胞（+），脓细胞（++）。服用呋喃呾啶不见好转。舌质红，苔薄黄，脉弦。此为下焦湿热，膀胱气化不利，治宜清热泻火，利湿通淋。处方：木通 5g，萆薢、车前子各 10g，竹叶、生甘草各 5g，银花、连翘、生苡米、赤芍各 10g，丹皮 6g，香附 10g。服药 6 剂，体温正常，小便刺痛好转，夜尿仍频，大便不畅。原方去银花、连翘，加滑石 10g，酒军 5g，续进 12 剂，尿常规正常，诸症悉平。

（二）疏肝泄热，理气通淋

董老认为：尿路感染的病位在肾与膀胱，但与肝经亦有密切关系，如果肝经气火失于疏泄，湿热下注，亦可引起淋证。证见寒热往来，或少腹拘急，尿道口、睾丸疼痛，小便热涩刺痛，口苦，舌边红，脉弦。其中寒热往来，少腹拘急，尿道口疼痛为辨证眼目。治以疏肝泄热，理气通淋。常用处方：柴胡、白芍、香附、黄芩、车前子各 10g，乌药、元胡、金铃子、黄柏、萆薢、晚蚕砂各10g。加减：热重加夏枯草10g，木通5g；湿重加土茯苓15g；睾丸痛加山楂、荔枝核各10g，枸杞5g。董老擅用此法治疗前列腺炎。

【病案1】孙某，女，42岁。急性尿路感染1周。尿道口灼痛，烦躁，手足发热，夜间尤为明显，口苦，脉弦数。尿常规：白细胞（＋＋）。此为肝经气火失于疏泄，治宜疏肝泄热，理气通淋。处方：柴胡、香附、酒当归、白芍、绿萼梅、炒黄芩、车前子各10g，焦三仙各10g，广郁金、金铃子各10g，元胡5g。服药6剂，尿道口疼痛明显好转，仍口苦口干。原方去焦三仙，加生地10g，再进6剂，症状消失，尿常规示白细胞3~4个/HP。

【病案2】杨某，男，34岁。慢性前列腺炎1年，小腹不适，睾丸抽痛，轻度尿频。前列腺按摩后作尿镜检：白细胞20个/HP。舌红，苔根黄，脉细弦。此为肝胆湿热下注，治宜清利肝胆湿热。处方：柴胡、赤芍各10g，土茯苓15g，萆薢、晚蚕砂（包）各10g，黄柏、乌药、炒黄芩、山楂、牛膝、香附各10g。服药6剂，尿道不适好转，余症同前，且下肢发冷。原方去黄芩，加肉桂3g，续服12剂，症状基本消失。

（三）清热利湿，凉血止血

湿热蕴结下焦，伤及血络，迫血妄行，证见小便热涩刺痛，呈镜下或肉眼血尿，舌红苔黄，脉数有力。此为血热妄行，治以清热利湿，凉血止血。董老认为，血尿是血热妄行所致，不宜过用收涩止血，要在凉血止血药中，适当配伍赤芍、丹皮等活血之品，才能避免留瘀为患。常用处方：小蓟、生地各10g，木通、甘草梢各5g，丹皮6g，黄柏10g，白茅根 15g，蒲公英、赤芍、滑石各 10g。

【病案】孙某，女，42 岁。患慢性肾盂肾炎 3 年，反复发作，腰痛，尿频，尿急，尿痛。尿培养见大肠杆菌生长。昨日肉眼血尿一次，口干苦，下肢浮肿，舌质红，苔黄，脉细数。尿常规：白细胞（＋＋），红细胞满视野。此为膀胱湿热，伤及血络，治以清热利湿，凉血止血。处方：大蓟、小蓟、生地、木通、甘草梢各 5g，萆薢、晚蚕砂、车前子、赤芍、丹皮、银花各 10g，竹叶 5g。服药 6 剂，血尿消失，仍有小便涩痛，舌苔腻。遂减凉血之味，主用清热利湿之剂。处方：木通 5g，生地 10g，甘草梢 5g，灯心草 2g，黄柏 10g，竹叶 5g，萆薢、车前子、滑石各 10g，马尾连 5g，赤芍 10g。续进 6 剂，尿痛好转，尿常规示白细胞（＋），红细胞偶见。原方加土茯苓 15g，续服 6 剂，症状消失，尿常规正常。

（四）滋阴清热，补虚止血

热淋日久，灼伤肾阴，虚火扰于血分，证见口渴，手足心热，小便涩痛，肉眼或镜下血尿，舌红少津，脉虚数。此与血热妄行之血尿有虚实之别，治宜滋阴清热，补虚止血。常用处方：龟板、鳖甲、熟地、知母各 10g，黄柏 5g，白芍 10g，阿胶珠 5g，山萸肉、泽泻、萆薢、晚蚕砂各 10g。

【病案】姜某，男，32 岁。7 年前膀胱镜检查后出现血尿，间断发作，3 日前再次出现血尿，小便涩痛，向睾丸放射。腹部平片未见阳性结石影。尿常规：红细胞（＋＋＋），白细胞（＋＋）。舌红少津，脉细数。此为淋证日久，肾阴已伤，虚火灼伤脉络。治宜滋阴清热，补虚止血。处方：熟地 10g，阿胶珠 5g，知母 10g，黄柏 5g，猪苓、白芍各 10g，甘草 3g，萆薢、杜仲、海蛤壳各 10g。服药 6 剂，血尿即止，遂以导赤散加减以善其后。

（五）健脾补肾，兼以利湿

尿路感染反复慢性发作，过服清利之品，或久病体虚，劳伤过度，以致脾肾两虚，证见精神倦怠，小便淋沥不已，遇寒或过劳即发，少腹坠胀，腰膝酸冷，舌质淡，脉虚弱。此乃正虚邪恋，治以健脾补肾，利湿通淋。古人有"淋证忌补"之说。董老认为，淋证初起，湿热蕴结，正气未虚，固当清利为主，务使邪净，不宜轻易使用补法。但淋证日久不愈，就要注意寒热虚实的转化，见伤阴者，当滋阴清热，见伤阳者，当兼顾脾肾，不可拘泥于古人淋证忌补之说。董老尝谓：淋证过用清利，正虚邪恋，是病程缠绵不愈的重要原因之一，但运用补法要注意调畅气血，避免壅补。常用处方：黄芪 15g，党参、白术、茯苓、车前子、川断、杜仲、菟丝子、牛膝、泽泻、萆薢各 10g，牡蛎 30g。

【病案】孟某，女，52 岁。罹患慢性肾盂肾炎 10 年，反复发作，迭进清热利湿之剂，缠绵不愈，头昏神倦，纳差，下肢轻度浮肿，尿浊，夜尿频数，舌质淡胖，苔白腻，脉沉。尿细菌计数 10^5/ml。此为淋证日久，过服清利，正虚邪恋，脾肾两虚，治宜健脾补肾，佐以利湿。处方：黄芪、党参各 10g，白术 5g，茯苓 20g，甘草 6g，川断、杜仲、牛膝、萆薢、晚蚕砂各 10g，牡蛎 15g。服方 5 剂，头昏好转，夜尿仍频。原方去车前子，加山药 20g，续用 12 剂，腰痛大减，夜尿 1~2 次，浮肿亦减轻，食欲差。继以原方去牡蛎，加焦三仙各 10g，再进 6 剂，症情缓解。

（六）温清并用，益肾通关

热淋日久，肾气已伤，而湿热未净，形成寒热错杂的局面。证见小便热涩刺痛，遇劳或受寒后即发，腰膝酸冷，舌红，苔薄黄，脉沉有力。治宜温清并用。常用处方：仙灵脾10g，肉桂 6g，川断、黄柏各 10g，土茯苓 15g，当归、滑石、萆薢、车前子、泽泻、杜仲各 10g。加减：热重加木通5g，寒重加附片 6g。

【病案】杨某，男，40 岁。腰痛，小便涩痛反复发作近10 年。在某医院诊断为慢性前列腺炎，长期服用清热利湿之剂，效果不显。近 2 月受寒后病情加重，腰膝酸软，小腹冷痛坠胀，小便涩痛，有烧灼感。尿常规：红细胞（＋），白细胞（＋＋）。舌红中裂少津，脉细数。此乃久淋不愈，过用清利，湿热未净，气阴两伤，拟滋阴补肾，温阳化气，佐以利湿。处方：川断 10g，牛膝 15g，杜仲、茯苓、泽泻、生地、熟地、车前子、菟丝子、仙灵脾、丹皮各 10g，生牡蛎 15g。服药 12 剂，腰酸坠痛明显好转，小便涩痛减轻，仍有热感。原方去川断、杜仲、菟丝子，加黄柏 6g，萆薢、晚蚕砂各15g。服方 12 剂小便已无灼热感，尿常规正常，仍感小腹不适，苔白根黄，脉细弦。转以理气通淋调治，药用：柴胡、山楂、桑寄生、牛膝各 10g，香附、黄柏各 6g，乌药 5g，珍珠母、土茯苓各 15g，萆薢、晚蚕砂各 10g。上方续进 12 剂，诸症悉平。

八、治痹之要

气血为病邪所闭而不通，引起筋骨、肌肉、关节的疼痛、酸楚、重着、麻木和关节肿大，屈伸不利，均称为痹证。关于痹证的病因病机，《内经》早就作了详尽的论证。《素问·痹论》指出："风寒湿三气杂至，合而为痹也。"《素问·痹论》按照发病时间和部位的不同，又把痹证分为五类："以冬遇此者为骨痹，以春遇此者为筋痹，以夏遇此者为脉痹，以至阴遇此者为肌痹，以秋遇此者为皮痹"。痹证日久不愈，病邪由浅入深，由表及里，由经络而至脏腑，则能成为五脏痹："骨痹不已，复感于邪，内舍于肾；筋痹不已，复感于邪，内舍于肝；脉痹不已，复感于邪，内舍于心；肌痹不已，复感于邪，内舍于脾；皮痹不已，复感于邪，内舍于肺"。

痹证多属风邪，风邪最易化热。痹证日久，缠绵不愈，邪留经络，蕴而化热，呈现一系热盛症状，此类痹证称为热痹。如《类证治裁·痛风》中讲的："寒湿风郁痹阴分，久则化热攻痛。"风、寒、湿、热，经久不愈，邪气壅阻，气血凝塞，血运不畅，脉络不通，出现皮下瘀斑，关节周围结节等症，此为瘀血证。如《丹溪心法·痛风》所说："肢节肿痛，脉涩数者，此是瘀血。"

现代临床上，常把痹证分为风寒湿痹和热痹两大类，常以祛风通络为主，根据证候的不同，分别采用祛风、散寒、除湿和清热等法。根据我个人的长期临床实践的体会，仅仅采用上述诸法，是远远不能适应痹证病情复杂多变的需要的。例如有一种痹证，既有寒候，又有热象，既不属寒痹，亦不是热痹。所以我认为，治疗痹证，应该抓住这样一些要点。

（一）疏痼阴破沉寒，乌头、麻黄力宏

痹证虽为风寒湿三气杂至，但人体素质不同，感邪亦各

有偏胜。如《素问·痹论》曰："风气胜者为行痹，寒气胜者为痛痹，湿气胜者为着痹。"治痹既不可偏执一端，亦不可主次不明。治痹不效之因，大多是用药散而杂，不能切中肯綮。辨证用药要按邪之偏胜，分别主次，突破重点。凡见症痛较剧，遇寒更甚，局部不温，舌黯不红者，为寒胜。川乌为必用之品，配伍麻黄，其力更宏。

处方：川乌5g，麻黄10g，桂枝6g，白芍6g，酒当归10g，地龙10g，木瓜10g，甘草5g。

此方从《金匮要略》乌头汤化裁而来。《金匮要略·中风历节病》指出："病历节，不可屈伸，疼痛，乌头汤主之。"乌头除寒开痹，善入经络，力能疏通痼阴沉寒，配伍麻黄宣透皮毛腠理，一表一里，内外搜散，止痛甚捷；桂枝通阳，地龙活络；当归、白芍开血痹以通经脉；木瓜、甘草酸甘缓急。有一郭姓患者，腰骶疼痛如掣，向下肢放射，不能直立步履两月有余，夜间疼痛尤剧，形寒肢麻，肢端不温，舌黯，苔白，脉沉细。西医诊为"坐骨神经痛"。前医虽投温经散寒之品，疗效不著。原因就在于此乃痼阴沉寒凝于经脉，非川乌、麻黄之属，难以奏功。遂投上方6剂，服后腰痛大减，并能直立，守方加鸡血藤20g，又进6剂，疼痛缓解，能独立行走。

（二）清热毒凉营血，水牛角、赤芍功著

痹之因于寒者固多，因于热者亦复不少。热痹既可由于素体阴虚，内有蕴热，与风湿相搏而成，亦可直接感受风湿热毒所致。本型特点是热毒内壅关节，与寒热错杂之痹证不同。证见关节红肿灼热疼痛，痛不可触，口渴烦热，小便黄赤，舌红苔黄，脉象滑数。治宜清热、凉血、解毒，治热痹

颇有功效。

处方：水牛角 15g，赤芍 10g，石膏 15g，知母 10g，草薢 10g，晚蚕砂 10g，忍冬藤 10g，丹皮 10g，苍术 10g，汉防己 10g，地龙 10g。

方以水牛角配赤芍、丹皮凉血解毒，散瘀通痹；石膏、知母、忍冬藤清热解肌；草薢、晚蚕砂、苍术、防己宣痹祛风湿；地龙活血通络。如门诊有一周姓患者，左踝关节及足背红肿热痛，并有大片紫斑，烦热口渴，溲黄，舌红苔黄，脉细数。血沉正常。血小板 12×10^9/L，白细胞 9.3×10^9/L。上方加生地 20g，红花 10g，6 剂后疼痛大减，续进 12 剂后紫斑明显消散。守方调治 2 月，疼痛消失，紫斑全部吸收。

（三）散外寒清里热，川乌、石膏合用

临床上有一类痹证，既不属于寒痹，亦不同于热痹，为外寒里热，寒热错杂之证。热痹局部红肿灼热，此类痹证局部并无红肿，外观与风寒湿痹无甚差别，局部亦喜温熨。但有舌红苔黄，溲黄便干，脉象有力等内热之象。这是外有寒束，内有热蕴，寒热相互搏结，故疼痛甚剧。对此类痹证，应采用外散里清之法，我将散外寒、清里热之川乌、石膏合用，屡见卓效。

处方：川乌 15g，石膏 15g，桂枝 5g，知母 10g，黄柏 10g，生地 10g，苍术 10g，秦艽 10g，威灵仙 10g，赤芍 10g，川芎 10g。

方中川乌驱逐外寒，以解内热被郁之势；石膏清解里热，以除寒热互结之机；桂枝、威灵仙、苍术、秦艽疏风散寒燥湿以助川乌疏散之力；生地、知母、黄柏清热凉血以资

石膏内清之功；赤芍、川芎活血通络。使外邪解，血脉和，内热清，诸症自愈。如赵姓患者，患类风湿性关节炎多年，两手指间关节变形，呈梭形肿大，肩关节不能抬举，形寒怕冷，小便短黄，口苦，舌红苔黄，脉沉细。曾服散寒通阳之品，痛不减而口苦愈甚，而投上方加制乳没各1.5g，6剂后疼痛缓解，口干口苦亦罢。

（四）祛湿毒利关节，萆薢、晚蚕砂灵验

《素问·生气通天论》指出："因于湿，首如裹，湿热不攘，大筋软短，小筋弛长，软短为拘，弛长为痿。"验于临床，因湿聚热蒸，蕴于经络而拘急痹痛者，确实不少见。湿热伤筋之痹，常见全身痹痛，难以转侧，肢体拘挛重着，或遍身顽麻，或见皮下结节，皮肤瘙痒，尿黄，苔腻或黄腻，脉濡。舌苔对本证诊断尤属重要。对于此类痹证，用药切忌重浊沉凝，宜选轻清宣化，流动渗利之品，使经气宣通，湿热分消。根据长期临床实践体会，我认为祛湿毒，利关节，以萆薢、晚蚕砂为妙。

处方：萆薢10g，晚蚕砂10g，桑枝20g，苡仁20g，滑石10g，黄柏10g，苍术10g，防己10g，牛膝10g，木瓜10g。

方以萆薢、晚蚕砂祛湿毒，利筋骨；苡仁、滑石淡渗利湿；黄柏、防己清热除湿；苍术、木瓜健脾燥湿；桑枝、牛膝疏经活络。曾治王姓患者，痹痛2年有余，手指不能伸开，双肩沉重不举，下肢拘急肿痛，步履艰难，皮肤瘙痒，色素沉着，血沉30mm/h。舌红苔黄中剥。虽长期服用激素，并未见效。投上方加白鲜皮10g，地肤子10g，加减服用50余剂，痒除痛止，色斑消退，血沉降至16mm/h，活动如

常人。

（五）缓拘急舒筋脉，桑枝、木瓜效彰

临床上还有一类痹证，主要表现为筋脉拘急，肌肉酸痛，屈伸不利，病程日久，寒热之象不甚明显。此乃风寒湿邪阻滞经络、筋脉，气血流行不畅，筋脉失于濡养所致。治疗关键在于舒筋活络，使气血周流。应用桑枝、木瓜治疗，此两药之功，专治风湿拘挛。

处方：桑枝20g，木瓜10g，海风藤10g，鸡血藤10g，络石藤10g，丝瓜络5g，海桐皮10g，五加皮10g，豨莶草10g，路路通10g。

全方集藤类药于一方之中，以桑枝、木瓜、海风藤、络石藤、海桐皮祛风通络，缓急舒筋；豨莶草、五加皮强筋利湿；鸡血藤、丝瓜络、路路通养血通络柔筋。本方既无大寒之品，亦无燥烈之药，用之对证，多能收功。有位瞿姓患者，罹风湿性关节炎10余年，最近2月，两下肢沉重拘紧，步履不便，右上臂酸麻，抬举不利，大便不实，舌黯苔薄黄，脉沉细而涩。予上方加苍术6g，12剂后下肢拘紧感明显减轻，大便成形。以羌活易苍术，续进20余剂，上臂已能抬举。

（六）治顽痹开闭阻，麝香、黄酒为引导

痹证日久，引起瘀血凝滞，疼痛较剧，此为顽痹。其痛有定处，或关节变形，舌色紫黯。由于脉络痹阻，外邪与瘀血痰浊互相搏结，单用祛风去寒除湿之药，难以取效，应重活血通络，开通瘀痹，使气行血活，脉络通畅，使外邪始得外解之机。临证治疗我常以黄酒、麝香为引导。麝香通络

散瘀，开关透窍，外达肌肤，内入骨髓，配黄酒通血脉以行药势。

处方：鸡血藤 10g，赤芍 10g，桃仁 10g，红花 10g，川芎 10g，香附 10g，片姜黄 10g，路路通 10g，制乳没各 1.5g，当归 10g，桂枝 5g，麝香 0.15g（绢包），黄酒 60g（同煎）。

方以当归、赤芍、川芎、鸡血藤养血活血，桂枝温通血脉，片姜黄、制乳没、桃仁、香附、路路通行气活血，通络止痛。张姓患者，右臂外伤多年，麻木酸胀，顽痛不止，每遇阴冷加重。舌红少苔，脉细弦。予上方 6 剂，疼痛大减，守方加三七粉 3g（冲服），续进 6 剂，疼痛缓解。

（七）补肝肾填精髓，当用猪脊髓、熟地

《素问·评热病论》说："邪之所凑，其气必虚。"痹证之发生，总由腠理空疏，营卫不固，风寒湿邪得以乘虚侵袭所致。久而不愈，更致骨弱血亏。所以治疗痹证，首先要摆正内外虚实之关系。初起或急性发作时，多偏于邪实；及至病久，症情呈慢性迁延时，多偏于正虚。要详审正邪之盛衰，细酌补泻之分寸。初病宜疏散，邪净为务；久病当固本，扶正为先。凡久病入肾，邪深至骨，或精血内亏，肝肾不足之人，证见身体羸瘦，皮肤枯涩，疼痛掣骨，不得屈伸，痿弱履艰，舌红少苔脉细者，纯用祛散无效，须以补益肝肾，填精补髓之法。精血内枯，骨乏濡养，非血肉有情之品，难以收功，每用猪脊髓、熟地等补填精髓之品，常获显效。

处方：猪脊髓 1 条（洗净），熟地 10g，枸杞子 10g，狗脊 10g，酒当归 10g，黄柏 10g，苍术 10g，白芍 10g，牛膝 10g，砂仁 3g，甘草 3g。

方以猪脊髓、熟地填精补髓；当归、枸杞子滋补肝肾；狗脊、牛膝补肝肾，强筋骨；芍药、甘草缓急止痛；黄柏、苍术清热燥湿；砂仁芳香醒脾，并能解猪脊髓之腥，使全方补而不腻。如治一李姓患者，因患肾炎而长期服用激素，遂致关节疼痛，髋关节痛甚，行走困难，遇寒冷潮湿及劳累则痛增，摄 X 线片见骨质疏松，皮肤有散在出血点，消瘦，纳少，面色无华，皮肤干涩，血红蛋白 9g/dl，舌黯红，苔薄黄，脉细数。肾主骨生髓，由于骨髓不充，腠理空疏，外邪乘虚而入。治以填精补髓，固本缓图，服上方 20 余剂，关节疼痛缓解。

（八）壮元阳，补督脉，生鹿角、杜仲有功

肾为水脏而寓元阳，督脉总督一身之阳气。若肾阳不足，督脉失固，风寒湿邪乘虚入侵经络，阻遏阳气运行。证见腰膝酸软冷痛，畏寒，甚至疼痛不能屈伸转侧，遇天时阴雨，气候寒冷则痛剧，舌苔白，脉沉。此乃阳虚邪恋，虚实互见之证，以生鹿角、杜仲合用，最有功效。生鹿角壮元阳，补督脉，行血辟邪，杜仲为之使。《本草汇言》指出："凡下焦之虚，非杜仲不补；下焦之湿，非杜仲不利；足胫之酸，非杜仲不去；腰膝之疼，非杜仲不除。"

处方：生鹿角 10g，杜仲 10g，肉桂 3g，仙茅 10g，仙灵脾 10g，桑寄生 10g，川断 10g，牛膝 10g，独活 10g，熟地 10g，枸杞子 10g。

方以鹿角、杜仲、肉桂、仙茅、仙灵脾壮元阳，补督脉，鼓动阳气；熟地、枸杞子滋补肾阴，以刚柔相济；桑寄生、川断、独活、牛膝祛风除湿，强健筋骨，合为扶正祛邪之剂。如有一纪姓女患者，腰脊疼痛 3 年，转侧活动不

利，遇寒则痛剧，白带清稀，面色青白，头晕耳鸣，舌淡脉沉细。上方加菟丝子 10g，6 剂后腰痛明显减轻，下肢转温，略觉口干，加生地 10g，续进 12 剂，诸症悉平。

（九）益心气调营卫，选用黄芪、五加皮

痹证迁延日久，可由经络而侵及脏腑。心主血脉，若脉痹不解，内舍于心，可以引起心脏病变，影响血液运行。证见心慌气短，面㿠无华，营卫不固，易于外感，关节疼痛，舌黯，脉细或结代。此类患者，心气心血俱不足，心脉瘀阻，营卫失固，极易感邪。治宜补心气，调营卫，从本缓图，不可过用疏散，强求速效。黄芪和五加皮，益气强筋，固表除痹，标本兼顾，为治疗本证必选之品。

处方：黄芪 10g，五加皮 10g，党参 10g，炙甘草 5g，酒当归 10g，桂枝 5g，红花 10g，鸡血藤 10g，牛膝 10g，桑枝 15g，桑寄生 10g。

方以黄芪、党参、甘草益心气以资脉之本源；五加皮、牛膝壮筋骨以御外之风寒；桂枝通阳气和营卫；当归、鸡血藤、红花养血化瘀通脉；桑寄生、桑枝蠲痹止痛。全方旨在扶正以固本，实卫以达邪。曾遇一王姓患者，患风湿性心脏病 5 年，平素极易感冒，下肢关节游走性疼痛，心悸，胸闷，气短，下肢稍现浮肿，舌尖红，苔薄，脉细数。以上方加萆薢、晚蚕砂各 10g（包），12 剂后浮肿消、心悸减，关节痛缓，惟动则气短，去萆薢、晚蚕砂，加丹参 15g，调治半年，关节疼痛未再发作，感冒亦少。

诊余漫话

一、谈补法误用

当前在中医内科临床上，不少医生喜用补法。一是因为补药为病者所喜服，二是因为补法为医者所喜用。

当补则补，补之恰当，通过补法补药使病家恢复了健康，这是符合"虚则补之"的原则的。但是也常常碰到某些病家吃了补养药，不但对身体无益，而且感到不舒服，甚至使病情加重。这种情况叫作误补。误补大致有这样两种。

（一）不当补而补

不是虚证而用补药，或虚人邪浊尚盛不能运用补法而补之，均属不当补而补的范畴，会引起种种不良后果。具体地讲，有这样几种情况。

1. 大实见虚候　病属实证而出现某些虚证的症状，误认为虚证而用补法。临床上有些热性病，积热在中，脉象反而细涩，神昏体倦，甚则憎寒振栗，欲盖衣被，很像虚寒证，但同时伴有唇焦口燥、便秘溺赤等候。这与虚是有根本区别的。此病本应用白虎承气清热通下之剂，若误投补益之剂，药用人参、附子等品，犹似火上添油，当然为害不浅。

2. 体虚受邪 病者平日体质素弱，又感外邪，高烧不退。本当清解（或疏解）祛邪，然后再行补虚，若医者不分轻重缓急，不别标本先后，用参芪骤然补之，结果事与愿违，闭门留寇，助长病邪，致使热象更明显，胸腹闷满，大便闭结，神烦不安，甚则昏狂谵语，病症更重。

3. 痰湿素重 痰湿之生，常由肺脾气虚引起，但痰湿均为浊邪，往往有碍于脏腑功能的正常活动。痰湿壅盛，充斥体内，可以出现各种症状：咳嗽痰多、喘急胸闷、精神疲倦、头晕目花。有些精神病，中医认为是痰浊阻滞（痰蒙心包）引起的。痰浊为病虽然是肺虚脾虚产生的，但治疗此病，亦不能骤用补法补药，必须先化痰逐湿以祛邪，然后再用补法，以防止痰湿再生。若补之太早，非但不能扶正，反而使痰湿胶结不化，日久难愈。

上面三种情况，前一种是属于不虚而补，后两种是属于虚不受补。在临床上有很多种病人是虚不受补的。例如，肾阳虚损及脾阳虚的病者，伴有局部或全身浮肿的，亦不能一开始就用补法补药。若误投补药，则会越补病情越重。

（二）补之不当

前人认为运用补法补药，应当"分气血，辨寒热，知开阖，分缓急，别脏腑"。如果气血不分，寒热不辨，主次不分，五脏不别，乱补一通，或者重虚轻补，轻虚重补，诸如

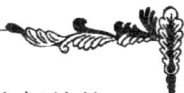

此类，补之不当，即使补了，对病情也是没有什么好处的。补之不当临床上常见的有这样几种情况。

1. 气血不分 气虚补血，血虚补气，阴虚补阳，阳虚补阴，这都是属于气血不分。气虚补血，血虚补气，这同补血药中加一些补气药，补气药中加一些补血药是根本不同的。阴虚补阳，阳虚补阴，这同阴中求阳，阳中求阴也是有本质区别的。气为血帅，血为气母，阴阳互根，气与血，阴与阳，它们二者之间，有着十分密切的内在联系，是不能截然分开的，但是又不能把二者混为一谈。气虚有气虚的症状，血虚有血虚的特点，气虚补气，血虚补血，都各有侧重的一面。以阳虚为例，如临床有些心脏病之属于阳虚者，其阴必偏盛，所以常出现心慌气短，大汗，甚则四肢厥冷，舌质淡，苔薄白，脉象虚大或有结代等症。此时心阳式微，并有阳亡厥脱之变，理当重用参、附、桂、姜等药，以益气回阳为急。若不补其阳而误补其阴，就会导致阴之过甚，而"重竭其阳"，使阳虚加重。临床亦常遇见一些心脏病患者表现为阴虚的，阴虚者阳必偏盛，因此出现的症状与上面阳虚者不同，而见心悸烦乱，面赤颧红，口燥舌绛，脉象细数等症。此乃心阴为火所灼，水火失于既济，真阴枯竭在即，理当重用生地、玄参、丹参、麦冬、丹皮、芍药、生牡蛎、龟板、地骨皮等品滋阴潜阳，凉营除烦为急，若不补其阴而误补其阳，岂不等于火上添油，必然使阳气更旺，阴虚更甚，越补病情越重。

另外，气虚补气，用四君子汤主之，还必须了解《内经》上讲的"少火生气"的道理，在补气药中辅佐一些助火之品。如在人参、黄芪、白术、炙甘草等补气药中，加入少量的肉桂或姜、附，这对气虚康复有很大的帮助。当然，我

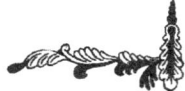

们不能否认气虚补气在治疗上的应有作用。但临床确实也常
碰到一些慢性疾患，如老年慢性支气管哮喘并发肺气肿的病
人，长期呼吸困难，喘咳不已，由于肺气耗散过极，形体日
瘦，卧床不起，久则母病及子，导致肾气亏虚，命门火衰，
无权温煦摄纳。此时，单用补气定喘药是无效的。在这种情
况下，我常在补气定喘药物（人参、黄芪、五味子、冬虫
草、沉香、苏子、杏仁、紫石英等）中，加入少量肉桂、附
子温肾之品，往往收到良好效果。无数临床实践证明，应用
这种方法，能使病情迅速缓解，个别患者在万分痛苦的情况
下，服药三五剂后，呼吸困难与喘咳即明显减轻，畏寒、怕
风、汗出等症亦很快消除，精神逐渐转佳，食量随之增多。
所以"少火生气"之法，如能运用得当，确有实际意义。其
他如慢性脾虚泄泻、重症肌无力等病，同样可用此法治疗而
获得较好效果。但事物往往总是一分为二的。根据"气有余
便是火"与"壮火食气"的理论，我个人认为，补火一法，
也不宜久用。原因何在呢？因过盛之火，亦可使人体气血阴
阳失去调节与平衡而发生其他病变。所以，如果在补气中加
入大量肉桂、附子、干姜等温热药，有余之火非但不能达到
生气的目的，反过来还会伤气。为此，在采用此法时，必须
掌握病机，用药合乎法度，才能起到事半功倍之效，不然亦
会产生相反的作用。

再说，血虚补血，用四物汤主之，又要弄清病者是血热
还是血寒。若是血热，应在四物汤中加丹皮、黄芩，兼清其
热；若是血寒，则应在四物汤中加肉桂、干姜，温经养血
以和之。此外，血虚补血，根据"气为血帅"之说，是不是
一定要在补血药中加补气药才能取效？这个问题，要看临床
病情轻重而定。若一般性的血虚，单用补血药亦能奏效。如

果失血过多，导致严重贫血，例如再生障碍性贫血或妇女子宫功能性出血等病症，临床出现面色㿠白，心悸乏力，衄血或经血量多不止，头晕眼花等，长期服用补血药而效果不显者，此时，必须在大量滋阴养血药（当归、熟地、阿胶、白芍、龟板、鳖甲、牡蛎等）中，加入人参、黄芪、白术等补气之品，其疗效确实显著。它的药物作用，归纳起来有三：一是助生化之源，二能使血液再生，三是补气可以摄血。所以，"气为血帅"应用于临床实践，确有其科学性。

以上说明气血不分，寒热不辨，阴阳不别，补之不当，不但不能补其正气，而且还会使阴阳失调加剧，损害正常功能，使病情恶化。所以运用补法，一定要强调辨证施治，辨明气血、阴阳的盛衰。气血不能混淆，阴阳不能颠倒，对证下药，才能收到良好的疗效。

2. 不知开阖 "阖"是指补法，"开"是指泻法。补法主要用于虚证，泻法主要用于实证。《内经》说："实则泻之，虚则补之。"《难经》上说："虚则补其母，实则泻其子。"补法与泻法是中医治疗上的两个重要方法。古人强调"知开阖"，其意就是要知道补与泻二者之间的辩证关系，把补与泻有机地结合起来，做到补中有泻，就是在扶正之中兼以祛邪。因而前人在运用补药时，根据证情常常加入一两味泻药，以防补之太过而造成其他病变。例如，在参芪中加陈皮以开之，四君子汤入茯苓以泻之，六味地黄丸中用泽泻、茯苓、丹皮以导之清之，又如枳术丸消补并行，人参白虎汤清补兼顾，如此等等，都是取补泻结合之意。于是，有时医者运用补法时，不了解"开阖"的这种辩证关系，只补不泻，益气则壅滞，养血则滋腻，致使增加了脾胃的负担，损害了脾胃的功能。"胃气一败，百药难施。"不管吃多少补药也是无济于事的。因为脾胃乃后天之本，中医在治病整个过程中，不管治什么病，首先要考虑胃气之有无。如果患者病重能进饮食，说明胃气未败，尚有生机。反之，水饮难人，病情虽轻，却预后不良。所以古人把胃气有无，看作病情转归及预后好坏的依据，是有一定道理的。他们在临床错综复杂的病变中，提出用药要"知开阖"，也是极其科学的。举例来说，中医认为胃下垂是中气不足，治当补中益气。但是，这种病人往往不能多进饮食，食则脘腹胀满难忍。下垂重者，少腹胀大，气水内停，按之辘辘作响，叩之咚咚有声，形体日瘦，大便难下。所以在治疗时必须采用升降结合之法。若一意补中升阳，常使胃气壅滞，病情加重，我对此病治疗，常根据下垂的不同程度和症情轻重，在补中益气汤中加通降之品，如枳壳、槟榔之类，胀甚者再加消导理气之鸡内金、香橼皮等药，其效果要比单纯用补中益气为好。升降结合以治下垂，是根据前人"胃主通降，以通为补"之说而来，从这一方药组成来分析，实含有"开阖"之意。

3. 不知缓急　在复杂的证候中，存在着本末主次，轻重缓急的症状，应注意区分。例如，阴虚发热的病人忽然喉头肿痛，水浆难下，这时，慢性的阴虚发热是本，喉头肿痛是标。如喉头肿痛严重有窒息之危，成为主要矛盾，就应该首先治疗喉病，这是"急则治标"。如果喉部肿痛已除，而阴虚发热未除，就应治疗阴虚，"缓则治本"。若不知缓急，不分先后，不抓主要矛盾，是不会有好的疗效的。不问病情轻重，重虚轻补，轻虚重补，同样不会有好的疗效。病重轻补，药力不足，达不到扶正祛邪的目的；病轻重补，补之太过，人不能耐受，亦会发生其他变证。所以运用补法时，一定要认真地分清主次、本末、轻重、缓急。一般而言，对正气虚的危重病人，如心衰厥脱病人，脉微欲绝，大汗淋漓，应着重峻补，急用四逆汤合生脉散以益气回阳救脱；对元气虽虚，但病邪未尽，不任重补的病者或病后体质较虚的患者，应以缓补。如温热病后期，低烧不退，津气已伤，余热未撤，当用竹叶石膏汤以清热养胃，生津止渴；若病后体质较弱而见心脾两虚者，当用归脾汤以补脾养心；对体质素虚，大寒大热之象不明显者，可服丸药以平补，或用谷果畜菜等营养品进行食补。

4. 不辨脏腑 主要表现是运用补药缺乏针对性，既不详辨病发生在何脏何腑，也不细究药物归经，这样盲目用补，目的性不强，其疗效必然不好。根据我个人的体会，临床诊治病人要做到这样两点：其一是要掌握患者的病变发于何脏何腑，是怎样形成的，用什么方法去治疗，像《难经》上讲的："损其肺者，益其气；损其心者，调其营卫；损其脾者，调其饮食，适其寒温；损其肝者，缓其中；损其肾者，益其精"。其二是要掌握中药的归经，要熟知某种药物对某脏某腑的病变有主要的治疗作用。药物归经不同，治疗作用也不一样。例如同是补药，有的补肾，有的则补脾；同为清火药，有的能清肝火，有的则能清胃火，有的能清三焦之火。所以临床运用补法补药，首先必须区别病变发生于何脏何腑何经何络，然后再按照药物的归经，选用相应的补药进行治疗，才能收到良好的效果。

二、浅谈《伤寒论》少阳病的证治三要

《伤寒论》是我国现存的第一部理法方药比较完备的古典医籍。千百年来，仲景理论一直有效地指导着临床实践。通过对少阳病证治的研究，我们体会，必须首先掌握少阳本

证及兼表证、兼里证三个重点证候，才能提挈全局，领会少阳病辨证施治的要旨。本文拟就少阳病证治的三个要点谈几点看法。

（一）少阳病本证

1. 从病位、经络、脏腑认识少阳本证的病机 少阳病本证，习称小柴胡汤证。临床表现为：往来寒热，胸胁苦满，默默不欲饮食，心烦喜呕，口苦咽干，目眩，脉弦细或沉紧。其病机主要有三方面。

（1）邪正交争于表里之间 是指外邪已离太阳之表，未达阳明之里。邪在太阳，卫阳被遏，则发热而恶寒；内传阳明，邪已化热，则身大热而不复恶寒。今病在表里之间，邪正交争，郁阳渐达，有逐渐化热的趋势，故虽然尚有卫阳郁遏，恶寒时作的现象，但当其发热之时，已不复恶寒，呈现出寒热往来的热型。

（2）邪正相搏，结于胁下 少阳经脉"下胸中，贯膈络肝属胆，循胁里……"，外邪侵犯少阳，循经而入，结聚胁下，表现为胸胁苦满（96条），按之可能有硬的感觉（230条、266条），甚之则胸满胁痛（37条），这是少阳病病机的特征之一。

（3）邪从火化，胆热郁蒸 少阳内寄相火，病邪传入，即有化火蕴热之机。胆热犯胃，则呕吐不欲食；胆火上蒸，则口苦、咽干而目眩。这些浮游之火，还没有化燥成实，故与阳明里热不同。

此外，胆与三焦，为手足经的关系，所以少阳病不仅局限于胆腑，且也表现于三焦。如《伤寒论》96条所列兼证中，既能影响上焦心肺，而见胸中烦，或兼咳嗽上气者，也有犯及中焦脾土，而为腹中疼痛者，还有三焦气化不行，而为心悸、小便不利者。足见少阳位处表里之间，历络三焦，其病变以肝胆胁下为核心，可以上及心肺，中抵脾胃，下通水道，三焦气分散漫之热，在少阳病中表现甚多。

2. 对"有柴胡证，但见一证便是，不必悉具"的探讨

往来寒热，胸胁苦满，默默不欲饮食，心烦喜呕，是少阳证的典型症状，但是临床所见不一定如此典型。"有柴胡证，但见一证便是，不必悉具。"就是指一些非典型的病例而说的。临床需在具备"柴胡证"三个基本病机的前提下，出现一二主症，才有诊断意义。如见到呕吐，则必须是邪在半表半里，胆腑有热的呕吐（379 条）；见到胸胁苦满，则必须是肝胆郁热，邪结胁下的胸胁满（229 条）等。如果像98 条寒湿发黄引起的胁下满痛、饮水而呕，243 条胃中虚寒引起的食谷欲呕，那就绝对不能看作柴胡证了。

3. 小柴胡汤及其临床应用　小柴胡汤为治疗少阳病的主方。本方组成严谨，加减方剂甚多，这正适应了少阳病复杂性的需要。邪入少阳，在中上二焦最多痰、气、湿、热的夹杂证。如外邪初传少阳，逆于胸胁，气分不利，症见胸脘痞闷，或胁下痞硬，可用柴胡枳桔汤（小柴胡汤去人参，加枳壳、桔梗）和解之中参以宣通气机；如兼痰热内阻，胸膈脘痞满，按之疼痛，舌苔黄，脉弦滑，可用柴胡陷胸汤（小柴胡汤去参、枣、草，加川连、瓜蒌、枳壳、桔梗），苦辛通降，涤除胸中痰热，宽胸开膈；如柴胡证具，三焦邪热内盛，证见错语，心烦不得眠，舌苔黄腻，可用柴胡三黄汤（小柴胡汤去参、草、姜、枣，加黄连、黄柏、山栀仁），和解少阳，兼泻三焦火热；如柴胡证具，兼挟湿邪，证见胸脘痞闷，四肢倦怠，不思饮水，舌苔白腻，可用柴平汤（小柴胡汤去参、枣，加平胃散），和解少阳，温燥脾湿。

【*病案*】陈某，男，30岁。恶寒发热，头痛，咳痰少而粘，曾服中药银翘散之类，恶寒虽有减轻，身热继续升高，已有5天。身热39.3℃，寒热往来不定，有汗不畅，咳嗽胸胁隐痛，痰色黄稠，气急，胸痞脘闷，口渴不欲饮，小便短赤，大便干燥，脉滑数，舌质红，苔黄腻。证属邪在少阳，肺胃痰热内盛，方拟小柴胡合小陷胸汤加减：柴胡10g，黄芩10g，瓜蒌皮15g，黄连3g，法半夏10g，银花12g，桑白皮12g，生甘草2g。服2剂后，恶寒已解，身热稍退，体温38.8℃，咳嗽痰多，胸胁疼痛，脉滑，苔黄薄。前方去银花，减柴胡为6g，加黛蛤散12g，桔梗5g。继服2剂而安。

（二）少阳兼太阳表证

柴胡桂枝汤证是少阳兼太阳病的代表方证。《伤寒论》云："伤寒六七日，发热，微恶寒，肢节烦疼，微呕，心下支结，外证未去者，柴胡桂枝汤主之。"此证太阳表邪已经减退，证见肢节烦疼，而恶寒甚微；少阳邪热也很轻浅，但见心下支结，呕吐亦轻，是太少并病的轻证。仲景立柴胡桂枝汤，用小柴胡汤、桂枝汤各取半量组成，为双解太阳少阳的轻剂。本方对外感热病，表寒未解，少阳有热，证见往来寒热，或发热微恶寒，自汗肢楚，心脘或胸胁痞满，呕吐口苦，苔薄，脉阳浮阴弦者，均可使用。

已故名中医宋爱人老师曾用本方加减治疗1例诊断未明的高热患者。患者于1960年3月上旬，形寒发热，并有寒战，头痛耳鸣，四肢酸楚疼痛，午后体温升高，无汗，自服西药退热，热退而复起。经中西医治疗，至第10日，仍未好转，经检查血象，白细胞总数 7.2×10^9/L，中性粒细胞 0.72，淋巴细胞 0.28。疟原虫未找到。肥达反应阴性。转请宋老诊治，阅前方曾以高热烦扰，用凉膈散法。诊得身热不退，体温达 39.4℃，自汗不多，脘痞烦热，头痛，不思饮食，口苦呕吐，夜间神烦不安，大便 2 日未行。但据患者自述，仍有阵阵形凛背寒，指节清冷。舌苔淡黄，边尖薄白，脉浮数，按之小弦。宋老认为虽病已旬日，身热高涨，胆胃邪热渐从火化，但表邪仍撤清，必以外解为先，乃宗柴胡桂枝汤法：柴胡 5g，黄芩 9g，桂枝 4.5g，炒白芍 9g，姜半夏 9g，炒竹茹 12g，桑枝 12g，羌活 8g，六一散 12g，生姜 3 片，生甘草 2g。服药后，得汗颇畅，形寒已解，肢痛减，身热轻，脘痞渐舒，体温 38.6℃。前方去羌活、桂枝，加青蒿，再服 2 剂。服后体温降至 37.5℃左右。苔薄黄，脉濡数，口苦而渴，用蒿芩清胆汤意，清化余热。方用青蒿梗、黄芩、天花粉、陈皮、半夏、赤茯苓、六一散、连翘等。3 剂热退而安。此证虽然表邪很轻，但因表卫被遏，少阳亦失去转枢作用，病邪就无以外解。因此在小柴胡汤中稍佐透解，用药不多，病邪随即松动。然后以清化而愈，足见解表的重要。

（三）少阳兼阳明里证

1. 少阳兼阳明里实的主症主方　少阳病兼阳明里实，也是少阳病传变过程中的常见证候，以大柴胡汤证为代表方证。其主要症状是"热结在里"，呕吐，心下痞，或下利臭秽等。136 条指出"热结在里"，审其用意就是说大柴胡证中必须存在大便秘结，心腹痞硬，苔黄燥，口渴欲饮等热实证。165 条的下利，当为泻下胶粘臭秽的热利。103、165 两条有呕吐一症，这种呕吐单服小柴胡汤一般无效，必须少阳阳明两治，才能使胃气和降。大柴胡汤证是少阳病进一步化热化燥，形成里实的少阳阳明并病。其临床表现，除了往来寒热，或发热汗出不解，胸胁痞满，呕吐等症外，尚有烦渴引饮，心下痞硬，按之疼痛，大便秘结，或下利臭秽等症，舌苔白，中间黄燥，甚则黄而干厚，脉多沉紧、沉弦。

仲景立大柴胡汤，外解少阳，内泻热结，方即小柴胡汤去参、草，加枳实、大黄、芍药。其中大黄一药，起着重要作用，既能泻火解毒，攻下祛瘀，又能清利湿热。对湿热壅滞，瘀血内阻，或热邪燥结，导致肝胆郁结，肠胃燥实的病证，柴胡剂中大黄都是必需之品。正由于此，大柴胡汤能广泛适应于外感热病少阳邪热未撤、阳明里热已结的症状。

【病案】杨某，女，36岁。有疟疾及胆结石病史。平时脘胁痞闷不舒，偶有胀痛，发作时痛如绞如刺，饮食不香，口苦而腻，时有低热。1周前，突然寒战发热，右胁痞硬疼痛，甚则撑及中脘，满闷作胀，口苦，泛恶呕吐，面目轻度黄染，大便3日不行，腹部按之紧张，有压痛，溲黄，舌苔薄白，中根黄，脉弦大。肝胆湿热郁滞，胃腑实邪燥结，证属少阳阳明并病，拟大柴胡汤加减：柴胡10g，黄芩10g，枳实10g，生大黄10g，炒白芍12g，生姜2g，延胡索12g，元明粉9g（冲），郁金粉6g（分3次送服）。服2剂后，寒热退净，腑实已下，但脘腹仍闷不舒，胁胀，按之仍痛，舌苔化薄。原方去元明粉、生姜，生大黄改用制军6g，加金钱草16g，木香4g。继服5剂，脘胁痞胀基本缓解，继续调治而安。

2. 少阳兼阳明里实的几种不同病情及治疗　少阳病进入阳明，症情有很多差别，其化热的程度轻重不一，里实又有痞满燥实的不同，故应区别对待。如系少阳兼阳明里实，以心下痞满硬痛，气机阻结为主者，宜用大柴胡汤。若少阳兼阳明里实，仅以大便燥结为主，或日晡潮热，蒸蒸汗出者，可用柴胡加芒硝汤。痞满燥实都较明显，证见大便秘结，胸腹胀满，按之疼痛，潮热谵语，时转矢气，脉弦迟或沉实，舌苔黄燥，此证热结最重，应用大柴胡汤加芒硝，相当于小柴胡合大承气之意，为和解攻里之峻剂。尚有一类少阳阳明并病，胸膈间无形之邪热偏重，证见胸胁痞满，寒热如疟，热重寒轻，心烦懊憹，口苦而渴，大便不通，舌赤苔黄，脉弦大而数。取俞根初之柴芩清膈煎治疗。这是小柴胡汤与凉膈散的合方，为双解少阳阳明的重剂，偏重于清泄胸膈之邪热。

上述少阳兼阳明里证的治疗，是在小柴胡汤的基础上，随证化裁的。前三方是结合三承气汤的方义，后一方是俞氏据小柴胡汤与凉膈散的方义而创立的。这些方剂对不同病情的少阳阳明病颇具针对性，使我们在临床治疗中，更有准绳可循。

三、暑湿和湿温用药大要

湿温、暑湿初起，虽有恶寒、身重、头痛之象，但不可即用麻黄、葛根之属辛温发汗，以防引起湿邪上蒙清窍。且湿温身本多汗，再汗恐有亡阳之变。但若触冒风寒，恣食生冷，遏抑其阳，不发汗则邪不易解，此时宜微微发汗，使表里通达。故湿温或暑温挟湿，初起见有恶寒的，余每以银、翘、鲜藿佩、青蒿、葛根等加清豆卷、荆芥、芳香宣透。如兼咽痛，宜加牛蒡子、杏仁、桔梗。温邪挟湿内停，交阻肺胃三焦，气机升降失司，症见寒热起伏，胸满腹胀，咳嗽，溲赤苔腻，如叶桂《温热论》所说"亦如伤寒中少阳病也"，在治则上则"分消上下之势"，余每以三仁汤加陈皮、枳壳、桔梗、清半夏、茯苓、青蒿、黄芩、荷叶等属，辛淡宣气化湿，舒展气机，轻以取胜。热重的加银花、石膏辛凉芳透。不可见热而骤用芩、柏、连等苦寒之品。因湿为阴邪，易伤阳气，且湿温患者，脾胃功能多弱，苦寒易损伤脾阳，且寒凉冰伏其热，邪反不易透发。

湿温之邪，最易稽留中焦脾胃，弥漫三焦，常见胸闷身热，脘痞便溏，苔腻，或面色污垢淡黄等症，当分辨湿重于热、热重于湿，还是湿热并重，权衡用药。要充分重视祛湿，因湿去则表气易于透达，里气亦易通畅，并可使湿、热分离。湿渗则热下，则热势孤立易撤。祛湿之法，当以芳化为主兼以淡渗，或参以苦温燥湿，或侧重一法，需根据具体病情而定。例如淡渗一法，并非每个湿温患者均能应用，还要参究体质阴阳。如阳虚湿重，湿困脾阳，只宜苦温燥湿，佐以甘辛理脾，而不可恣用淡渗，而使真阳无水维附；湿温化燥伤阴，更不可渗利过度，耗伤阴津。这些病证，用药宜轻灵，不可见症重而以重剂治之，否则欲速不达，湿去六七，方可议理脾之法以善后。

气分湿热，若症见胸口满闷，可用藿香、佩兰、厚朴花、广郁金；中焦湿重，宜清半夏、茵陈、厚朴、苡仁、茯苓、神曲，并加枳壳、竹茹、陈皮、大腹皮等属以流畅气机；淡渗多用茯苓、通草、块滑石、车前子；恶心、呕吐则加玉枢丹、清半夏；有热象的可用马尾连、竹茹；便溏则加白扁豆、淮山药、炮姜炭、生苡仁；湿浊入里，与胃中宿滞兼挟，浊秽郁伏，闭结中焦，当用制军、槟榔、枳实、厚朴等开泄，配合藿、佩、茵陈、白豆蔻等芳香逐秽。

　　湿温出汗，可能属表里通达之象，也可由于表虚。但切忌轻易进补，防止壅遏气机，助湿恋热，湿热不化，以延误病程。湿滞经络，多见身体困重乏力，不能误认为气虚而进补，而宜适当参用桑枝、萆薢、晚蚕砂等祛湿通络。湿温白痦，多用薏苡竹叶散治之，红疹则加丹皮、银花炭。湿温中、后期，要慎防化燥伤阴，耗血动血。若便黑腹胀，属血分瘀热的，则用银花炭、炒丹皮、黄芩炭、侧柏炭、仙鹤草、地榆、白茅根等清热行瘀，凉血止血。若热逼营血而湿邪未化，苔仍腻者，勿轻用生地、阿胶之类。也有素禀阳虚，湿温从阴化寒的，此时出血每多兼见阳虚有寒之证，我常用伏龙肝、炮姜炭、人参粉、三七粉，益气温阳摄血。

　　湿温化燥入营，与其他温病治法相同。惟其苔腻者，即使有入营动血之象，不可轻用滋腻，以防恋邪，使病反复。

年谱

1918 年 12 月 17 日	出生于上海青浦县。
1927 年	其父病故。
1935 年	拜师学医，参加"三·一七"运动。
1941 年	出师，返乡，在青浦挂牌行医。
1949 年	出任城厢区第七街道主任。
1951 年	成立城厢区联合诊所，并任所长。
1955 年春	参加中医师资学习班。
1957 年	调入北京中医学院，任温病教研室主任。
1963 年	调东直门医院，任内科主任兼内科教研室主任。
"文革"中	下放河南。
1974 年	任中国代表团顾问，出席第二十七届世界卫生大会并作报告。

1976 年	董建华教授"问题"得到解决。
1978 年	成为博士生导师，晋升为教授。
1981 年	出席日本东洋区医学年会并作报告。
1984 年	出席香港中医药学术会议并作报告。
1984 年 5 月 30 日	认为中医应立法，应成立专门管理机构。
1990 年	享受国务院政府特殊津贴。
1991 年	董建华学术思想研究会成立。

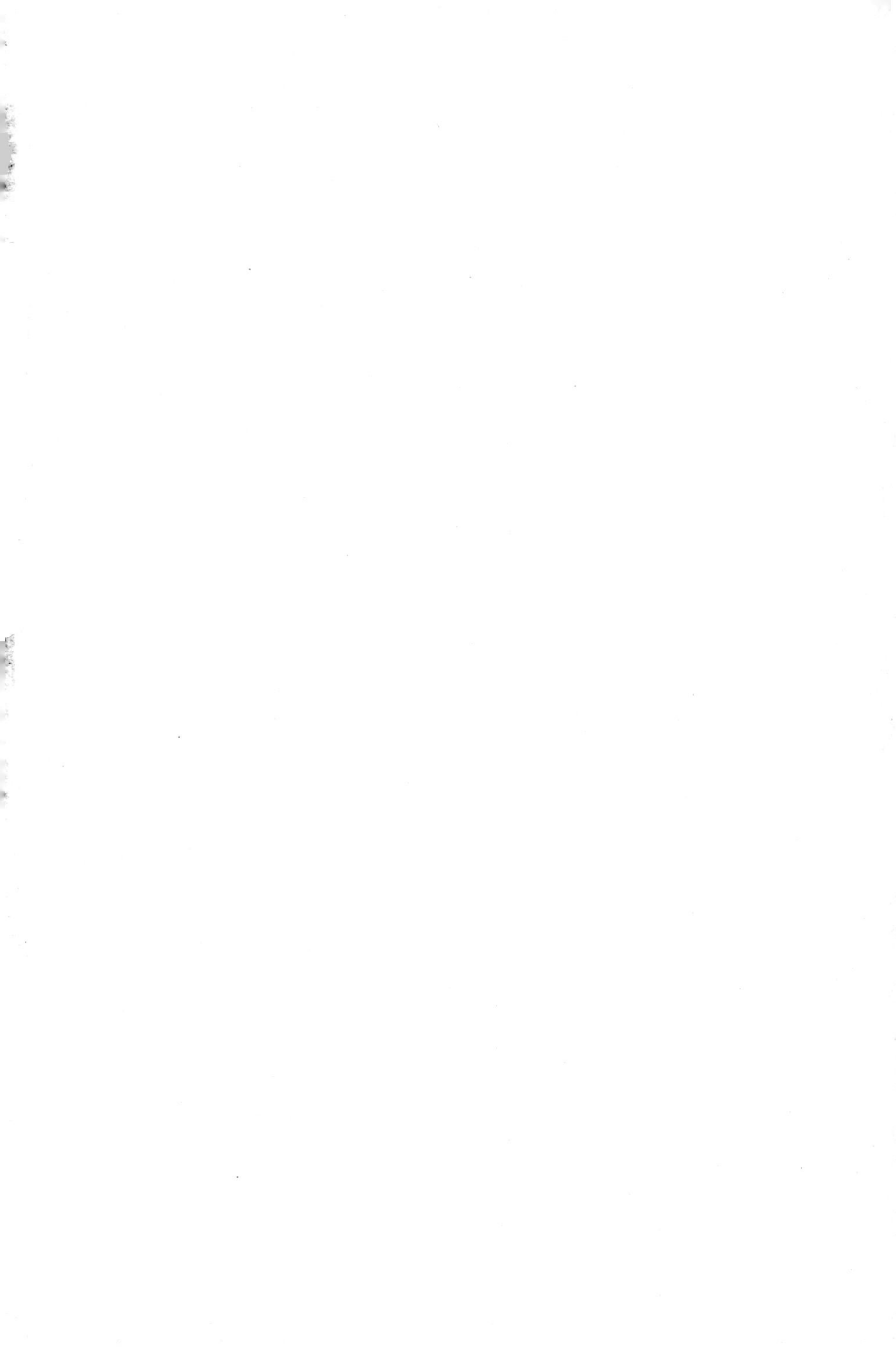